Daniel Alan

Atem

Daniel Alan

Atem

Die Lösung für dein Trauma

now

Inhalt

Vorwort: Die verlorene Verbindung zum Atem

Unser Leben beginnt mit dem ersten Atemzug und endet mit dem letzten.

Dazwischen ist der Atem mehr als nur eine biologische Notwendigkeit – er ist der stille Begleiter unseres gesamten Daseins. Er schenkt uns nicht nur Sauerstoff, sondern verbindet uns mit dem gegenwärtigen Moment, vermittelt uns Ruhe inmitten von Chaos, und er kann uns die Kraft geben, uns neu auszurichten.

Der Atem ist Träger unserer Emotionen, Ausdruck unserer Energie und ein Spiegel unseres inneren Zustands. Er ist eine Brücke zwischen Körper, Geist und Seele – immer verfügbar, immer zuverlässig, und doch oft unbeachtet. Wir atmen eben. Meist automatisch.

In der Hektik unseres Alltags – zwischen Terminen, Verpflichtungen und dem ständigen Streben nach mehr – verlieren wir oft den Kontakt zu unserem Atem. Und mit ihm verlieren wir etwas noch Wesentlicheres: den Kontakt zu uns selbst.

Es beginnt oft schleichend. Ein zu voller Kalender, der uns morgens aus dem Bett und abends erschöpft wieder hineinzieht. Entscheidungen, die wir treffen, weil sie von uns erwartet werden – nicht, weil sie uns entsprechen. Die wir vielleicht gar nicht treffen wollen.

Wir beginnen, unsere Bedürfnisse zu überhören. Die feinen Signale unseres Körpers, die uns sagen, dass wir eine Pause brauchen, bleiben in weiten Teilen unbemerkt. Die leise Stimme der Intuition, die uns den Weg weisen könnte, wird von einem ständigen inneren Lärm übertönt. Wir funktionieren, ja – aber wir leben nicht wirklich.

Jeder flache Atemzug ist ein stummes Echo dessen, was in uns vorgeht: die Anspannung, die wir nicht loslassen können, die Sorgen, die wir nicht einmal mehr wahrnehmen, weil sie so selbstverständlich geworden sind wie, nun ja, Luft. Stattdessen spüren wir eine Leere, die wir oft nicht benennen können, und versuchen, sie mit äußeren Dingen zu füllen: mit Erfolg, Anerkennung oder noch mehr Konsum – vergeblich. Nichts davon kann den Kontakt ersetzen, den wir zu uns selbst verloren haben. Der Körper wird dabei zum Werkzeug, das einfach »zu funktionieren« hat, der Geist zum endlosen Produzenten von To-do-Listen und Gedankenkarussell. Und der Atem? Der Atem ist ein stiller Gefangener dieses Hamsterrads, reduziert auf das bloße Überleben.

Ein tiefer Atemzug, einer, der uns durchflutet, lebendig macht, wird leider zur Ausnahme. Doch was, wenn diese Ausnahme zur Regel werden könnte? Was, wenn genau hier der Weg zurück zu uns selbst beginnt?

Dieses Buch stellt die Erforschung dieser Fragen dar. Es lädt dich ein, den Atem nicht nur als eine Funktion deines Körpers zu betrachten, sondern als Schlüssel zu einem erfüllteren Leben. Der Atem hat in den letzten Jahren Aufmerksamkeit erlangt. Atemtechniken sind populär geworden, und es hat sich eine wachsende Gemeinschaft gebildet, die seine Bedeutung feiert. Das ist ein wunderbarer Anfang. Doch der Atem ist mehr als ein Trend, mehr als ein Werkzeug zur Entspannung oder Leistungssteigerung. Er ist eine Brücke – eine Verbindung zu uns selbst, zu unserem inneren Gleichgewicht und letztlich zu dem, was es bedeutet, wirklich zu leben.

Der Atem trägt in sich die kraftvollste Medizin dieser Welt. Über den Atem zu lernen wird dir sicherlich sowohl körperliche als auch geistige Unterstützung bieten. Doch in allererster Linie ist Atem eine Medizin für die Seele.

Warum Atemarbeit?

Bevor wir eine Reise antreten, ist es essenziell, dass wir uns darüber klar werden, *warum* wir sie überhaupt antreten möchten. Geht es uns darum, unser Leben tiefgreifend zu transformieren, oder suchen wir einfach nach einer Form der Unterhaltung?

Deshalb möchte ich dir kurz darlegen, warum ich Atemarbeit praktiziere und diese mit anderen Menschen so gerne teile.

Mein Interesse an der Atemarbeit wurde durch eine tiefgreifende spirituelle Gipfelerfahrung geweckt – eine Erfahrung, die ich allein durch meinen Atem machen durfte. Diese Erfahrung ist für mich bis heute eine Quelle der Inspiration und die Essenz dessen, was ich durch die Atemarbeit weitergeben möchte. Gleichzeitig hat sie mich motiviert, den Atem aus so vielen Perspektiven wie möglich zu betrachten und zu verstehen.

In den letzten Jahren habe ich zahlreiche Ausbildungen absolviert, den Atem durch die Weisheitstraditionen der Welt erforscht, von indigenen Stämmen in Südamerika gelernt und auch wissenschaftliche Ansätze von Professoren studiert. All diese Erfahrungen haben mir gezeigt, wie vielseitig der Atem ist und wie er in verschiedenen Lebensbereichen wirken kann. Dabei bin ich auf sechs zentrale Anwendungsgebiete gestoßen:

1. Regulation des Nervensystems
2. Persönlichkeitsentwicklung
3. Traumabewältigung
4. Entwicklung der Aufmerksamkeit
5. Bewusstseinserweiterung
6. Physische Gesundheit und Steigerung der Leistungsfähigkeit

Diese sechs Bereiche bilden die Grundlage meiner Arbeit und meiner Mission, die transformative Kraft des Atems weiterzugeben. Weiterhin spiegeln diese sechs Bereiche meiner Meinung nach die wahre Natur des Atems wider – sie sind, genau wie der Atem selbst, für alle Menschen essenziell. Somit stellt die Beschäftigung mit dem Atem die Beschäftigung mit den essenziellen Dingen des Lebens dar.

In diesem Buch werden wir all diese Aspekte beleuchten; wir werden uns mit einem besonderen Fokus auf die Traumabewältigung konzentrieren, denn ich bin überzeugt, dass Wissen und Verständnis oft der erste Schritt zu echter Transformation sind. Bildung ist für mich weit mehr als das bloße Sammeln von Informationen – sie ist ein lebendiger, dynamischer Prozess, der weit über die Grenzen von Lehrbüchern oder Lehreinheiten hinausgeht.

Bildung bedeutet, sich dem Fluss des Lebens hinzugeben, zu wachsen, sich zu bewegen, zu scheitern, sich anzupassen und schließlich die Fähigkeit zu entwickeln, Körper, Geist und Umwelt in Einklang zu bringen.

Wahre Bildung geschieht dann, wenn wir den Prozess wertschätzen und uns auf ihn einlassen – nicht, wenn wir uns ausschließlich auf das Ziel fixieren. Dieses Buch lädt dazu ein, dich auf diesen Weg der Entdeckung einzulassen und die transformative Kraft des Atems selbst zu erfahren. Daher habe ich Übungen angefügt, auf die du ganz leicht über diesen QR-Code zugreifen kannst.

www.daniel-alan.com/buch

Damit nicht nur der Geist mit Informationen versorgt wird, sondern die Zeilen auch in deinem Herzen und dem restlichen Körper lebendig werden können. Du kannst natürlich auch einfach während des Lesens den Atem spüren. Du wirst merken, das Geschriebene wird anders landen.

Dieses Buch ist eine Einladung. Eine Einladung, den Atem neu zu entdecken – nicht nur als biologische Funktion, sondern als Lehrer, als Begleiter, als stille Kraft, die uns zu dem zurückführt, was wirklich zählt. Es ist eine Einladung, innezuhalten, zu lauschen und zu atmen. Denn genau hier, in diesem scheinbar einfachen Akt, liegt der Beginn eines neuen Verständnisses für das Leben und für uns selbst.

BEDIENUNGS-
ANLEITUNG
FÜR DEN ATEM

Die Basis: Atem, Nervensystem und Bewusstseinszustände

»Der Atem offenbart, was das Leben bedeutet.«
– Daniel Alan

Es gibt Zeiten im Leben, in denen alles farblos erscheint. Man stellt sich Fragen: Warum bin ich hier? Wohin soll das alles führen? – und findet keine Antwort. Für mich begann diese Sinnkrise direkt nach meinem Schulabschluss. Während die Welt um mich herum von Erwartungen, Plänen und scheinbaren Möglichkeiten pulsierte, fühlte ich ... nichts.
Keiner dieser Wege, die mir von der Gesellschaft oder meinen Eltern nahegelegt wurden, schien für mich zu passen. Nichts fühlte sich richtig an.

Schon früh war ich fasziniert vom Konzept der Erleuchtung. Die Vorstellung, einen Zustand vollkommener Klarheit und Verbundenheit zu erreichen, übte eine magische Anziehungskraft auf mich aus.

Während andere sich auf Studienplätze und Ausbildungswege konzentrierten, suchte ich etwas, das sich nicht in einem Lebenslauf unterbringen ließ: tiefere Wahrheit, einen Sinn, der über das Offensichtliche hinausging.

Diese Suche fand zunächst Ausdruck in psychedelischen Substanzen. Jedes Mal, wenn sich diese Tore öffneten, fühlte ich eine intensive Nähe zu etwas Größerem – zu mir selbst, zur Welt, zu einer Energie, die mich gefühlt alles verstehen ließ.

In diesen Zuständen fühlte ich mich leicht, grenzenlos und getragen. Ich dachte, ich hätte den Schlüssel gefunden.

Doch genauso schnell, wie diese Erfahrungen kamen, verschwanden sie wieder – wie ein flüchtiger Traum, der beim Erwachen in grauer Monotonie verblasst.

Während des Wochenendes (hier machte ich meistens diese Erfahrungen) fühlte ich tiefe Verbundenheit und alles schien klar, nur um mich dann am Montagmorgen im Bürozimmer meiner Großeltern wiederzufinden. Sie hatten mich aufgenommen, nachdem Streitigkeiten mit meinen Eltern mich gezwungen hatten, auszuziehen.

Mit schweren Schritten machte ich mich auf den Weg zur Straßenbahn, die mich zu einer weiteren Schicht im Discounter bringen würde. Die Kälte der Morgenluft biss in meine Haut, während mein Kopf noch dumpf von den letzten Tagen war. Das Piepen der Kasse und die belanglosen Gespräche mit Kunden wurden bald zum monotonen Taktgeber des Tages. Jedes Mal, wenn ich an diese kurzen Momente der Ekstase zurückdachte, wurde der Abstand zwischen ihnen und der Realität, in der ich lebte, unerträglich. Mit jeder neuen spirituellen Erfahrung, die ich durch psychedelische Substanzen, Bücher oder Gespräche suchte, wuchs der Abstand zwischen dem Leben, das ich mir erträumte, und dem, das ich tatsächlich lebte. Es war, als ob ich zwei Leben führte: eines in meinen Gedanken und Sehnsüchten und eines in der erdrückenden, perspektivlosen Realität.

Eines Tages, nach einem besonders intensiven Wochenende, blickte ich in den Spiegel und erschrak. Vor mir stand ein abgemagerter, blasser junger Mann, dessen Augen nichts von der Leichtigkeit widerspiegelten, die ich in mir zu finden gehofft hatte. Es war ein Moment der Klarheit, der mir in seiner Härte den Atem raubte. »So wirst du niemals Erleuchtung finden«, dachte ich. Es war kein Vorwurf an mich selbst, sondern eine schmerzhafte Wahrheit, eine Erkenntnis, die ich nicht länger ignorieren konnte. Und es war ein bitterer, schmerzlicher Gedanke, aber: auch ein befreiender. Denn in diesem Moment verstand ich: Wenn ich je den Zustand erreichen wollte, nach dem ich mich so sehr sehnte, musste ich meinen Körper mitnehmen. Ich konnte nicht fliehen, nicht einfach die körperliche Existenz ausblenden. Also beschloss ich, etwas für meinen Körper zu tun.

Noch am selben Tag meldete ich mich zu einem Yogakurs an. Wenn ich mich schon bewegen musste, dann sollte es wenigstens eine spirituelle Dimension haben, dachte ich. Als ich dann noch entdeckte, dass meine Krankenkasse 80 Prozent der Kosten übernehmen würde, war ich endgültig überzeugt. Ohne lange zu überlegen, meldete ich mich an.

Drei Monate später beschloss ich, die Ausbildung zum Yogalehrer zu beginnen. Hier begegnete ich mir selbst und dem Atem zum ersten Mal neu.

Damals hätte ich nicht zu träumen gewagt, dass dies der Anfang einer intensiven Reise werden würde. Um ehrlich zu sein, wusste ich zu diesem Zeitpunkt nicht einmal, dass das Element des Atmens im Yoga für mich so zentral werden würde. Wie dies geschah, erzähle ich in einem späteren Kapitel.

Zuerst der Zustand

Ich möchte das kurz erklären: In der Yogaphilosophie wird der Atem als zentrales Bindeglied zwischen Geist und Körper betrachtet. Für die Yogis trägt Atem Prana, die universelle Lebensenergie, in sich, die wir mit jedem Atemzug aufnehmen. Diese Energie beeinflusst nicht nur unsere körperlichen Prozesse, sondern auch die Funktionsweise unseres Geistes.

Im Yoga, wie im Übrigen auch im tibetischen Buddhismus, wird der Atem in direkter Beziehung zu unserem Bewusstseinszustand verstanden. Daher nutzen Yogis seit Tausenden von Jahren den Atem, um ihren Bewusstseinszustand zu verändern.

Doch auch abseits von Yogamatten hat diese Erkenntnis etwas Revolutionäres: Dein Atem ist der direkte Draht zu deinem Bewusstseinszustand – und damit zu deinem ganzen Leben.

Lass mich etwas tiefer gehen. Dein Bewusstseinszustand beeinflusst, wie du handelst. Deine Handlungen führen zu Ergebnissen. Und diese Ergebnisse liefern dir ein Feedback, das deinen Bewusstseinszustand wiederum prägt. Ein Kreislauf, der ständig läuft – ob du es merkst oder nicht. Ein Beispiel:

DER STRESSMODUS

Bewusstseinszustand: Du bist gestresst, gehetzt und innerlich unruhig. Vielleicht denkst du ständig: »Ich habe zu wenig Zeit, um all das zu schaffen.«

Handlungen: Aus diesem Zustand heraus handelst du hektisch. Du springst von einer Aufgabe zur nächsten, ohne dir Prioritäten zu setzen.

Ergebnis: Fehler schleichen sich ein, weil du abgelenkt bist.

Feedback: Die Ergebnisse verstärken dein Stressgefühl. Projekte verzögern sich, Kollegen oder Kunden reagieren genervt. Dein innerer Stresspegel steigt weiter.

Bewusstseinszustand: Du fühlst dich wie in einer Spirale aus Überforderung gefangen, die scheinbar kein Ende hat.

Das Problem: Viele versuchen, ihr Leben zu ändern, indem sie nur ihre Handlungen anpassen. »Ich mache mehr Sport.« / »Ich arbeite härter.« Aber ohne den passenden inneren Zustand fühlt es sich an, als würdest du im Schlamm sprinten – mit doppelter Schwerkraft –, und ich brauche dir nicht zu sagen, dass solche Bemühungen selten lange anhalten. Die Sportschuhe versauern im Schuhschrank und du findest Ausreden dafür, warum es diesmal doch nicht geklappt hat.

Veränderung muss immer von innen heraus kommen. Daher propagiere ich einen »State First«-Ansatz. Der bedeutet: Achte immer primär auf deinen Bewusstseinszustand, dann fließen die anderen Elemente fast wie von alleine. In einem Zustand von Fokus fällt Produktivität leicht. In einem kreativen Zustand kommen Ideen wie aus dem Nichts. In einem Zustand von Präsenz, Empathie und Balance ist es sehr leicht, romantische, angenehme und sonstige Beziehungen zu genießen und zu meistern. Probleme entstehen immer dann, wenn unser Bewusstseinszustand nicht mit dem übereinstimmt, was wir wollen.

Es wird klar: Wenn wir die Fähigkeit hätten, unseren Bewusstseinszustand von innen heraus willentlich zu verändern, hätten wir den Meisterschlüssel zu unserem Leben in der Hand. Dennoch betrachten wir das Leben oft so, als seien äußere Ergebnisse wichtiger als unser innerer Zustand. Diese Sichtweise beruht auf einer tief verwurzelten, aber irrigen Annahme: dass unser Glück von äußeren Erfolgen oder Besitztümern abhängt. Wir lassen uns von der Vorstellung leiten, erst bestimmte Ziele erreichen, Meilensteine überwinden oder materielle Dinge besitzen zu müssen, um einen Zustand von Zufriedenheit und Erfüllung zu erfahren. Diese Denkweise wird nicht nur gesellschaftlich akzeptiert, sondern von zahlreichen Systemen, insbesondere der Marktwirtschaft, aktiv verstärkt und gefördert.

Die Mechanismen hinter der Marktwirtschaft bauen darauf auf, dass äußere Dinge uns niemals dauerhaft erfüllen können. Würde ein einzelnes Produkt uns tatsächlich dauerhaft Zufriedenheit verschaffen, so gäbe es keinen Bedarf, immer wieder neue Dinge zu konsumieren. Der Markt lebt von der Illusion, dass das nächste Produkt, die nächste Errungenschaft, oder das nächste Ziel das fehlende Puzzlestück für unser Glück sein könnte. Doch sobald wir es erreicht oder erstanden haben, bleibt der erhoffte Zustand der Erfüllung oft nur von kurzer Dauer – und die Suche beginnt erneut.

Paradoxerweise handeln wir so, obwohl wir insgeheim wissen, dass diese Denkweise auf einem Trugschluss beruht. Tief in uns spüren wir, dass wahres Glück nicht von äußeren Umständen abhängt, sondern von unserem inneren Zustand. Doch dieses Wissen bleibt oft abstrakt und intellektuell. Es erreicht selten die Tiefe, die nötig wäre, um unser Verhalten und unsere Entscheidungen nachhaltig zu verändern.

Das Problem liegt in den unbewussten Mustern, die uns antreiben. Diese Muster sind über Jahre, manchmal über Generationen hinweg so tief in uns eingegraben, dass wir sie immer wieder unreflektiert wiederholen. Sie sind Teil unseres Denkens, Fühlens und Handelns, selbst wenn wir rational verstehen, dass sie uns nicht den gewünschten Zustand von Erfüllung bringen können.

Was wir brauchen, ist ein Wissen, das über reines Verstehen hinausgeht – ein *verkörpertes Wissen.* Dieses verkörperte Wissen bedeutet, dass wir nicht nur intellektuell begreifen, dass Glück von innen kommt, sondern dass wir diese Erkenntnis in jedem Aspekt unseres Lebens spüren und leben.

Wir brauchen etwas, das schon die ganze Zeit sprichwörtlich vor unserer Nase war – unseren Atem. Wie kann das sein? Wie kann etwas so Einfaches, Banales wie der Atem der Schlüssel zu unserem inneren Zustand und damit zu unserem Leben sein? Es klingt fast zu einfach, um wahr zu sein, und dennoch ist es genau das, was den Atem so mächtig macht.

Um wirklich zu verstehen, warum der Atem unseren physiologischen wie psychologischen Zustand so radikal beeinflussen kann, müssen wir uns mit dem Nervensystem beschäftigen.

Nervensystem-Basics

Das Nervensystem ist weit mehr als nur das Gehirn – es ist ein hochkomplexes Netzwerk, das unseren gesamten Körper durchzieht. Es steuert nicht nur unser Denken, Empfinden und Verhalten, sondern auch die Koordination sämtlicher körperlicher Funktionen. Ohne dieses ausgeklügelte System würde nichts funktionieren: kein Herzschlag, keine Bewegung, keine Wahrnehmung.

Das Nervensystem ist das Kommunikationsnetzwerk, das alle anderen körperlichen Systeme reguliert. Ob der Herzschlag beschleunigt oder verlangsamt werden soll und welche Hormone in welcher Dosierung ausgeschüttet werden sollen, wird direkt über das Nervensystem gesteuert.

Das Nervensystem lässt sich grundlegend in zwei Hauptkategorien unterteilen: in das somatische und das autonome Nervensystem.

Das somatische Nervensystem ist willkürlich steuerbar und ermöglicht bewusste Bewegungen sowie die Verarbeitung sensorischer Informationen. Wenn du zum Beispiel deine Hand heben möchtest, kannst du das willentlich tun.

Im Gegensatz dazu agiert das autonome Nervensystem weitgehend unbewusst und reguliert lebenswichtige Funktionen wie Herzschlag, Verdauung und Stoffwechsel. Das bedeutet: Dieser Teil des Nervensystems kümmert sich um all die Aufgaben, um die wir uns zum Glück nicht bewusst kümmern müssen. Stell dir einmal vor, du müsstest die Entscheidung treffen, ob morgens beim Aufstehen heute fünf oder 25 Mikrogramm Cortisol pro Deziliter ausgeschüttet werden muss. Ich für meinen Teil bin froh, dass es das autonome Nervensystem gibt.

Das autonome Nervensystem wird weiter unterschieden in drei Hauptbestandteile: den Sympathikus, den Parasympathikus und das enterische Nervensystem. Uns interessieren in diesem Kontext vor allem die ersten beiden.

Gehen wir etwas tiefer auf Sympathikus und Parasympathikus ein. Die Art und Weise, wie ich es hier darstelle, ist stark vereinfacht, es könnte so klingen, als wäre immer nur einer der beiden Teile aktiv, tatsächlich ist jeder Zustand eine Mischung aus beiden. Anders als ein binäres System, bei dem nur ein Teil aktiv sein kann, arbeiten diese beiden Systeme kontinuierlich zusammen, um das Gleichgewicht im Körper aufrechtzuerhalten.

Sympathikus

Der Sympathikus – oft zu Unrecht verteufelt – wird gerne als Sündenbock für viele unserer modernen Probleme herangezogen. Ja, es stimmt, er tritt in Aktion, wenn wir gestresst sind. Doch seine Aufgabe ist viel weitreichender und bedeutungsvoller, als nur den berüchtigten »Kampf oder Flucht«-Modus zu aktivieren. Er ist der zentrale Motor unserer Lebendigkeit, der Mobilität, Aktivität und Dynamik in unser Leben bringt.

Sympathikus und Parasympathikus haben jeweils auch Überlebens- und Stressmodi, die wir aber in einem späteren Kapitel detailliert erforschen werden.

Du kannst dir den Sympathikus als das Gaspedal deines Nervensystems vorstellen. Ob bei sportlicher Anstrengung, fokussierter Arbeit oder beim Aufwachen am Morgen – der Sympathikus sorgt dafür, dass wir leistungsfähig sind. Dieses pulsierende Gefühl von Lebensfreude und Vitalität, das uns durchströmt, wenn wir einen großen Erfolg feiern oder einer inspirierenden neuen Person begegnen, verdanken wir ebenfalls seiner Aktivität.

Der Sympathikus wird immer dann aktiver, wenn unser System registriert, dass wir mehr metabolische Ressourcen benötigen, sprich uns auf erhöhte Leistungsfähigkeit einstellen müssen.

Durch die Stimulation des Sympathikus wird die Herzfrequenz erhöht, um eine schnellere Zirkulation von Blut und somit eine bessere Versorgung der Muskeln mit Sauerstoff und Nährstoffen zu gewährleisten. Die Pupillen erweitern sich, was die Sehfähigkeit verbessert und die Aufmerksamkeit präziser werden lässt. Dabei verschiebt sich der Fokus nach außen, auf die Umwelt. Zusätzlich sorgt die Aktivierung des Sympathikus dafür, dass sich die Blutgefäße zusammenziehen. Dies führt zu einem Anstieg des Blutdrucks, wodurch der Blutfluss zu den wichtigsten Organen wie dem Gehirn, den Muskeln und dem Herzen erhöht wird.

Der Sympathikus steuert das Nebennierenmark, in dem die berüchtigten Hormone und Neurotransmitter Adrenalin und Noradrenalin hergestellt werden. Neurotransmitter sind chemische Botenstoffe, die Informationen zwischen Nervenzellen (Neuronen) übertragen. Sie spielen eine zentrale Rolle in der Kommunikation innerhalb des Nervensystems.

Auch der Atem wird schneller, was natürlich Sinn ergibt. Jegliche Form von Leistung erfordert Energie, und um mehr Energie zu erhalten, wird der Atem beschleunigt. Außerdem wird bei höherer Aktivität mehr CO_2 produziert, das auch abgeatmet werden muss. Diese Beschleunigung des Atems wird gleich noch wichtig.

Parasympathikus

Während der Sympathikus wie ein Gaspedal funktioniert und uns in die Aktivität, Mobilität und Dynamik bringt, übernimmt der Parasympathikus die Rolle der Bremse.

Er ist also jener Teil des Nervensystems, der unsere Aktivität herunterreguliert. Während der Sympathikus den Herzschlag, die Atmung und den Blutfluss beschleunigt, verlangsamt der Parasympathikus ihn.

Das bedeutet: Immer, wenn weniger Anforderungen an uns gestellt werden, wird der Parasympathikus aktiver. Was auf der einen Seite sinnvoll ist, weil wir in einer parasympathischen Aktivierung deutlich weniger Energie verbrauchen, und zum anderen, weil der Parasympathikus auch direkt Regeneration und Erholungsprozesse in Gang setzt.

Wir gewinnen Abstand vom äußeren Trubel, richten den Blick nach innen und erfahren eine tiefe Form von Ruhe und Wohlbefinden.

Vor allem die Verdauung profitiert von diesem Ruhemodus. Während in Zeiten hoher Aktivität die Muskulatur und das Herz bevorzugt mit Blut versorgt werden, lenkt der Parasympathikus die Ressourcen zurück in den Magen-Darm-Trakt. Das Ergebnis: Nahrung wird besser verarbeitet, Nährstoffe werden effizienter aufgenommen und der Körper speichert neue Energie.

Hier öffnet sich eine interessante Perspektive auf Ernährung im Allgemeinen, da in den meisten Ernährungsweisen der Fokus immer auf dem *Was* liegt und weniger auf dem *Wie*.

Aber Nahrung, die in einem Zustand, der parasympathisch dominiert ist, aufgenommen wird, landet anders und kann anders verdaut werden.

Obwohl wir den Sympathikus und Parasympathikus oft als gegensätzliche Kräfte wahrnehmen, arbeiten sie tatsächlich in einem kontinuierlichen Miteinander. Man könnte sie als zwei Seiten derselben Medaille bezeichnen: Der eine Teil beschleunigt und erhöht den Energieeinsatz, während der andere uns zur Ruhe kommen lässt und für Regeneration sorgt.

Aus autonom wird willentlich

Jetzt fragst du dich vielleicht, was all das mit dem Atem zu tun hat? Ganz einfach: weil der Atem diesen autonomen Teil deines Nervensystems steuern kann.

Früher ging man davon aus, dass das autonome Nervensystem vollkommen unabhängig von unserem Bewusstsein arbeitet und nicht direkt beeinflusst werden kann. Daher auch das »autonom«. Doch heute wissen wir: Es ist möglich – und der Atem ist der Schlüssel hierfür. Er ist die Schnittstelle, die Brücke zwischen autonomen und willkürlichen Prozessen in deinem Körper.

Der Atem fließt ohne dein Zutun, wird also von deinem autonomen Nervensystem gesteuert, aber du kannst ihn auch jederzeit willkürlich steuern.

Du kannst deinen Herzschlag nicht willentlich verlangsamen, deinen Magen nicht dazu bringen, schneller zu verdauen, oder deinen Blutdruck direkt beeinflussen. Aber deinen Atem? Den hast du jederzeit unter Kontrolle. Du kannst ihn schneller oder langsamer machen, flacher oder tiefer, ganz nach Bedarf.

Jeder physiologische sowie mentale Zustand ist untrennbar mit einem spezifischen Atemmuster verbunden. Wenn du Angst empfindest, wird dein Atem flach und schnell. Erschrickst du, hältst du unbewusst die Luft an. In Momenten purer Freude atmest du tief und kraftvoll aus.

Während du beim Sport aktiv bist, wird dein Atem automatisch schneller und tiefer, um deinen Muskeln den notwendigen Sauerstoff zu liefern. In Ruhephasen auf dem Sofa hingegen wird dein Atem langsamer, flacher und gleichmäßiger, um Entspannung und Regeneration zu fördern.

Jeder Zustand bringt sein eigenes Atemmuster mit sich, aber – und hier ist der entscheidende Punkt: Dieses System funktioniert in beide Richtungen. Dein Atem passt sich nicht nur deinem Zustand an, sondern dein Zustand kann auch durch deinen Atem verändert werden. Es besteht also eine bidirektionale Beziehung.

Tatsächlich wird der wichtigste, leicht messbare Marker für die Gesundheit deines Nervensystems – die Herzratenvariabilität (HRV) – gemessen, indem man die zeitlichen Abstände zwischen deinen einzelnen Herzschlägen präzise erfasst und analysiert. Diese zeitlichen Abstände verändern sich kontinuierlich und sind direkt mit deinem Atemrhythmus verknüpft. Je nachdem, ob du ein- oder ausatmest, beschleunigt oder verlangsamt sich dein Herzschlag minimal. Beim Einatmen beschleunigt sich die Herzrate leicht, während sie sich beim Ausatmen verlangsamt.

In anderen Worten: Mit jedem Einatmen wird der Sympathikus aktiviert und mit jedem Ausatmen der Parasympathikus.

Beim Einatmen weitet sich dein Brustkorb, wodurch der Druck im Brustraum sinkt. Dieser niedrigere Druck sorgt dafür, dass mehr Blut in dein Herz strömt. Um dieses zusätzliche Blut effizient weiterzuleiten, schlägt dein Herz etwas schneller. Beim Ausatmen geschieht das Gegenteil: Dein Brustkorb zieht sich wieder zusammen, der Druck im Brustraum steigt, und dadurch fließt weniger Blut ins Herz. Infolgedessen kann dein Herz für einen kurzen Moment langsamer schlagen. Dieser natürliche Mechanismus sorgt dafür, dass dein Herz seinen Rhythmus leicht anpasst, um den wechselnden Blutfluss während der Atmung auszugleichen.

Gerade weil der Atem sowohl autonom abläuft als auch willentlich gesteuert werden kann, ermöglicht er dir, diesen Kreislauf bewusst zu beeinflussen. Wenn du beispielsweise ganz bewusst länger ausatmest als einatmest, verstärkst du kurzfristig die parasympathische Aktivität und erzeugst so physiologisch eine Nervensystemaktivierung, welche dir Ruhe, Regeneration und Entspannung schenkt. Wenn du allerdings aufnahmefähiger, wacher und aktiver sein möchtest, kannst du die Phase des Einatmens verlängern. Konkrete Atemtechniken um dies zu bewirken findest du auf Seite 73.

Eine weitere Möglichkeit, wie die Atmung das autonome Nervensystem direkt beeinflusst, ist ihre Geschwindigkeit: Schnelles Atmen aktiviert den Sympathikus, während langsames Atmen den Parasympathikus anregt.

Ein schneller Atemrhythmus signalisiert deinem Körper, dass mehr Energie benötigt wird – zum Beispiel bei körperlicher Aktivität oder in Stresssituationen. Dein Herz schlägt schneller, dein Blutdruck steigt und du bist in einem »aktiven« oder »leistungsbereiten« Modus.

Wird der Atem hingegen bewusst verlangsamt und vertieft, wird deinem Nervensystem signalisiert, dass keine akute Stresssituation vorliegt. Über die Aktivierung des Parasympathikus sinkt der Herzschlag, dein Blutdruck stabilisiert sich auf einem eher niedrigen Niveau und du gelangst in einen Ruhe- und Regenerationszustand. So reguliert die Atemgeschwindigkeit also unmittelbar, ob dein Nervensystem eher Gas gibt (Sympathikus) oder auf die Bremse tritt (Parasympathikus).

Unser Körper arbeitet in Dominoeffekten. Wenn sich ein essenzielles Element verändert, dann beeinflusst das alles andere. Atme schneller und bleib auf das Einatmen fokussiert, und dein Herzschlag beschleunigt sich, dein sympathisches Nervensystem wird aktiviert und Stresshormone – oder Hormone, welche deine Leistung erhöhen – wie Adrenalin und Cortisol werden freigesetzt. Atme langsamer, und das Gegenteil passiert: Dein Herzschlag beruhigt sich, dein Nervensystem signalisiert Entspannung und dein Körper beginnt, Hormone wie Serotonin und Oxytocin auszuschütten – die chemischen Botenstoffe für Ruhe, Zufriedenheit und Verbundenheit.

Wie du dieses Wissen umsetzen kannst, werden wir im nächsten Kapitel behandeln.

Selbstregulation

Kennst du diese Tage? Ich meine jene Tage, an denen du aufwachst und dich fühlst, als wäre eine Dampfwalze nachts über dich gerollt. Du liegst da, die Decke fühlt sich an wie eine tonnenschwere Last und allein der Gedanke an deine Morgenroutine – dieses angeblich lebensverändernde Ritual – liegt vor dir wie eine unüberwindbare Hürde. Und die Arbeit, die auf dich wartet? Lass uns gar nicht erst davon anfangen.

Aber: Du bist nicht alleine. Auch ich kenne dieses Gefühl. Und ich will dich wissen lassen: Es ist okay, dass es solche Gefühle an solchen Tagen gibt, denn diese Tage gehören genauso dazu wie die Tage, an denen alles leicht ist. Aber was ich auch gelernt habe – und was ich gerne mit dir teilen möchte –, ist, dass du mehr Einfluss hast, als es sich in diesen Momenten anfühlt.

Früher dachte ich, es gäbe einfach gute und schlechte Tage – so, als ob das Leben mir jeden Morgen ein Überraschungspaket hinstellt, und ich müsste nehmen, was ich kriege. Inzwischen weiß ich: Ganz egal, was da nach dem Aufstehen auf mich wartet, es wird nicht diesen Morgen und schon gar nicht meinen Tag bestimmen.

Das habe ich einer dem Atem innewohnenden Qualität zu verdanken ... **der Selbstregulation.**

Selbstregulation ist eine Kernkompetenz, die es uns ermöglicht, unser Denken, Fühlen und Handeln anzupassen. Also die Fähigkeit, unseren Zustand zu verändern. Sie ist so allgegenwärtig, dass wir sie meist übersehen, aber jede Handlung, die du unternimmst, ist der Versuch, deinen Zustand auf subtile oder weniger subtile Art und Weise zu verändern.

Ob das die morgendliche Tasse Kaffee ist, das Verabreden mit einer Freundin, oder ganz simpel das Hochstellen der Heizung im Winter. All diese Handlungen haben ein und dasselbe Ziel: deinen Zustand zu regulieren.

Ganz grundlegend versuchen alle Menschen, positive Zustände hochzuregulieren, sprich mehr von ihnen zu haben, und negative herunterzuregulieren, also zu probieren, weniger davon zu haben. Wir alle regulieren uns selbst. Nur manche von uns machen das bewusster und intelligenter.

Das bedeutetet, dass nicht alle Wege, um uns selbst zu regulieren, qualitativ gleichwertig sind. Manche Wege zur Selbstregulation haben vielleicht kurzfristig den gewünschten positiven Einfluss, während sie langfristig ungesunde Auswirkungen haben.

Das Rauchen einer Zigarette schenkt dir vielleicht kurzfristig Entspannung und eine Pause, führt aber zu schlechtem Geruch, verminderter Gesundheit heute und in Zukunft zu verheerenden und irreparablen gesundheitlichen Problemen. Exzessives Scrollen auf sozialen Netzwerken betäubt vielleicht für den Moment Gefühle von Einsamkeit oder Langeweile, zerstört aber langfristig deine Aufmerksamkeitsspanne und führt zur Verschwendung wertvoller Lebenszeit.

Fakt ist, dass jede Handlung, egal, welche Geschichte du drum herum aufbaust, ausgeführt wird, weil deine Instinkte glauben, dass sie dazu führt, dass positive Zustände zu- und negative abnehmen. Ein großer Teil deiner Selbstregulation wird vom autonomen Nervensystem gesteuert und liegt somit erst mal nicht in deiner bewussten Kontrolle.

Diese Wege können adaptiv oder maladaptiv sein. Also gesund oder ungesund.

Adaptiv und maladaptiv weisen beide auf Anpassung hin, jedoch mit unterschiedlicher Qualität.

Adaption ist eine selbst- und lebensdienliche Form der Anpassung: Sie unterstützt unser inneres Gleichgewicht, unsere Weiterentwicklung und unsere Fähigkeit, mit dem Leben in gesunder Beziehung zu bleiben.

Maladaption hingegen ist eine Form der Anpassung, die zwar kurzfristig Schutz bietet, langfristig jedoch unser inneres Wachstum hemmt und uns in Mustern festhält, die nicht mehr dem Leben dienen, sondern es einengen.

Wenn wir Selbstregulation nicht unseren Instinkten überlassen wollen, müssen wir uns zwangsweise mit bewusster Selbstregulation beschäftigen. Welche Handlungen regulieren uns nicht nur unmittelbar, sondern langfristig?

Der Atem stellt sich hier als überaus nützlich heraus, da wir mit ihm, wie wir bereits wissen, ganz direkt auf unsere autonomen Zustände eingreifen können.

Somit beginnt sich eine tiefere Dimension der Selbstregulation zu öffnen. Eine, die von innen heraus kommt. Von einem Bewusstsein, das seinen Zustand mit Dingen im Außen verändert, zu einem Bewusstsein, welches diese Veränderung ohne Abhängigkeit von äußeren Umständen bewältigen kann.

Wir können unseren Zustand jederzeit anpassen, indem wir unser Atemmuster anpassen.

Im vorherigen Kapitel haben wir bereits gesehen wie stark der Atem mit dem autonomen Nervensystem kommuniziert. An dieser Stelle hört es allerdings nicht auf, der Atem vermag es auch, emotionale Zustände zu modulieren.[1]

»Top Down – Bottom Up«-Regulation

Ein Basiskonzept in der Neurowissenschaft ist das der »Top Down – Bottom Up-Regulation«. Diese beschreibt den Einfluss, den höhere kognitive Prozessen (Top-Down) auf unseren Körper und unsere Emotionen haben, und dem Einfluss, den körperliche Signale oder Emotionen auf unseren Geist haben (Bottom-Up).

Top-Down-Prozesse gehen von höheren Hirnarealen aus – insbesondere von Regionen des präfrontalen Kortex (PFC) –, die an Planung, Entscheidungsfindung und Impulskontrolle beteiligt sind. Diese höheren Zentren regulieren oder modulieren die Verarbeitung von Informationen in tiefer gelegenen oder primitiveren Hirnarealen, etwa dem limbischen System. In einem »Top-Down«-Vorgang kann das Gehirn beispielsweise entscheiden, bestimmten Reizen besondere Aufmerksamkeit zu schenken und andere wiederum zu unterdrücken.

Stell dir vor, du sitzt in einem überfüllten, lauten Café und möchtest dich auf das Gespräch mit deiner Freundin konzentrieren. Während Teller klappern, die Espressomaschine pfeift und um dich herum lautes Stimmengewirr herrscht, blendet dein Gehirn dank Top-Down-Regulation diese Störgeräusche zu einem Großteil aus und hebt stattdessen die Stimme deines Gegenübers hervor.

Auch bei allen Prozessen, die auf Willenskraft oder bewusste Selbstkontrolle aufbauen, zeigt sich deutlich die Bedeutung der Top-Down-Regulation. Unser präfrontaler Kortex hilft uns, Versuchungen zu widerstehen, selbst wenn der spontane Impuls (etwa Hunger oder Lust auf Süßigkeiten) sehr stark ist.

Ganz gleich, ob es sich um das Vollenden einer schwierigen Arbeitsphase handelt, dem Ruhigbleiben in einer emotional geladenen Situation oder dem Durchhalten eines Trainingsplans im Fitnessstudio – immer wieder wird die Fähigkeit, automatische Ablenkungen zu unterdrücken und unsere Aufmerksamkeit konsequent auf das eigentliche Ziel zu lenken, relevant.

Hier wird deutlich: Obwohl unser Gehirn ständig von Sinnesreizen und spontanen Impulsen »bombardiert« wird, schafft es das Top-Down-System, unsere Aufmerksamkeit und unsere Energie so zu lenken, dass wir langfristige schwer zu erreichende Ziele verfolgen können.

Willenskraft ist nicht einfach eine mysteriöse »innere Stärke«, sondern beruht zu einem großen Teil auf aktiven Regulationsprozessen im präfrontalen Kortex, der Signale an andere Gehirnareale sendet und so den spontan auftretenden Impulsen entgegenwirkt.

Diese Areale können trainiert werden – lass uns aber zuerst die Bottom-up-Kontrolle anschauen.

Bottom-Up-Prozesse entstehen durch körperliche Signale oder unmittelbare Sinnesreize, die ohne bewusste Vorfilterung ins Gehirn vordringen. Insbesondere das limbische System – eine evolutionär ältere Gehirnregion – spielt hierbei eine zentrale Rolle. In diesem System werden grundlegende emotionale Reaktionen und Antriebe verarbeitet, bevor du selbst überhaupt bewusst registrierst, was gerade passiert.

Stell dir vor, du hast einen heftigen Streit mit einem engen Freund oder deiner Partnerin. Plötzlich kochen deine Gefühle hoch: Dein Herz schlägt schneller, die Hände werden schwitzig und ein starker innerer Druck baut sich auf. Der Sympathikus und dein limbisches System, insbesondere Regionen wie die Amygdala, die für die Wahrnehmung und Bewertung potenzieller Gefahren verantwortlich ist, hat in diesem Moment die »Kontrolle« übernommen. Fast automatisch rutscht dir dann vielleicht ein verletzender Kommentar heraus – was du im Nachhinein bereust. Erst wenn sich die Situation beruhigt hat und dein präfrontaler Kortex (das Zentrum für überlegte Entscheidungen) wieder »das Ruder übernimmt«, wirst du dir bewusst, was du gesagt oder getan hast. Dieses Beispiel veranschaulicht eindrücklich, wie schnell Bottom-Up-Prozesse deine Reaktionen steuern können, noch bevor dein bewusster Verstand regulierend eingreifen kann.

Ein anderes Beispiel für die Bottom-Up-Regulation ist das plötzliche Zusammenzucken bei einem unerwarteten lauten Knall. Dein Körper reagiert reflexartig mit einem kurzen Adrenalinstoß, ohne dass du darüber nachdenkst. Oder wir nehmen das deutlich spürbare Hungergefühl als Beispiel: Sobald dein Magen laut knurrt, fällt es dir schwer, deine Konzentration bei der Arbeit oder beim Lernen aufrechtzuerhalten. Auch wenn diese automatischen Reaktionen manchmal unangenehm oder unangemessen erscheinen – sie erfüllen einen wichtigen Zweck. Denn sind wir ehrlich: Wenn ein Lkw mit 80 km/h auf dich zurast, bist du dankbar, dass der Neocortex nicht zuerst ausrechnet, wie weit er entfernt ist, und du einfach aus dem Weg springst.

Der Neokortex ist der evolutionär jüngste Teil des Gehirns und verantwortlich für höhere kognitive Funktionen wie Denken, Sprache, Planung und bewusste Wahrnehmung.

Was jedoch in manchen Kontexten Leben retten kann, macht uns das Leben an anderer Stelle schwer. Denn dieser »Hijack« der älteren Gehirnareale ist eben nicht immer dienlich. Dieser Mechanismus, der den Neokortex in Gefahrensituationen ausschaltet, um dir den Arsch zu retten, vermag es auch, die gesamte Tüte Gummibärchen zu essen, obwohl du auf Diät bist, einen Netflix-Marathon zu starten, obwohl du etwas Produktives machen wolltest, stundenlang auf Social Media zu scrollen, obwohl du den Medienkonsum herunterfahren wolltest, und in intimen Beziehungen Dinge zu sagen oder zu tun, die du später bereust. Die Liste kann endlos fortgeführt werden.

Interessanterweise schafft hier der Atem – oder vielmehr die Atemarbeit – Abhilfe. Wenn wir unseren Atem bewusst modulieren (Breathwork), nutzen wir einen Mechanismus, der normalerweise automatisch im Hintergrund läuft und Teil der Bottom-Up-Kontrolle ist. Das heißt, wir greifen »unterhalb« unserer rein rationalen Denkprozesse in das Geschehen ein und nehmen aktiv Einfluss auf körperliche und emotionale Zustände.

Die Atemzentren im Gehirn sind eng mit emotionalen und kognitiven Bereichen verknüpft. Eine zentrale Rolle spielt dabei der Prä-Bötzinger-Komplex, der unseren Atemrhythmus steuert. Studien[7] zeigen, dass dieser Komplex Signale an den Locus coeruleus sendet – an ein Hirnareal, das Wachheit, Aufmerksamkeit und emotionale Erregung reguliert.

Wenn wir unseren Atem verändern, beeinflussen wir deshalb direkt ein Netzwerk, das unsere Gefühlslage und unsere kognitiven Ressourcen steuert. Wie stark dieser Einfluss ist, zeigte ein Experiment mit Ratten, in dem genau die Neuronen »ausgeschaltet« wurden, die vom Prä-Bötzinger-Komplex zum Locus coeruleus projizieren. Die Versuchstiere atmeten zwar normal weiter, wirkten aber insgesamt ruhiger und zeigten eine geringere Hirnaktivität im EEG. Das zeigt: Rhythmische Signale des Atems geben dem Gehirn einen inneren Takt vor – und wenn sich der Atemrhythmus ändert, verändert sich gleichzeitig das Ausmaß an innerer Anspannung oder Ruhe.

Man kann sich das gut wie ein Orchester vorstellen: Der Atem ist der Dirigent, der den Takt vorgibt. Schlägt der Dirigent rasant und hektisch – etwa bei schneller, flacher Atmung –, wird das ganze Orchester lauter und wilder: Dein Körper wird unruhig, dein Geist angespannter. Schlägt der Dirigent hingegen langsam und ruhig – bei tiefer, entspannter Atmung –, wird auch das Orchester ruhiger und harmonischer: Dein Körper entspannt sich, dein Denken wird klarer.

Weil der Atem über den Prä-Bötzinger-Komplex direkt mit wichtigen Bereichen wie dem Locus coeruleus verbunden ist, kann er auf diese Weise bestimmen, wie wach, ruhig oder gestresst du dich fühlst. Indem du deinen Atem bewusst steuerst, dirigierst du also nicht nur dein Nervensystem, sondern nimmst ganz unmittelbar Einfluss auf die Aktivität deines Gehirns. Nutzen wir den Atem häufig, um unseren inneren Zustand zu verändern, ganz egal in welche Richtung, führt dies zu Neuroplastizität* in genau jenen Schaltkreisen, die bei Stress besonders aktiv sind.[24]

Das heißt konkret: Synaptische Verbindungen in Arealen wie der Amygdala und dem Hippocampus können sich neu organisieren oder verstärken, was zu

---

* Neuroplastizität bezeichnet die Fähigkeit des Gehirns, sich lebenslang durch Erfahrungen, Lernen oder Verletzungen strukturell und funktionell zu verändern.

einem resilienteren Stressverarbeitungsstil und einem adaptiveren Umgang mit emotionalen Belastungen führt.

Diese Form der bewussten Bottom-Up-Regulation führt wiederum zu einer verbesserten Top-Down-Regulation, weil atemzentrierte Techniken die Kommunikation zwischen dem präfrontalen Kortex und limbischen Strukturen wie der Amygdala und dem Hippocampus modulieren.

Wir bekommen also die Möglichkeit, ganz direkt Körper, Gehirn und Nervensystem mithilfe von Atemtechniken anzusprechen, und zwar auf einer Ebene, die sehr viel tiefer liegt als Sprache, oder tiefer als das, was man mit kognitiven Methoden erreichen kann.

Gerade in Situationen, in denen wir vor lauter Stress oder Sorgen keinen klaren Gedanken mehr fassen können und gut gemeinte Ratschläge (»Entspann dich mal!«) nichts bewirken, eröffnet uns die bewusste Steuerung des Atems einen Ausweg.

Der Atem ist also von der Natur her eine Bottom-Up-Methode der Veränderung. Interessanterweise aber führt die kontinuierliche Praxis dazu, dass die Top-Down-Kontrolle zunimmt, sprich wir in herausfordernden Situationen entspannter bleiben können.

Ein klassisches Dilemma, das aus diesem Zusammenspiel von Top-down- und Bottom-Up-Prozessen entsteht, ist der Umstand, dass wir manchmal Dinge tun, die wir eigentlich gar nicht tun wollen – und umgekehrt Dinge nicht tun, die uns eigentlich sehr wichtig wären.

Vielleicht hast du dir vorgenommen, abends früher ins Bett zu gehen – und trotzdem tappst du immer wieder in die Falle, »nur noch eine Folge« zu schauen, und findest dich um Mitternacht noch immer vor dem Bildschirm. Oder du planst, achtsamer zu essen – und plötzlich ist der Teller leer, bevor du überhaupt bewusst den Geschmack wahrgenommen hast.

Aus Sicht der Neurowissenschaften lässt sich dieses Phänomen so erklären: Unsere Bottom-Up-Systeme (z. B. das limbische System) streben oft nach kurzfristiger Belohnung, Bequemlichkeit oder sofortiger Bedürfnisbefriedigung. Wenn dann noch Stress oder Müdigkeit hinzukommt, fällt es dem präfrontalen Kortex – dem »Manager« unseres Top-Down-Systems – schwer, gegen diese automatischen Impulse anzukämpfen. Denn in solchen Momenten werden wir vom spontanen Verlangen oder emotionalen Druck regelrecht überrollt. Die Folge: Wir handeln entgegen unseren langfristigen Zielen und Werten, weil das

»Hier und Jetzt« (etwa Entspannung, Essen, Ablenkung) auf unser Gehirn verlockender wirkt als das geplante Vorhaben (z. B. Lernen, Sport, Hausarbeit).

Eine wichtige Rolle spielt dabei der sogenannte limbische Widerstand – das ist ein innerer Widerstand, den unser Wille überwinden muss, um bestimmte Handlungen auszuführen. Jede Entscheidung hat in diesem Sinne ihren eigenen »Widerstandswert«. Wenn ich mich dafür entscheide, mir ein Stück Kuchen aus der Küche zu holen, ist der limbische Widerstand vergleichsweise gering, weil das limbische System nach kurzfristiger Befriedigung strebt. Das bedeute: Diese Entscheidung trifft auf wenig Widerstand. Im Gegenteil, das limbische System schüttet mehr Dopamin aus und es schenkt mir Antrieb, diese Handlung auszuführen.

Wenn ich jedoch Sport treiben oder an einem schwierigen Projekt arbeiten will, ist der limbische Widerstand oft höher – ich brauche also mehr Willenskraft, um diese Tätigkeit wirklich anzugehen.

Dieser Widerstand kann von Mensch zu Mensch variieren und auch davon abhängen, ob man für eine bestimmte Aufgabe brennt oder nicht. Dennoch gibt es für viele von uns Tätigkeiten wie Steuererklärungen oder Hausarbeit, die wir als eher unangenehm empfinden. Um sie trotzdem zu erledigen, brauchen wir ausreichend Willenskraft – und diese Willenskraft wird durch den limbischen Widerstand beeinflusst.

Zudem schwankt der Widerstand im Tagesverlauf. Morgens, wenn wir noch ausgeruht sind, fällt es uns häufig leichter, Aufgaben mit hohem Widerstand anzugehen. Abends, wenn wir müde sind, steigt dieser Widerstand meist spürbar an, sodass es uns schwerer fällt, anspruchsvolle oder unliebsame Dinge zu erledigen. Wer das weiß, kann seinen Tag entsprechend planen: Man legt größere oder schwierigere Aufgaben idealerweise auf Zeiten, in denen der limbische Widerstand geringer ist.

Was hat das alles mit dem Atem zu tun? Wie bereits erwähnt, sind Atemübungen eine Form von Bottom-Up-Regulation, die zugleich unsere Topdown-Regulation stärkt. Anders ausgedrückt: Durch Atemtechniken kann der präfrontale Kortex – also unser »Manager« – besser auf das limbische System einwirken. Gleichzeitig senkt regelmäßige Atemarbeit oft auch den »globalen« limbischen Widerstand, sodass es uns generell leichter fällt, Dinge zu tun, die wir sonst als mühselig empfinden. In anderen Worten: Der innere Schweinehund hat weniger Zugkraft.

Darüber hinaus schärft Atemarbeit das Bewusstsein für unseren aktuellen Zustand. Wenn wir merken, dass wir in einer Situation sind, in der wir gerade besonders anfällig für ungesunde Entscheidungen sind, können wir gezielt Atemtechniken anwenden. Dadurch beruhigt sich unser Nervensystem, der limbische Widerstand sinkt – und wir können eher Entscheidungen treffen, die unseren langfristigen Zielen und Werten entsprechen.

WAS IST BREATHWORK EIGENTLICH?

Breathwork. Ein Wort, das in den letzten Jahren immer häufiger auftaucht. In Retreat-Beschreibungen, Podcast-Folgen, auf Instagram zwischen Eisbädern und Sonnenuntergängen. Es klingt modern, fast ein bisschen cool. Aber was steckt wirklich dahinter? Was meinen wir, wenn wir von *Breathwork* sprechen – und was nicht?

Zunächst einmal: Breathwork ist kein geschützter Begriff. Es gibt keine internationale Definition, keine einheitliche Methodik, kein offizielles Curriculum. Vielmehr ist es ein Sammelbegriff für eine Vielzahl von Atempraktiken – einige davon uralt, andere erst in den letzten Jahrzehnten entwickelt.

Was all diese Methoden jedoch vereint, ist die bewusste Arbeit mit dem Atem als Werkzeug innerer Veränderung. Breathwork ist nicht eine *Technik* – es ist eine *Praxis*. Eine Einladung, den eigenen inneren Zustand zu spüren und dann gezielt zu beeinflussen. Man kann Breathwork nutzen, um besser zu schlafen, sich emotional auszugleichen oder tiefgreifende emotionale Prozesse zu erleben.

In seiner Essenz bedeutet Breathwork: mit Absicht bewusst atmen.

Es ist die Fähigkeit, mit deinem Atem auf deinen Zustand einzuwirken. Nicht durch Nachdenken. Nicht durch Erklären. Sondern durch Erfahrung. Du atmest anders – und alles verändert sich. Je nachdem, *wie* du atmest, verändern sich Herzfrequenz, Gehirnwellenaktivität, Muskelspannung, Hormonausschüttung, Fokus, Gefühlslage, innere Ausrichtung sowie Bewusstseinszustand.

Manche Experten meinen, durch Breathwork würde man dem Körper etwas aufzwingen.

Doch diese Vorstellung – so nachvollziehbar sie auch sein mag – unterstellt, dass jede bewusste Atemlenkung automatisch ein Akt der Gewalt sei. Dass Intention gleich Zwang bedeutet. Und genau hier beginnt ein Missverständnis. Denn etwas bewusst zu tun, heißt nicht, sich selbst zu übergehen. Eine klare, wohlwollende Anleitung ist kein Übergriff – sondern kann im Gegenteil eine Ressource sein.

Hoch- und Herunterregulieren: Die Kunst der inneren Steuerung

Wenn wir uns jetzt noch einmal kurz an Parasympathikus und Sympathikus erinnern und daran, dass alle Atemtechniken entweder die Aktivität hochregulieren (also den Sympathikus aktivieren) oder herunterregulieren (also den Parasympathikus aktivieren), können wir erkennen, dass jede Atemtechnik entweder einen dieser beiden aktiviert, beide miteinander ausgleicht oder einen Mischzustand von beiden erzeugt. Wir werden an dieser Stelle noch einmal genauer hinschauen, was Hochregulation und Herunterregulation bedeutet und wann welche Art der Regulation wann Sinn ergibt.

Herunterregulation

Lass uns mit der Herunterregulation beginnen. Wenn wir davon sprechen, meinen wir stets, dass wir den Parasympathikus aktivieren. Aus einer grundlegenden Perspektive lässt sich also sagen: Herunterregulation entspricht parasympathischer Aktivität. Sobald wir unser System herunterregulieren, verlangsamt sich nahezu alles – der Herzschlag findet zu einem ruhigeren Takt, die körperliche Aktivität nimmt ab und unser Atem fließt harmonischer. Der Organismus erhält somit mehr Raum und Zeit, die Energie kann zurück in den Bauch und zu den inneren Organen strömen, das Blut zirkuliert verstärkt dorthin und essenzielle Reparaturprozesse werden angestoßen. All das kann man auch als »Entschleunigung« bezeichnen: Wenn wir den Parasympathikus stärker aktivieren, beruhigt sich unser gesamtes System spürbar.

Der Vagusnerv, der bedeutendste Nerv des Parasympathikus, verläuft vom Gehirn bis in den Bauchraum und steuert zahlreiche lebenswichtige Funktionen, darunter Herzfrequenz, Atmung und Verdauung. Er teilt sich in zwei Hauptäste: den dorsalen und den ventralen Vagus.*

Der dorsale Vagus ist evolutionär älter und hauptsächlich für grundlegende Überlebensmechanismen verantwortlich. Er reguliert unbewusst die Organe unterhalb des Zwerchfells, insbesondere Magen, Darm und andere Verdauungsprozesse. Bei starker Aktivierung kann er zu einem Zustand der Erstarrung oder »Shutdown-Reaktion« führen, wie es bei extremer Angst oder Ohnmacht der Fall ist.

Der ventrale Vagus ist evolutionsbiologisch jünger und eng mit dem sozialen Nervensystem verknüpft. Er reguliert vor allem die Organe oberhalb des Zwerchfells, insbesondere Herz und Lunge, und ermöglicht eine flexible Anpassung an soziale Interaktionen. Eine gut entwickelte ventrale Vagusaktivität sorgt für Entspannung, soziale Verbundenheit und eine ausgeglichene Herzfrequenz.

Während beide Äste für die Regulation des Nervensystems essenziell sind, ist der ventrale Vagus besonders relevant für unser Thema an dieser Stelle, da er eine Schlüsselrolle für unser Wohlbefinden und unsere Fähigkeit zur sozialen Interaktion spielt.

Ist der ventrale Ast des Vagusnervs aktiv, korrespondiert dies mit einer erhöhten Aktivität des Neokortex, wodurch kognitive Funktionen wie rationales Denken, Problemlösung und Entscheidungsfindung aktiv werden. Gleichzeitig fördert der ventrale Vagus – als zentraler Bestandteil des sozialen Nervensystems – die Verarbeitung sozialer Signale und unterstützt Empathie, Kommunikationsfähigkeit sowie zwischenmenschliche Interaktionen.

---

* Die Aufteilung in ventralen und dorsalen Vagus ist ein Konzept aus der sogenannten Polyvagaltheorie, die oftmals als Faktum hingestellt, aber in wissenschaftlichen Kreisen heftig debattiert wird. Obwohl es physiologisch wahrscheinlich schwierig ist, diese Aufteilung zu belegen, kann sie doch phänomenologisch nachvollzogen werden.

Natürlich handelt es sich dabei immer um Mischzustände – reine parasympathische Aktivität existiert kaum. Wenn wir uns beispielsweise mit geschlossenen Augen aneinanderkuscheln, ist der ventrale Vagus aktiviert; doch auch beim Spielen – sei es ein Ballspiel oder eine andere Art von Spiel – spielt der ventrale Vagus eine Rolle. Je lebhafter und wettkampforientierter das Spiel jedoch wird, desto stärker rückt auch der Sympathikus in den Vordergrund, bis das Ganze möglicherweise eine gewisse Ernsthaftigkeit oder Verbissenheit erreicht. Denkt man an hochrangige Sportwettbewerbe, bei denen es vorrangig um Leistung und weniger um spielerische Freude geht, verlagern wir uns zunehmend in die Domäne des Sympathikus.

Im Grundsatz sind allerdings Spiel, Entspannung und soziale Interaktion dem Wirkbereich des ventralen Vagus zugeordnet. Wenn Menschen chronisch gestresst sind und somit weniger ventral aktiviert sind, führt das dazu, dass unsere sozialen Fähigkeiten ebenfalls eingeschränkt sind.

Genau das erklärt, weshalb es manchen Menschen in hochgradigen Stressphasen schwerfällt, Hilfe zu suchen oder sich überhaupt für Unterstützung zu öffnen: In Momenten intensiver Anspannung ist der ventrale Vagus nicht stark genug aktiv, um das gesamte soziale und kommunikative Repertoire abzurufen. Da der ventrale Anteil des Vagusnervs im Rahmen der sogenannten Polyvagaltheorie* eng mit unserem Sozialverhalten, unserer Mimik und unserer Stimmgebung verknüpft ist, wird unsere Fähigkeit zu offenen Begegnungen entscheidend beeinflusst.

Fehlt es am aktiven ventralen Vagus, verlieren wir den Zugang zu jenen Fähigkeiten, die uns in zwischenmenschlichen Situationen unterstützen: Ein lebendiger Gesichtsausdruck, eine modulierte Stimme, der klare Blickkontakt, all das bedarf einem aktiven ventralen Vagus.

Steht uns diese Funktion nicht in ausreichendem Maß zur Verfügung, reagieren wir möglicherweise gereizter, ziehen uns zurück oder fühlen uns überfordert von Nähe und Kontakt.

Wichtig ist hier das Verständnis, dass wir durch Herunterregulation nicht nur ruhen und uns erholen, sondern uns auch sozial besser aufeinander einstellen können. Es ist daher nicht allein bei Stresssituationen sinnvoll, unse-

---

* Während viele Teile der Polyvagaltheorie nicht abschließend bewiesen werden konnten, gilt die Verbindung zwischen sozialer Interaktion und einem aktiven Vagusnerv als belegt.

ren Parasympathikus durch beruhigende Atemtechniken zu stimulieren, sondern ebenso, wenn wir bewusst und präsent in Gesellschaft unserer Familie oder anderer Menschen sein möchten. Dieses Prinzip der Co-Regulation werden wir in einem späteren Kapitel nochmals ausführlicher erforschen.

Ein weiterer wichtiger Umstand: Es ist deutlich leichter, den Sympathikus zu aktivieren als den Parasympathikus.[25] Es fällt uns viel einfacher, wach zu werden, wenn wir sehr müde sind, als müde zu werden, wenn wir schon wach sind – nur durch bewusste Intervention.

Aus evolutionärer Sicht ergibt das natürlich Sinn: Egal, wie müde wir waren oder ob wir geschlafen haben – tauchte plötzlich eine Gefahr auf, musste der Sympathikus blitzschnell aktiv werden können. Unser Stammhirn schaltete sich sofort ein und spielte die Programme ab, die uns beim Überleben helfen. Meist bedeutete das Kämpfen oder Fliehen, also die zwei primären Überlebensmechanismen des Sympathikus.

Die Entschleunigung aber, also das Herunterregulieren, geschieht nicht so leicht und erfordert oftmals unsere bewusste Intervention. Es ist also leichter, den Sympathikus zu aktivieren als den Parasympathikus. Wenn wir uns hingegen in einen ruhigen, entspannten, achtsamen Modus begeben wollen, müssen wir dafür aktiv etwas tun. Dieser Modus tritt nicht von selbst ein. Stress hingegen baut sich häufig wie von allein auf, ohne dass wir groß eingreifen müssen. Genau das erklärt, warum viele Traditionen so großen Wert auf Herunterregulation legen.

Wenn du also spürst, dass dein Körper und Geist im Stressmodus verharren und du dir innere Ruhe, Gelassenheit und soziale Offenheit wünschst, dann praktiziere herunterregulierende Atemtechniken. Sie sorgen dafür, dass dein Parasympathikus aktiviert wird und sich dein ganzer Organismus beruhigt: Der Herzschlag verlangsamt sich, deine Verdauung erhält neuen Schwung und deine Regenerationsprozesse kommen in Gang. Auf diese Weise erlaubst du deinem »sozialen Nervensystem« – insbesondere dem ventralen Ast des Vagusnervs –, wieder aktiv zu werden. Das wiederum verbessert deine Fähigkeit, in Kontakt mit dir selbst und anderen zu treten. Es wird leichter, offen zu kommunizieren und authentisch zu reagieren, weil sich dein System aus dem Überlebensmodus löst und Entspannung einziehen kann. Gerade dann, wenn du chronisch gestresst bist oder tiefere Bindung in deinen Beziehungen suchst, lohnt es sich, bewusst herunterzuregulieren. So schaffst du Raum für Ruhe, Heilung und eine lebendigere, freiere Art, mit anderen in Resonanz zu gehen.

Geschmack von Herunterregulation

Während du das liest, spüre bitte deinen Atem.

Wenn wir von Herunterregulation sprechen, reden wir oft in mechanistischen Begriffen: Aktivierung des Parasympathikus, Vagusnerv, Herzratenvariabilität. Wir betrachten die Prozesse wie einen fein abgestimmten Mechanismus, den es zu steuern gilt. Doch Herunterregulation ist nicht nur eine biophysiologische Notwendigkeit – sie ist auch eine Erfahrung, eine Empfindung, ein Geschmack, der sich im Körper niederlässt und von dort aus seine Wirkung entfaltet. Ein Geschmack, der sich erst dann voll entfaltet, wenn wir innehalten, wenn wir bereit sind, ihn wirklich wahrzunehmen.

Es kann sanft beginnen und das Zeichen, dass es begonnen hat, findet sich darin, dass alltägliche Dinge plötzlich zu kleinen Wundern werden. Die kleinen Tropfen Morgentau, die über die Blätter rinnen, oder dass dir plötzlich der schöne Baum auffällt, an dem du jeden Tag auf dem Weg zur Arbeit vorbeiläufst.

Dann breitet sich etwas aus – eine Weichheit, eine Öffnung, ein Gefühl des Ankommens. Es hat keinen bestimmten Namen, aber wir kennen es, wenn wir es fühlen. Es ist die Rückkehr in den Körper, in das Hier und Jetzt, in das Feld der Ruhe, das immer da ist, wenn wir es betreten.

Die Herunterregulation folgt keinem einfachen Befehl. Sie benötigt Zeit, Hingabe und Geduld. Anstatt unser System zu zwingen, laden wir es ein, sich zu entspannen. Es geht nicht darum, an uns zu ziehen, sondern darum, loszulassen – so, wie man sich in einen weichen Sessel sinken lässt, der uns sanft auffängt und trägt.

Die Herunterregulation hat eine eigene Melodie, einen eigenen Duft, eine eigene Textur. Sie riecht nach feuchtem Moos, das nach einem warmen Sommerregen den Wald mit seinem tiefgrünen Aroma erfüllt. Sie klingt wie das sanfte Plätschern eines Baches, das nie eilt, nie drängt, sondern sich seinen Weg durch die Landschaft sucht. Sie fühlt sich an wie das Knistern eines Feuers, das ohne Hast brennt, während du danebensitzt und die Wärme durch deine Haut wandert. Es ist nicht nur ein Prozess, es ist eine Erfahrung. Eine, die wir immer wieder kosten dürfen, wenn wir uns erlauben, wirklich zu schmecken. Wir kommen an in dem Geist, der nichts tut, um etwas anderes zu erreichen. Alles ist es wert, genau so gesehen zu werden, wie es ist.

Hochregulation

Als ich anfing, mich intensiver mit dem Atem zu beschäftigen, bin ich immer wieder auf eine zentrale Aussage gestoßen: »Der Atem sollte stets ruhig sein, wir müssen den Parasympathikus aktivieren!« Das stimmte zunächst auch mit meinem eigenen Gefühl überein, da ich einen Hatha-Yoga-Hintergrund hatte und viel im Buddhismus praktizierte – also das Beobachten des Atems sowie langsames Atmen war mir vertraut. In all diesen Traditionen ging es vor allem um Entschleunigung.

Und sind wir ehrlich: Diese Entschleunigung ist unfassbar wichtig. Sie ist sicherlich das, was uns in der heutigen Zeit am meisten fehlt. Es gibt diesen Teil in uns, der sagt: »Komm, lass uns ein bisschen langsamer machen. Das geht hier alles zu schnell!« Genau das erlaubt uns, wieder durchzuatmen, und bringt Regeneration, Wohlbefinden und Ruhe. Das ist super, super wichtig. Wahrscheinlich können die meisten von uns nachvollziehen, warum es sinnvoll sein kann, sich bewusst herunterzuregulieren – sprich den Parasympathikus zu aktivieren und verlangsamende Atemtechniken anzuwenden.

Ich persönlich bin in eine Phase gekommen, in der ich nur noch beruhigende Atemtechniken angewandt habe. Das Ergebnis war, das ich zwar ruhig, gelassen und entspannt war, mir aber irgendwann das »Feuer unterm Hintern« gefehlt hat. Ich war zwar sehr entspannt, ruhig und gelassen, hatte aber gleichzeitig mit Energiemangel zu kämpfen. Jeden Tag spürte ich heftige Energieeinbrüche, brauchte einen Mittagsschlaf, um überhaupt durch den Tag zu kommen, und würde im Rückblick sagen, dass mein Energielevel insgesamt eher niedrig war. Obwohl ich Ruhe, Gelassenheit und Achtsamkeit kultiviert hatte, fehlte mir oft die Power.

Genau an dieser Stelle kommen hochregulierende Atemtechniken ins Spiel, also solche, die uns auf ein höheres Energieniveau bringen. Hier lohnt es sich, zwischen unbewusster Hochregulation – ausgelöst durch äußere Stressoren, die wir als Stress empfinden – und einer bewussten, freiwilligen Aktivierung des Sympathikus zu unterscheiden. Letzteres heißt: Ich entscheide mich aktiv dafür, meine Energie anzuheben, weil ich mehr Kraft für meine Herausforderungen aufbringen möchte. Dieser Unterschied zwischen einem automatischen und einem willentlich herbeigeführten »Stressmodus« ist enorm.

Von Löwen und Zebras

Stellen wir uns einmal einen Löwen und ein Zebra vor. Beide sind sympathisch aktiviert, wenn der Löwe das Zebra jagt. Der entscheidende Punkt: Das Zebra ist im Fluchtmodus, während der Löwe eher im »Jagd«- oder »Kämpfermodus« agiert. Für beide ist der Sympathikus aktiv, aber die innere Erfahrung sieht ganz unterschiedlich aus. Das Zebra ist quasi Opfer des Stresses, der Löwe sucht aktiv die Herausforderung.

Das illustriert gut den Unterschied zwischen »Ich habe Stress und will das alles gar nicht« – einer Art Opfermentalität – und »Hier ist eine Herausforderung, ich will das und nehme sie an!«. Hochregulierte Zustände sind immer von Mobilität und Bewegung gekennzeichnet, entweder Richtung »Kampf« (man geht aktiv auf etwas zu) oder Richtung »Flucht« (man will von etwas fort). Die meisten Menschen haben ihre »Werkseinstellung« sozusagen eher auf Fluchtmodus eingestellt, wenn Stress auf sie einprasselt: »Oh je, das will ich loswerden!« Genau das macht die Situation oft noch stressiger.

Mithilfe hochregulierender Atemtechniken kann man einen Modus aktivieren, in dem dieselben Herausforderungen, Schwierigkeiten und Stressfaktoren zwar noch da sind, man ihnen aber bewusster und letztlich adaptiver begegnet.

Das ist ein gewaltiger Unterschied zu dem Empfinden, den eigenen Stressoren nur ausgeliefert zu sein. In diesem Zusammenhang spricht man auch vom Übergang zwischen »Flucht«- beziehungsweise »Opfermodus« und einem aktiven »Kampf«- oder »Jagdmodus«: Dort, wo wir uns sagen: »Ich will diese Herausforderung – ich wachse daran!«, statt: »Ich kann das alles gar nicht bewältigen!«

Auch wenn Boote untergehen …

Ein besonders eindrückliches Beispiel hierfür liefert die Geschichte von Charles Joughin, dem Chefbäcker der RMS Titanic, im Jahr 1912. Sie zeigt, wie ein hochregulierter, klarer und zielgerichteter Stresszustand in einer lebensbedrohlichen Situation helfen kann – ganz im Gegensatz zu panischer Lähmung oder passiver Fluchtmentalität.

Die Titanic lag ruhig in der Dunkelheit, der Ozean glatt wie ein schwarzer Spiegel. Auf den oberen Decks spielte noch die Musik in den Salons, irgendwo klirrten Gläser, Stimmen hallten durch die noblen Räumlichkeiten. Es war eine Nacht wie jede andere auf dem größten Schiff der Welt.

Unter Deck, in einer engen Koje, lag Charles Joughin, Chief Baker der Titanic, mit den Händen hinter dem Kopf und geschlossenen Augen. Die Hitze der Backöfen war aus seinen Knochen gewichen und sein Körper genoss die kurze, stille Pause. Seit Tagen hatte er kaum eine freie Minute gehabt. Die Titanic war ein Luxuspalast, und auch hier mussten Menschen essen. Und er, Charles, war der Mann, der ihnen Brot lieferte. Er hatte seine Bäcker gut trainiert, 13 Männer befolgten unter seinem Kommando die Befehle. Sie wussten, wie man arbeitete. Jeden Tag hatten sie Hunderte Laibe Brot gebacken, dazu Brötchen, Kekse, Kuchen. Die feine Gesellschaft der ersten Klasse aß elegante Törtchen, während die Männer in der dritten Klasse mit einfachen Weißbroten vorliebnahmen. Doch egal, wer was aß – jeder Bissen kam aus seiner Bäckerei. Er war stolz auf seine Arbeit. Bäcker zu sein war ein ehrliches Handwerk, eines, das keine feinen Manieren oder große Worte brauchte. Ein gutes Brot sprach für sich selbst.

Er drehte sich um, schloss die Augen. Und dann – ein Ruck. Nicht viel. Nur ein leises Zittern unter ihm, kaum mehr als ein Echo durch den Stahl. Wäre er in der Vergangenheit nicht sehr oft zur See gefahren, hätte er es vielleicht nicht einmal gespürt. Aber Joughin kannte Schiffe. Und er wusste: Das war kein normales Geräusch. Sein Körper war schneller als sein Verstand. Er setzte sich auf, schwang die Beine aus der Koje und lauschte. Erst Stille. Dann Stimmen. Hektische, aufgeregte Stimmen. Ein Klopfen an seiner Tür. Einer seiner Bäcker, blasses Gesicht, unsichere Augen. »Wir haben was gerammt, Befehl ist, dass wir alle an Deck gehen. Da ist ein Platz für Sie, Sir.«

Joughin stand bereits, zog seine Jacke über. Ein Platz? Er schnaubte leise. Der Mann sprach, als ginge es hier um eine einfache Evakuierung, nicht um ein sinkendes Schiff mitten im Atlantik.

Er griff nach seiner Mütze, schob sich an ihm vorbei und marschierte den Gang hinunter – nicht nach oben zum Bootsdeck, sondern in die andere Richtung, zur Kombüse.

Wenn es Boote gab, dann brauchten sie Essen. Er schickte seine Männer los, jeder von ihnen Brote unter den Arm geklemmt, 50 Pfund Brot insgesamt, die in die Rettungsboote verteilt werden sollten. Dann trat er auf den Gang hinaus. Die Luft war anders. Die Titanic hatte sich verändert. Sie lag tiefer im Wasser. Ein Gedanke schoss ihm durch den Kopf: *Verdammt, das Ding geht wirklich unter.* Als er das Bootsdeck erreichte, war das Chaos bereits in vollem Gange. Matrosen brüllten Befehle, Männer in weißen Uniformen rannten hin und her. Sein erster Instinkt? Helfen.

Nicht aus heldenhaftem Opfermut, nicht, weil es seine Pflicht war, sondern weil er ein Mann war, der immer die Hände beschäftigte. Und wenn es nichts mehr zu backen gab, dann gab es Menschen, die in Boote gesetzt werden mussten. Joughin trat an eines der Boote – Nummer 10. Chief Officer Henry Wilde stand dort und winkte Frauen und Kinder herbei. Einige kamen, andere zögerten. »Steigen Sie ein, verdammt!«, rief ein Matrose. Doch manche Frauen rührten sich nicht. Ihre Männer standen bei ihnen, hielten ihre Hände. Die Titanic war immer noch aufrecht, immer noch groß, immer noch … sicher? Joughin wusste es besser. Er packte eine Frau am Arm, zog sie mit sanfter Gewalt vorwärts. Sie wehrte sich kaum, ließ sich in das Boot fallen, Tränen auf den Wangen. Er holte eine weitere. Und noch eine.

Er warf sie fast hinein, weil sie sich weigerten zu gehen. Schließlich war das Boot fast voll.

Ein Matrose, der die Evakuierung überwachte, drehte sich zu ihm um, seine Stirn schweißbedeckt, die Stimme gehetzt. »Ein Platz ist noch frei! Sie sind doch der Chefbäcker, kommen Sie mit!«

Stattdessen drehte er den Kopf und sah eine Frau, die zögernd und mit geweiteten Augen so dastand, als könne sie nicht glauben, dass das wirklich gerade passierte. Ohne nachzudenken, packte er sie an den Schultern und stieß sie ins Boot. Sie fiel beinahe, doch helfende Hände fingen sie auf. »Da haben Sie Ihre Passagierin«, sagte er ruhig. Der Matrose blickte ihn kurz an, als wolle er protestieren, doch Joughin schüttelte nur den Kopf. »Geht schon.« Dann trat er zurück, während das Boot in die Dunkelheit glitt. Er hätte dabei sein können. Doch etwas in seinem Inneren hielt ihn zurück.

Joughin stieg wieder unter Deck, vorbei an den Kabinen der ersten Klasse, an Teppichen, die bald im Schlamm des Meeres treiben würden. In seiner Kammer schraubte er eine Flasche Brandy auf. Füllte ein Glas, halb voll, trank in einem Zug. Der Alkohol brannte, legte sich warm um seine Brust. Die Flasche steckte er in seine Jackentasche. Er kehrte zurück an Deck, doch alle Boote waren fort. Also tat er, was ihm noch möglich war. Er schleppte sich zur Promenade und begann, Stühle ins Wasser zu werfen. 50 Stück, vielleicht mehr. Alles, was einem Menschen helfen konnte, sich über Wasser zu halten. Dann spürte er den nächsten Stoß. Ein ohrenbetäubendes Knirschen, gefolgt von einem dumpfen Schlag, als ob die Erde selbst gebrochen wäre. Er drehte sich um. Die Titanic brach auseinander.

Der Luxusliner bäumte sich auf wie ein sterbendes Tier. Der Bug verschwand bereits in den Wellen, während das Heck sich in den Himmel reckte, als klammerte es sich mit letzter Kraft an die Welt der Lebenden. Das Holz splitterte, Fenster zersprangen, die Masten knickten ein wie morsche Zweige. Menschen wurden empor- und dann hinabgerissen, verschwanden schreiend in die Tiefe. Joughin aber blieb. Nicht aus Starrheit, nicht aus Furcht. Sondern weil er noch nicht an der Reihe war.

Dann, ohne zu zögern, sprang er. Kaltes Wasser schlug ihm ins Gesicht wie tausend Nadeln. Sein Herz raste, in seinem Kopf pochte es, doch sein Geist blieb hellwach. Statt sich von der eisigen Umklammerung lähmen zu lassen, bewegte er sofort Arme und Beine.

In den ersten drei Minuten im minus zwei Grad kalten Wasser starben bereits etwa 20 bis 30 Prozent der Menschen am Kälteschock. Nach etwa 30 Minuten starben die meisten anderen. Neben Joughin verschwanden immer mehr Körper reglos in den schwarzen Wellen. Joughin aber trat und ruderte, als würde er gegen einen unsichtbaren Feind kämpfen. Sein Atem ging stoßweise, doch er verlor nie die Konzentration. Zwei endlose Stunden hat er in diesem gefrorenen Albtraum aus Wasser und Dunkelheit verbracht. Zwei Stunden, in denen er sich beständig selbst antrieb, gegen Starre und Angst ankämpfte und seinen Kreislauf am Laufen hielt.

Als die ersten Lichtstrahlen den eisigen Atlantik erhellten, entdeckte Joughin das kieloben treibende Rettungsboot B. Joughin schwamm darauf zu, doch es war kein Platz mehr für ihn. Gerade als er aufgeben wollte, ergriff Isaac Hiram Maynard seine Hand und hielt ihn fest. Mit letzter Kraft klammerte sich Joughin an den Rand des Bootes, seine Beine noch immer im eisigen Wasser. Minuten verstrichen quälend langsam, das Meer wurde still. Dann tauchte ein weiteres Rettungsboot auf. Joughin ließ los, schwamm darauf zu und wurde an Bord gezogen. Mit geschwollenen Füßen, aber lebendig, erreichte er schließlich die RMS Carpathia – und überlebte die Nacht, die so viele verschlungen hatte. Er sollte einer von sechs Überlebenden sein, die keinen Platz im Rettungsboot gefunden hatten.

Eine häufige Legende besagt, Joughin sei wegen seines Alkoholkonsums »gewärmt« gewesen, doch moderne Erkenntnisse zeigen, dass Alkohol eher die periphere Durchblutung fördert und damit die Auskühlung sogar beschleunigen kann. Realistisch betrachtet hat ihn vor allem seine fortwährende Aktivität gerettet: Er bewegte sich, kämpfte gegen das Wasser an, blieb wach und hochfokussiert, statt in Schockstarre zu verharren. Dies ist ein Beweis für seine aktive Selbstregulation: Joughin blieb bei klarem Verstand und äußerlich ruhig, während er ununterbrochen Arme und Beine bewegte, um seine Blutzirkulation aufrechtzuerhalten. Diese konstante körperliche Aktivität bei gleichzeitig innerer Ruhe weist auf einen bewusst gesteuerten sympathischen Zustand hin. Durch seine Bewegungen hielt er seinen Kreislauf in Gang und behielt die Kontrolle. Anders als bei einem unfreiwilligen, stressbedingten Sympathikus-Modus, der häufig sowohl geistige als auch körperliche Unruhe mit sich bringt, wie es bei vielen anderen Passagieren der Fall war, demonstrierte Joughin hier: Ruhe im Geist, aber Aktivität im Körper, eine zentrale Eigenschaft der volontären Sympathikus-Aktivierung. Man könnte sagen, er hatte keine Wahl, er musste springen, genau wie das Eiswasser zu ertragen, aber alleine der Umstand, dass er gesprungen ist und nicht wie viele andere einfach gefallen, zeigt, dass eine aktive Komponente mit dabei war.

Vom Opfer zum Macher

Charles Joughins Überlebensgeschichte verdeutlicht den Unterschied zwischen unbewusster Fluchtmentalität und einem bewussten (oder zumindest tatkräftigen) »Jagdmodus«. Beide Zustände bedeuten eine sympathische Hochregulation – aber in völlig anderer Qualität:

Flucht- oder Opfermodus: »Ich will das nicht, ich habe keinen Einfluss, ich bin dem Stress ausgeliefert.«

Aktiver Modus: »Ich erkenne die Gefahr/Herausforderung, aber ich handle und nutze meine Energie, um die Situation bestmöglich zu meistern.«

Wahrscheinlich hat Joughin keine *bewussten* Atemtechniken angewandt, um diesen Fokus zu behalten. Doch genau an diesem Punkt setzen hochregulierende Atemübungen an: Sie können dir helfen, vom inneren »Zebra« (gehetzte Flucht) zum »Löwen« (zielgerichtete Kraft) zu wechseln, auch wenn du dich in einer herausfordernden Lage befindest.

Ob du gerade mitten im eiskalten Atlantik schwimmst oder einfach nur einen vollen Terminkalender bewältigen musst: Mit einer willentlichen Aktivierung des Sympathikus durch Atemtechniken – begleitet von einer klaren inneren Haltung – kannst du dieselbe Stressenergie konstruktiv nutzen, statt dich darin zu verlieren. Das ist der entscheidende Unterschied zwischen einem automatischen »Ich habe Stress und will das alles gar nicht« und einem bewussten »Ich entscheide mich, meine Energie anzuheben, um eine Herausforderung zu meistern.«

In den letzten fünf Jahren haben Tausende von Menschen begonnen, Eisbäder zu machen, inspiriert von Wim Hof, einem niederländischen Sportler – atmen, meditieren und sich Kälte aussetzen sind seine drei Säulen. Lebt man regelmäßig nach ihnen, verspricht Hof mehr Gesundheit, weniger Depressionen und eine Besserung bei chronischen Gelenksentzündungen. Auch hier verweilen Menschen einige Minuten im eiskalten Wasser. Wären die Todeszahlen hier ähnlich wie beim Titanic-Unglück, müssten währenddessen mindestens 20 Prozent der Menschen dabei umgekommen sein. Aber dadurch, dass diese Eisbäder selbst gewählt sind, ist ein anderer Teil des Sympathikus aktiv. Anders wäre es, wenn man unfreiwillig ins Wasser fiele.

Dieser Zusammenhang erklärt auch, warum es empfehlenswert für gestresste Menschen ist, die hochregulierenden Atemtechniken auszuführen. In vielen Kontexten und diversen Atemschulen gilt das hier: »Weil wir als Gesellschaft so gestresst sind, sollten wir herunterregulierende Atemtechniken ausführen, hochregulierende stressen uns nur noch mehr.«

Doch wie wir wissen, besteht hier ein riesiger Unterschied zwischen bewusst gewähltem Stress und unbewusst bekommendem. Auch Sport aktiviert diesen bewussten Teil des Sympathikus. Würde man Stimmen folgen, die behaupten, man solle sympathische Aktivierung meiden, dann müsste man auch auf Sport verzichten, wenn man den ganzen Tag gestresst im Bürosessel verbracht hat.

Als ich begann, mehr hochregulierende Atemtechniken in meinen Tag zu integrieren, merkte ich, dass ich morgens plötzlich viel leichter aus dem Bett kam. Überhaupt fühlte ich mich den ganzen Tag über deutlich energiegeladener, brauchte keinen Mittagsschlaf mehr und war insgesamt aktiver. Ich hatte also mehr Energie zur Verfügung und war viel zielgerichteter in dem, was ich tun wollte.

Ein weiterer Vorteil zeigte sich darin, dass ich zwar immer noch empfindsam war, aber längst nicht mehr so *empfindlich*. Es gab zwar Situationen oder Umstände, die mir nicht gefielen oder die ich als zu herausfordernd empfand, doch ich konnte sie viel besser aushalten. Meine Beziehung zu Stress hat sich also verändert. Von »Oh nein, da ist Stress, ich will ihn loswerden!« hin zu »Okay, hier ist Stress, und ich kann ihn sogar genießen oder zumindest für das nutzen, was mir wichtig ist«.

Dadurch können wir etwas aktivieren, das ich liebevoll den »Raubtiermodus« nenne, und nein – das hat nichts mit Rücksichtslosigkeit zu tun.

Atemtechniken, die den Sympathikus aktivieren und uns somit hochregulieren, können uns also helfen, mit Stress anders umzugehen. Weil wir bewusst in diese höhere Aktivierung eintauchen, verändert dies den Effekt, den sie auf unseren Körper und Geist hat.

Warum regulieren?

Warum brauche ich überhaupt Selbstregulation? Wozu sollte ich mich bewusst regulieren, wenn mein Körper sein Atemmuster ohnehin ständig anpasst? Warum sollte ich eine Aufgabe übernehmen, die mein autonomes Nervensystem den ganzen Tag über bereits für mich erledigt?

Die Antwort ist simpel: Während sich unsere Umwelt in den letzten Jahrtausenden radikal verändert hat, funktioniert unser Körper auf grundlegender Ebene immer noch nach denselben Überlebensmechanismen wie vor 30 000 oder sogar 200 Millionen Jahren.[26] Besonders in den letzten 50 Jahren – ganz zu schweigen von den letzten 2000 Jahren – waren die Veränderungen tiefgreifender als in den 10 000 Jahren zuvor. Doch unser Körper hat sich nicht im gleichen Tempo angepasst. Die Hardware, also unser Körper, ist mehr oder weniger gleich geblieben, während sich die Software, also unser Lifestyle und die Anforderungen, die an uns gestellt werden, dramatisch verändert hat.

Bereits vor Millionen von Jahren hatten Lebewesen ein autonomes Nervensystem mit Parasympathikus und Sympathikus. Die Hardware Homo sapiens existiert seit 300 000 Jahren.

Früher wurde die Welt von natürlichen Faktoren bestimmt, und unsere Vorfahren waren unvorhersehbaren Gefahren der Natur ausgesetzt. Heute hingegen leben wir umgeben von Smartphones, Klimaanlagen, Kühlschränken, Heizungen, Flugzeugen, Mückensprays und dem Internet. Das ist zweifellos ein beeindruckender Fortschritt und zeigt, wie sehr wir unsere Umwelt an unsere Bedürfnisse angepasst haben.

Gleichzeitig sind unsere autonomen Regulationssysteme – Sympathikus und Parasympathikus – darauf ausgelegt, in einer natürlichen Umgebung optimal zu funktionieren. In der modernen Welt jedoch stoßen sie oft an ihre Grenzen.

Ein Mensch vor 2000 Jahren nahm in seinem gesamten Leben vermutlich so viele Sinneseindrücke auf wie wir heute an einem einzigen Tag. Diese Flut an Reizen kann das Nervensystem aus dem Gleichgewicht bringen. Während vor 500 Jahren der Anblick eines entblößten Schenkels vielleicht das aufregendste sexuelle Erlebnis des Jahres für einen typischen Dorfbewohner darstellte, sind wir heute rund um die Uhr mit nackten Körpern, den spektakulärsten Orten der Welt und unzähligen weiteren Reizen konfrontiert – jederzeit abrufbar im Internet. Diese permanente Überstimulation kann zu einer Dysregulation des Nervensystems führen.

Ein weiteres Beispiel ist unser Zuckerkonsum: Vor 10 000 Jahren gab es keinen Grund, den Zucker- oder Kalorienhaushalt zu regulieren, da Nahrung nicht im Überfluss verfügbar war. Zucker, insbesondere aus Früchten, war selten und nur saisonal zugänglich. Zudem waren unsere Vorfahren körperlich deutlich aktiver und konnten die aufgenommene Energie schnell verbrauchen. Heute jedoch ist Zucker in unbegrenzter Menge und zu günstigen Preisen im Supermarkt erhältlich. Würden wir ihn ohne Einschränkung konsumieren, hätte das schnell negative Auswirkungen auf unsere Gesundheit – es braucht also bewusste Regulation.

Genauso war Bewegung früher überlebensnotwendig – wer sich nicht bewegte, riskierte sein Leben, weil unsere Vorfahren ständig aktiv sein mussten, um Nahrung zu finden, Gefahren zu entkommen oder sich vor Feinden zu schützen. Heute hingegen können wir fast alles liefern lassen, und für viele Menschen beschränkt sich Bewegung auf ein paar Schritte zwischen Auto und Wohnung.

Damals war Bewegung ein integraler Bestandteil des Lebens. Wer sich nicht bewegte, verhungerte, fror oder wurde zur Beute. Der Körper war ständig gefordert – nicht auf dem Laufband, sondern auf der Jagd, beim Sammeln, beim Tragen. Bewegung war so selbstverständlich, dass niemand sie benennen musste. Erst als sie aus unserem Alltag verschwand, entstand die Idee von Sport, vor etwa 5000 Jahren im alten Ägypten – ein künstlich geschaffener Rahmen, um den Mangel an natürlicher Bewegung auszugleichen.

Was uns das zeigt: Wenn ein natürlicher Reiz wegfällt, muss er bewusst ersetzt werden. Sport ist eine kulturelle Antwort auf ein biologisches Bedürfnis.

Im 21. Jahrhundert sind wir schließlich an dem Punkt angekommen, an dem das Gleiche auch für unsere innere Balance gilt: Wir mussten lernen, unser Nervensystem bewusst zu regulieren, weil die natürlichen Reize, Rhythmen und Ruhephasen, für die es ursprünglich gebaut wurde, in unserem Alltag kaum noch vorkommen.

In der Urzeit gab es klar definierte Aktivierungsphasen: Der Sympathikus wird beispielsweise unter anderem durch das natürliche Licht gesteuert – beim Sonnenaufgang wird er aktiver, während mit Einbruch der Dunkelheit der Parasympathikus stärker in den Vordergrund tritt.[27] Ein Muster, das in einer natürlichen Umgebung definitiv Sinn ergibt.

Heute jedoch halten wir es nachts oft künstlich hell und verbringen den Großteil des Tages in Innenräumen, wo das Licht durch Fenster gefiltert wird. Ein normales Fensterglas absorbiert und reflektiert etwa 30 bis 50 Prozent des Lichtes. Diese veränderten Lichtverhältnisse können unseren natürlichen Rhythmus und damit die Regulation unseres Nervensystems aus dem Gleichgewicht bringen. Noch mal zur Erinnerung: Das Nervensystem steuert auch die Ausschüttung verschiedener Hormone.

Das ist nur ein Beispiel von vielen. Unsere moderne Lebensweise beeinflusst zahlreiche biologische Prozesse, die früher durch natürliche Rhythmen gesteuert wurden. Faktoren wie ständige Erreichbarkeit, digitale Reizüberflutung, unnatürliche Bewegungsmuster und veränderte Ernährungsgewohnheiten tragen ebenfalls dazu bei, dass unser Nervensystem vor Herausforderungen steht, die es in der Vergangenheit so nicht gab.

Das bedeutet, dass es viele Möglichkeiten für Dysregulation gibt – und genau deshalb ist es notwendig, einen Teil dieser Regulation bewusst selbst zu übernehmen.

Grob und fein

Wir haben verschiedene Dimensionen der Regulation untersucht und festgestellt, dass sich der Geist über evolutionär ältere Gehirnareale durch Bottom-Up-Prozesse steuern lässt – über körperliche Funktionen wie den Atem. Gleichzeitig kann auch der Körper durch Willenskraft reguliert werden. Der Atem spielt dabei eine zentrale Rolle, da er die Verbindung zwischen Geist und Körper stärkt. Zudem haben wir betrachtet, wie Hoch- und Herunterregulation funktioniert und welche Mechanismen dabei eine Rolle spielen.

Selbstregulation hat außer den bereits genannten eine Dimension der Intensität und Präzision.

Sprich, wir können grob als auch fein regulieren. Jede regulative Handlung kann also eine starke oder subtile Wirkung haben. Dabei sind stark regulative Handlungen kraftvoller, aber oft ein wenig ungenauer.

Besonders im Kontext der Atempraxis und der Nervensystemregulation ist der Übergang von grober zu subtiler Regulation von großer Bedeutung. Während subtile Regulation meist genauer, also präziser, ist, muss meist mit grober Regulation begonnen werden.

An einem eisigen Wintermorgen steigst du ins Auto. Die Kälte kriecht durch deine Jacke, deine Finger sind steif. Reflexartig drehst du die Heizung voll auf – eine grobe, schnelle Regulation. Warme Luft strömt dir entgegen, vertreibt die Kälte, doch bald wird es zu viel. Die Hitze drückt, die Luft wird schwer. Also reduzierst du die Temperatur, drehst sie ein wenig zurück. Jetzt nicht mehr abrupt, sondern fein justiert, bis die Wärme genau richtig ist – nicht zu heiß, nicht zu kalt.

Erst erledigst du das Grobe, um eine spürbare Veränderung herbeizuführen, dann das Feine, um die perfekte Balance zu finden.

Viele Menschen sagen zu mir: »Ich habe Meditation ausprobiert, aber es funktioniert bei mir nicht. Zwei, drei Wochen saß ich da, doch statt Ruhe fand ich nur Gedanken, die kreisten. Am Ende fühlte ich mich unruhiger als zuvor.« Das Problem hier ist nicht, dass sie nicht meditieren können – sondern dass sie zu subtil begonnen haben.

Betrachten wir dies im Kontext großer Weisheitstraditionen wie dem Ashtanga-Yoga* – dem achtgliedrigen Yoga-Pfad, dessen Ziel eine so tiefgreifende Regulation ist, dass der Geist mit dem Absoluten verschmilzt. Diese Entwicklung verläuft schrittweise, und Meditation, *Dhyana*, ist erst das siebte von acht Gliedern.

Ein Mensch, der ohne Vorbereitung in diese alten Praktiken einsteigt, kann kaum nachhaltige positive Effekte erwarten. Es ist, als würde jemand direkt von der zweiten Grundschulklasse an die Universität wechseln – nur um nach ein paar Wochen frustriert festzustellen, dass er nichts versteht. Nicht, weil das Wissen unerreichbar wäre, sondern weil die Grundlagen fehlen.

Das bedeutet, dass wir uns zunächst auf einer gröberen Ebene regulieren müssen – über den Körper, nicht allein über den Geist. Der Atem erweist sich dabei als besonders verlässlich, denn er bietet, wie wir wissen, einen direkten Zugang zu unserer Physiologie. Durch ihn können wir unser Nervensystem gezielt beeinflussen, anstatt uns ausschließlich auf mentale Kontrolle zu verlassen.

Wenn der Körper in einem starken Ungleichgewicht ist und wir uns einfach hinsetzen, um zu meditieren, verstärkt sich diese Disbalance oft nur. Anders verhält es sich, wenn wir zuvor eine kurze Atempraxis einbauen – sie hilft, uns zu regulieren, und schafft die nötige Grundlage für eine tiefere Meditationspraxis.

Das Prinzip von grober und feiner Regulation beeinflusst auch die Dauer unserer Praxis. Wenn du merkst, dass du stark aus der Balance geraten bist und bestimmte Lebensbereiche stark dysreguliert sind, sind intensive regulative Praktiken erforderlich. Eine starke Disbalance erfordert eine kraftvolle Praxis.

Im Kontext der Atempraxis könnte das beispielsweise eine professionell geführte Atemsession von einer bis anderthalb Stunden sein, um tief sitzende Ungleichgewichte aufzulösen. Wenn deine Disbalance jedoch nur gering

---

* Damit ist nicht nur das Ashtanga-Yoga nach Pattabhi Jois gemeint, das viele als eine dynamische, körperlich fordernde Praxis kennen. Es geht um ein tiefgreifendes Konzept von Yoga – eine systematische innere Entwicklung, die weit über physische Bewegung hinausgeht und den Geist in Richtung höchster Erkenntnis führt.

ist – du grundsätzlich zufrieden bist, aber Feinabstimmungen vornehmen möchtest –, reicht oft eine kürzere Praxis.

Dieses Prinzip ist skalierbar: von einem mehrwöchigen Atem-Retreat als intensive Regulation bis hin zu einem einzigen bewussten Atemzug, der ebenfalls regulierend wirken kann. Wenn du in einem Moment leichten Stress verspürst, kannst du tief einatmen, die Luft kurz halten und mit einem kraftvollen Ausatmen gezielt deinen Parasympathikus aktivieren, um dem Stress entgegenzuwirken. In einer solchen Situation wäre es nicht angemessen, eine anderthalbstündige Breathwork-Session zu machen – oft reicht bereits ein einziger bewusster Atemzug, um das Gleichgewicht wiederherzustellen.

Das Prinzip von grober zu feiner Regulation ist essenziell. Solange wir auf einer groben Ebene dysreguliert sind, können wir kaum sinnvoll in feinere und tiefere Dimensionen eintauchen. Dies gilt besonders, wenn wir uns später mit traumabezogenen Themen befassen. Traumata verursachen und verstärken Dysregulationszustände, während ihre Aufarbeitung gleichzeitig eine gewisse Grundregulation erfordert. Hier entsteht eine Art Paradox: Traumata erschweren Regulation, doch für ihre Verarbeitung ist sie unerlässlich. Dennoch bleibt der erste Schritt klar – eine grundlegende Stabilisierung. Wenn du beispielsweise einen extrem belastenden Tag hattest, ist es wenig sinnvoll, direkt in die Arbeit mit tiefen, traumatischen Erfahrungen einzusteigen. Stattdessen braucht es zunächst eine Basisregulation. Diese ist für jeden zugänglich. Selbst wenn du traumatische Erlebnisse hast, kannst du durch einfache Atemtechniken zumindest kurzfristig einen regulierten Zustand erreichen. Von dort aus wird es dann möglich, behutsam in tiefere Schichten vorzudringen und langfristige Regulation zu fördern. Dieses Prinzip ist nicht nur in der Regulation, sondern im gesamten Leben wirksam. Wenn wir ein Haus bauen, beginnen wir selbstverständlich mit dem Fundament – mit der grundlegenden Struktur und den tragenden Pfeilern. Niemand würde mit der Einrichtung starten, bevor das Fundament gelegt ist. Andernfalls könnte es passieren, dass du dein elegantes Designersofa in einen unfertigen Betonbau stellst, nur um später festzustellen, dass beim Streichen der Wände oder Bohren neuer Löcher Staub und Farbspritzer darauf landen.

Das zeigt: Es gibt eine klare Reihenfolge, und diese folgt immer dem Prinzip von grob zu fein.

Praxis der Atemarbeit: Methoden, Prinzipien und Alltagseinbettung

Der Atem als tägliche Medizin

Auch wenn in diesem Buch das Thema Gesundheit sicherlich viel zu kurz kommt, möchte ich doch einen kurzen Exkurs in dieses Thema starten, einfach weil Gesundheit die Grundlage für jedes tiefergehende Wachstum ist – ob emotional, spirituell oder zwischenmenschlich.

Darum lohnt es sich, an dieser Stelle einen kurzen Blick auf die physiologischen Auswirkungen einer bewussten Atempraxis zu werfen. Nicht um vollständige medizinische Antworten zu liefern – sondern um zu zeigen, dass jede bewusste Entscheidung für deinen Atem auch eine Entscheidung für deine körperliche Gesundheit ist.

Meist werden die Kernsäulen für ein gesundes Leben mit gesunder Nahrung, genug Bewegung und ausreichend Schlaf beschrieben; soziale Kontakte schaffen es meist auch auf die Liste.

Doch wenn wir genau hinschauen, ist der Atem viel grundlegender als all diese Elemente, nicht nur, weil wir ununterbrochen atmen, sondern auch, weil wir mit dem Atem all diese Aspekte bereichern können. Du kannst einige Zeit ohne Nahrung, Schlaf und Bewegung auskommen, auch werden dich einsame Momente ohne soziale Kontakte nicht umbringen, aber bereits nach wenigen Minuten ohne Atem endet dein Leben. Ohne Atem kein Leben.

Aber während die Abwesenheit von Atem den sicheren Tod bedeutet, ist die Anwesenheit von Atem noch lange kein Garant für Gesundheit.

Genau wie wir lernen müssen, *richtig* zu essen, uns *intelligent* zu bewegen und gesunde Beziehungen zu *pflegen*, so kann auch unser Atem nur dann sein volles Potenzial entfalten, wenn wir bestimmte Grundlagen beachten. In diesem Kapitel werden wir einige Wege betrachten und erklären, wie Atem zu einer Medizin werden kann.

Zunächst einmal ist es wichtig, zu erkennen, dass laut dem Amerikanischen Institut von Stress (AIS) 70 bis 90 Prozent aller psychischen sowie physischen Krankheiten entweder auf chronischen Stress zurückzuführen sind oder dadurch verschlimmert werden. Die meisten Studien kommen zu dem Ergebnis, dass chronischer Stress die Lebensdauer um zwei bis sieben Jahre verkürzen kann.[28] Da sollten uns fünf oder zehn Minuten tägliche Atempraxis nicht zu lange vorkommen.

Wenn wir Wege nutzen, um Stress zu reduzieren oder um resilienter gegenüber Stress zu werden, wird sich unsere Gesundheit automatisch verbessern. Beides vermag der Atem.

Dadurch, dass der Atem so eng mit dem autonomen Nervensystem verknüpft ist und Atemarbeit sowohl genutzt werden kann, um Erholungszustände auszulösen, und auch, um die allgemeine Kommunikation zwischen den verschiedenen Elementen im Körper zu optimieren, wirkt er sich direkt hierauf aus.

Was ist eine gesunde Alltagsatmung?

Wenn wir über funktionale Atmung sprechen, also ein Atemmuster, das, jenseits von Breathwork-Einheiten oder körperlicher Aktivität, unsere natürlichen Regulationsfähigkeiten sowie unsere Gesundheit maximal unterstützt, ist die Antwort sehr klar: Funktionale Atmung ist in erster Linie unauffällig. Sie ist leise, langsam, gleichmäßig und passt sich flexibel an die Anforderungen des Moments an. In Ruhe atmen wir idealerweise durch die Nase – nicht durch den Mund. Die Nasenatmung ist nicht nur effizienter, sie wirkt auch wie ein eingebauter Filter- und Regulationsmechanismus: Sie befeuchtet, erwärmt und reinigt die eingeatmete Luft, fördert die Produktion von Stickstoffmonoxid (NO), das entzündungshemmend wirkt und die Sauerstoffaufnahme in den Zellen verbessert. Gleichzeitig aktiviert die Nasenatmung den Parasympathikus – jenen Teil des Nervensystems, der für Ruhe, Regeneration und innere Stabilität zuständig ist.

Ein weiteres zentrales Merkmal funktionaler Atmung ist ihr Tempo. In Ruhe bewegt sich ein gesunder Atemrhythmus im Bereich von etwa fünf bis sechs Atemzügen pro Minute. Studien[16] zeigen, dass dieser »resonante Atem« eine besonders harmonische Kopplung zwischen Herz, Lunge und Gehirn ermöglicht. Die Herzfrequenzvariabilität steigt, das Nervensystem kommt in Balance und das Gefühl innerer Sicherheit nimmt zu. Dieser Rhythmus wirkt wie ein biologischer Gleichklang, der Klarheit, Ruhe und emotionale Resilienz fördert.

Dabei sollte der Atem vor allem vom Zwerchfell geführt sein. Statt die Schultern zu heben oder den Brustkorb nach vorn zu pressen, weitet sich bei der Einatmung sanft der Bauchraum – ein Zeichen dafür, dass das Zwerchfell frei arbeiten kann. Diese Form der Atmung unterstützt nicht nur die Sauerstoffversorgung, sondern wirkt sich auch positiv auf Verdauung, Kreislauf und emotionale Regulation aus. Sie stabilisiert die Körpermitte, beruhigt den Herzschlag und wirkt wie eine sanfte Massage auf die inneren Organe.

Ein weiteres Kennzeichen funktionaler Atmung ist ihre Geräuschlosigkeit. In Ruhe sollte der Atem kaum hörbar sein. Ist er gepresst, rasselnd oder geräuschvoll, deutet das oft auf Spannungsmuster oder eine ineffiziente Atemmechanik hin. Leiser Atem hingegen ist ein Zeichen für ökonomische Sauerstoffnutzung, innere Ruhe und eine funktionierende Atemmuskulatur.

Ein oft übersehener, aber zentraler Aspekt funktionaler Atmung ist die CO_2-Toleranz – also die Fähigkeit des Körpers, höhere Kohlendioxidwerte im Blut nicht sofort als Gefahr wahrzunehmen. Denn so paradox es auf den ersten Blick erscheinen mag: Nicht der Sauerstoffgehalt im Blut entscheidet darüber, wie gut unsere Zellen versorgt werden – sondern das Verhältnis zwischen Sauerstoff und Kohlendioxid.

Hier kommt der sogenannte Bohr-Effekt ins Spiel: Dieses physiologische Prinzip beschreibt, dass CO_2 wie ein Schlüssel wirkt, der die Sauerstoffbindung an das Hämoglobin im Blut löst. Erst durch ausreichende CO_2-Konzentrationen kann Sauerstoff aus dem Blutkreislauf tatsächlich in die Zellen übertreten – dort, wo er gebraucht wird. Atmen wir zu schnell oder zu flach – wie es bei chronischem Stress oder Mundatmung häufig der Fall ist –, sinkt der CO_2-Spiegel im Blut. Die Folge: Sauerstoff bleibt im Blut gebunden und erreicht nicht mehr effektiv das Gewebe. Man spricht von einer sogenannten »stummen Hypoxie« – Sauerstoff ist vorhanden, aber nicht bioverfügbar.

Eine ruhige, bewusste Atmung hingegen fördert genau das Gegenteil: Sie erhöht die CO_2-Toleranz, optimiert die Sauerstoffabgabe an die Zellen und verbessert damit sowohl unsere körperliche Leistungsfähigkeit als auch die kognitive Klarheit. Menschen mit einer hohen CO_2-Toleranz sind häufig widerstandsfähiger gegenüber Stress, haben eine stabilere Herzfrequenzvariabilität und zeigen eine verbesserte Selbstregulation.[29] Man kann lang und ausgiebig auf dieses Thema eingehen, aber es gibt andere Bücher die sich mit den positiven Effekten von CO_2-Toleranz bereits ausgiebig beschäftigt haben.

Zwischen den Atemzügen, besonders nach der Ausatmung, tritt bei gesunder Atmung oft eine natürliche Pause auf – kein bewusstes Anhalten, sondern ein Moment der Stille, in dem weder Druck noch Bedürfnis besteht, sofort wieder einzuatmen. Diese kleine Pause ist ein feiner Indikator für Balance im System. Sie zeigt, dass der Körper sich sicher fühlt. Dass keine innere Flucht, kein Kampf und kein Mangel erlebt wird. Die Pause nach der Ausatmung ist – neurobiologisch gesehen – oft ein Zeichen für Kohärenz zwischen Atem, Herz und Hirn.

Das bedeutet aber nicht, dass alle Breathwork-Einheiten sich nach diesem im Alltag optimalen Muster richten sollten. Sprich: Eine bewusst gesetzte Atemüberforderung – wie sie bei zyklischer Hyperventilation geschieht – kann langfristig regulierend wirken.

Dieses Phänomen ist ein klassisches Beispiel für Hormesis: eine milde, kontrollierte Stressreaktion, auf die der Körper mit einer Verbesserung seiner Anpassungsfähigkeit reagiert. Ähnlich wie beim Sport.

Auch wenn das schnelle, flache Atmen während der Übung selbst zunächst physiologische Merkmale zeigt, die man im Alltag eher vermeiden möchte – wie eine reduzierte CO_2-Konzentration, gesteigerte sympathische Aktivität oder vorübergehende neuronale Erregung –, bewirkt der anschließende Rebound-Effekt eine tiefe, nachklingende Regulation. Die Atemfrequenz sinkt, das Nervensystem gleicht sich aus und die Herzfrequenzvariabilität nimmt zu. Studien zeigen, dass es genau dieser Kontrast ist – die bewusste, temporäre Dysregulation, gefolgt von tiefer Erholung –, der den positiven Effekt solcher Atemmethoden ausmacht.

Das bedeutet: Während funktionale Atmung im Alltag das Fundament für Gesundheit und Regulation bildet, bieten uns gezielte Atemtechniken die Chance, uns bewusst in eine bestimmte Richtung zu regulieren.

Zyklisches Hyperventilieren und auch andere Atemtechniken, die isoliert gesehen schädlich aussehen, sind damit nicht das Gegenteil von funktionalem Atmen – sondern eine gezielte Ausnahme, die dem System neue Spielräume eröffnet, wenn sie klug und bewusst eingesetzt werden.

Alle Atemtechniken, ganz egal, welche es sein mögen, verbessern unsere selbstregulativen Fähigkeiten. Dies bedeutet, dass sich unsere Fähigkeit verbessert, mit bestehendem Stress adaptiver umzugehen, maladaptiven Stress abzubauen und hormetische Stressoren bewusst zu wählen.

Diesbezüglich wird auch die oft gestellte Frage beantwortet: Was ist der perfekte, richtige oder optimale Atem? Die Antwort darauf lautet: Es kommt darauf an. Denn genau, wie sich dein Atemmuster je nach Aktivität verändert, gibt es auch unterschiedliche Atemtechniken, die in einer bestimmten Lebensphase besonders wertvoll sind, während in einer anderen Phase wiederum andere Methoden hilfreicher sein können. Funktionale Atmung wurde klar definiert, aber was Breathwork, also die bewusste Atemmodulation, angeht, gibt es kein One Size Fits All.

Meiner Erfahrung nach ist meist eine Kombination aus beidem – aus parasympathischen und sympathischen Techniken – besonders effektiv.

Parasympathische Atemtechniken ermöglichen es uns, schnell und gezielt in einen Zustand tiefer Ruhe und Achtsamkeit einzutauchen – einen Zustand, nach dem sich viele Menschen in der heutigen schnelllebigen Zeit sehnen. Diese Techniken wirken unmittelbar und effizient.

Gleichzeitig kann es, insbesondere in stressreichen Situationen, äußerst kraftvoll sein, unser System gezielt so zu aktivieren, dass es Stress nicht nur erträgt, sondern souverän damit umgeht. Anstatt den Stress unbewusst aufzustauen oder zu unterdrücken, geht es darum, ihn als Teil des Spiels zu akzeptieren – als eine Herausforderung, die wir nicht vermeiden, sondern meistern können. Wir leben in einer Welt, in der Stress allgegenwärtig ist. Ihn wegzudenken, wäre eine Illusion. Doch wenn wir lernen, mit ihm zu arbeiten anstatt gegen ihn, kann er uns in unserem Wachstum unterstützen. Er hilft dabei, unser

System in einen Zustand maximaler Adaptivität und Resilienz zu bringen. Und wenn es um Leistungsfähigkeit geht – physisch wie mental –, dann sind es die sympathischen Atemmethoden, die unsere wichtigsten Verbündeten werden.

An der Stelle möchte ich erwähnen, dass die sympathischen Atemtechniken niemals direkt vor einem Wettkampf oder Ähnlichem ausgeführt werden sollten; hier kann es die Leistungsfähigkeit beeinträchtigen. Man würde direkt vor einem Wettkampf natürlich auch kein schweres Work-out absolvieren.

Selbstregulation und Lebenspraxis

Das mit Abstand größte Missverständnis in Bezug auf Breathwork ist die Annahme, dass wir uns nach einer Breathwork-Session automatisch besser fühlen, um anschließend einen großartigen Tag zu haben. Natürlich kann dieser Effekt eintreten – es macht einen Unterschied, ob wir morgens eine Breathwork-Einheit praktizieren oder nicht. Doch um wirklich zu verstehen, wie Breathwork langfristig wirkt, ist es entscheidend, zwischen Selbstregulation und einer längerfristigen Atempraxis zu unterscheiden. Wenn wir Breathwork ausschließlich zur Selbstregulation nutzen – was völlig legitim ist –, dann erfüllt es genau diesen Zweck. Wir spüren, dass wir uns in einem dysregulierten Zustand befinden, dass unser aktuelles Befinden uns nicht wirklich dient. Also praktizieren wir eine Atemübung und erleben eine Veränderung. Möglicherweise fühlen wir uns danach ausgeglichener, mehr in Einklang mit dem, was in diesem Moment wichtig und relevant ist.

Dabei stößt man jedoch schnell an gewisse Grenzen. Ein wesentlicher Punkt ist, dass die Wirkung selbstregulativer Atemübungen nur von begrenzter Dauer ist. Wenn du beispielsweise eine beruhigende Breathwork-Session praktizierst, kann die entspannende Wirkung je nach Person oder Tagesform unterschiedlich lange anhalten – manchmal eine Stunde, an anderen Tagen vielleicht zwei oder drei. Auch wenn Studien[30] zeigen, dass bestimmte Atemtechniken das Stresslevel selbst 24 Stunden nach der Übung noch messbar senken können, bleibt die subjektive Erfahrung oft eine andere: Es ist selten, dass eine einzige Atemübung nachhaltig durch den ganzen Tag trägt. Würde ich dir das versprechen, wäre das nicht ehrlich.

Genau an diesem Punkt kommt die Lebenspraxis ins Spiel. Der Unterschied zwischen einer selbstregulativen Praxis und einer Lebenspraxis besteht darin, dass sich die selbstregulative Praxis mit Zuständen beschäftigt, während sich die Lebenspraxis auf eine tiefere Ebene konzentriert. Während es bei der Selbstregulation darum geht, gezielt einen bestimmten aktuellen Zustand herbeizuführen, zielt die Lebenspraxis darauf ab, nachhaltige innere Qualitäten zu entwickeln, die unser gesamtes Leben prägen.

Selbstregulation führt zur Veränderung von Zuständen, Lebenspraxis führt zu Eigenschaftsveränderungen. Eigenschaften sind also Metazustände und damit weitaus wertvoller als bloße Zustandsveränderungen. Während eine Zustandsveränderung nur einen Moment beeinflusst, wirkt eine Veränderung der eigenen Eigenschaften dauerhaft und überträgt sich auf alle zukünftigen Zustände.

Deshalb entscheide ich mich, wenn ich die Wahl habe, immer für die Veränderung einer Eigenschaft – denn sie sorgt nicht nur für eine kurzfristige Verbesserung, sondern prägt mein gesamtes Verhalten und Erleben auf lange Sicht. Eine tief verankerte Eigenschaft wie Geduld zeigt sich in allen Lebensbereichen. Eine geduldige Person bleibt ruhig, wenn sie im dichten Verkehr festsitzt, an der Supermarktkasse warten muss oder ihr Kind beim Anziehen trödelt. Im Beruf hält sie auch dann durch, wenn ein Projekt länger dauert als geplant oder ein Kollege langsamer arbeitet als erwartet. Beim Erlernen neuer Fähigkeiten akzeptiert sie Rückschläge, ohne frustriert aufzugeben, weil sie weiß, dass Fortschritt Zeit braucht.

Umgekehrt wirkt sich eine Eigenschaft wie Undiszipliniertheit in vielen Bereichen negativ aus. Wer sich schwer damit tut, Routinen einzuhalten, wird vielleicht sein Training nach wenigen Wochen abbrechen, eine gesunde Ernährung nicht durchziehen oder Projekte oft unvollendet lassen. Auch im Beruf zeigt sich diese Eigenschaft – etwa durch Aufschieberitis, inkonsequentes Arbeiten oder das ständige Springen zwischen Aufgaben ohne echten Fortschritt.

Das ist der eigentliche Sinn und Zweck einer Atempraxis – wie auch jeder anderen bewussten Praxis. Es geht nicht nur darum, den aktuellen Zustand für den Moment zu verändern, sondern darum, nachhaltige innere Qualitäten zu kultivieren. Ziel ist es, Zustände zu entwickeln, die entweder dauerhaft präsent sind oder auf die man jederzeit bewusst zugreifen kann, wenn sie benötigt werden. Eine wirkungsvolle Praxis schafft also nicht nur kurzfristige Erleichterung, sondern formt langfristig das eigene Wesen.

Der Unterschied zwischen reiner Selbstregulation und einer Lebenspraxis liegt vor allem in der Dauer und Konsequenz der Anwendung. Während Selbstregulation oft situativ eingesetzt wird – mal eine herunterregulierende Atemübung, mal eine hochregulierende, je nach Tagesform und Bedarf –, zeichnet sich eine Lebenspraxis dadurch aus, dass sie über einen längeren Zeitraum hinweg kontinuierlich praktiziert wird. Das bedeutet: Wenn ich über 30 Tage hinweg gezielt herunterregulierende Atemtechniken anwende, werde ich damit neuronale Veränderungen hervorrufen. Diese Veränderungen ermöglichen es mir, dauerhaft entspannter zu sein, leichter in einem entspannten Zustand zu verweilen oder schneller wieder dorthin zurückzufinden, falls ich mich davon entfernt habe. Wenn eine Praxis über mehrere Tage oder Wochen hinweg konsequent ausgeführt wird, überträgt sich ihr Effekt auf den allgemeinen Grundzustand. Diese Übertragung kann sich auf zwei Arten zeigen: entweder durch eine spürbar entspanntere Grundspannung im Alltag oder durch die Fähigkeit, willentlich und mit Leichtigkeit in diesen Zustand einzutauchen, wann immer es nötig ist. Genau an diesem Punkt beginnt die eigentliche Eigenschaftsveränderung – der Übergang von kurzfristiger Selbstregulation hin zu einer tief verankerten, langfristigen Veränderung.

Wir benötigen im Leben eine Vielzahl unterschiedlicher Zustände, je nach Situation und Herausforderung. Der Zustand, der uns im Sport zu Höchstleistungen befähigt, unterscheidet sich grundlegend von dem, den wir brauchen, wenn wir uns geduldig und einfühlsam um ein kleines Kind kümmern. Ein Zustand, der Fokus und Konzentration ermöglicht, ist nicht derselbe, den wir brauchen, um souverän und gelassen vor einer großen Gruppe zu sprechen. Ebenso ist es nicht immer sinnvoll, entspannt zu sein – genauso wenig, wie es in jeder Situation angebracht wäre, dauerhaft hochaktiviert oder voller Energie zu sein. Genau deshalb ist es entscheidend, verschiedene Atemtechniken gezielt für unterschiedliche Bedürfnisse einzusetzen. Es gibt kein One Size Fits all. Wenn du von Natur aus ein eher entspannter, ruhiger Mensch bist, aber Schwierigkeiten hast, ins Handeln zu kommen – in die Energie, ins Tun –, dann macht es wenig Sinn, herunterregulierende Atempraktiken zu nutzen. Stattdessen brauchst du Techniken, die dich aktivieren und in Bewegung bringen. Umgekehrt gilt das Gleiche: Wenn du von Natur aus ein sehr lebendiger Mensch bist, dich schnell verzettelst, voller Energie bist, aber Schwierigkeiten hast, zur Ruhe zu kommen, dann macht es Sinn, bewusst herunterregulierende Techniken zu integrieren, um einen Ausgleich zu schaffen. Natürlich sind das Extrembeispiele – wir alle sind nuancierter als das, mit mehr Facetten und individuellen Bedürfnissen. Deshalb spielt auch die jeweilige Lebensphase eine entscheidende Rolle. Ich persönlich erlebe Phasen, in denen ich mich gezielt herausfordere – zum Beispiel wenn ich große Projekte annehme oder intensiver Sport treibe als sonst. In solchen Zeiten integriere ich bewusst herunterregulierende Atemtechniken, weil sie eine ausgleichende Wirkung haben und mir helfen, meine Balance zu halten. Es geht darum, individuell zu schauen, welche Praxis in der jeweiligen Situation am meisten dient. Wo ist meine Achillesferse, also die Schwachstelle, die mich am meisten limitiert? Genau dort kann man ansetzen und gezielt mit Breathwork arbeiten, um ein Gleichgewicht herzustellen.

Hier kommt das Konzept des individuellen Atemprofils ins Spiel: Anstatt wahllos verschiedene Atemtechniken auszuprobieren, lohnt es sich, herauszufinden, welche Techniken am besten zu den eigenen Bedürfnissen passen. Das bedeutet, sich selbst ehrlich zu reflektieren.

Wir sehen also: Mit Breathwork können wir auf zwei Ebenen arbeiten. Einerseits können wir es zur Selbstregulation nutzen, um kurzfristige Disbalancen auszugleichen. Vielleicht merken wir an einem Tag, dass wir nicht richtig in die Gänge kommen – dann kann eine hochregulierende Atemtechnik helfen, uns zu aktivieren. An einem anderen Tag sind wir vielleicht besonders gestresst – dann kann uns eine herunterregulierende Praxis dabei unterstützen, wieder in die Ruhe zurückzufinden.

Wir können den Atem aber auch nutzen, um tiefere Muster in unserem Nervensystem zu adressieren. Vielleicht nehmen wir wahr, dass wir generell antriebslos geworden oder dass wir dauerhaft angespannt sind und Schwierigkeiten haben, loszulassen. In solchen Fällen lohnt es sich, Breathwork nicht nur situativ, sondern als längerfristige Praxis in den Alltag zu integrieren. Wenn wir den zeitlichen Rahmen noch weiter ausdehnen, wird das Potenzial von Breathwork noch deutlicher. Während Selbstregulation eine Veränderung im Moment bewirkt und eine kontinuierliche Atempraxis über mehrere Wochen hinweg tiefere Eigenschaftsveränderungen ermöglicht, entfalten sich noch tiefere Potenziale nach mehreren Monaten oder Jahren.

Wenn wir über Monate oder sogar Jahre hinweg verschiedene Atemtechniken praktizieren – jede für einen bestimmten Zeitraum konsequent –, bekommen wir die Chance, verschiedenste Atempraktiken auszuführen, und mit jeder neuen Atempraxis werden neue Zustände freigeschaltet oder leichter zugänglich.

Genau das ist die Definition eines gut regulierten Nervensystems: die Fähigkeit, sich adaptiv an unterschiedliche Anforderungen des Lebens anzupassen – und zwar auf eine Weise, die sowohl uns selbst als auch unserem Umfeld dient. Ein reguliertes Nervensystem bedeutet nicht, dass wir immer entspannt sind, sondern dass wir je nach Situation den passenden Zustand abrufen können: aktiviert, wenn Energie gefragt ist, entspannt, wenn Erholung nötig ist, fokussiert, wenn Konzentration gebraucht wird.

Diese Anpassungsfähigkeit zeigt sich auch auf physiologischer Ebene, insbesondere in der Herzratenvariabilität (HRV), die als zentraler Marker für die Adaptabilität des Nervensystems gilt. Herunterregulierende Atemtechniken verbessern die HRV direkt, indem sie das parasympathische Nervensystem aktivieren und den Körper in einen Zustand der Erholung versetzen.

Hochregulierende Atemtechniken hingegen senken die HRV während der Übung kurzfristig, führen jedoch anschließend zu einem sogenannten Rebound-Effekt – einer nachträglichen Erhöhung der HRV, die die Resilienz des Nervensystems stärkt. Dadurch tragen nahezu alle Atempraktiken, ob aktivierend oder beruhigend, langfristig zu einer verbesserten Regulationsfähigkeit des Körpers bei und fördern die Fähigkeit, sich flexibel an die verschiedenen Anforderungen des Lebens anzupassen.

Wie kann ich eine Atempraxis praktisch integrieren?

Um die Praxis noch greifbarer zu machen, lohnt es sich, die Struktur einer Atempraxis genauer zu betrachten. Ich unterscheide dabei in drei übergeordneten Kategorien: Gipfelerfahrungen, Praxis in der Form und formlose Praxis.

Über die *Praxis in der Form* haben wir bereits gesprochen. Sie umfasst sowohl selbstregulative Einheiten als auch eine Art von Lebenspraxis – also das konsequente, regelmäßige Ausführen ein und derselben Technik über längere Zeiträume hinweg. Charakteristisch für diese Form ist ihre Struktur:

Es gibt einen klaren Beginn, eine regelmäßige Wiederholung sowie ein definiertes Ende. Diese Verbindlichkeit schafft einen stabilen Rahmen, innerhalb dessen sich Tiefe und Integration entfalten können.

Im Gegensatz dazu steht die *formlose Praxis*. Sie kennt keinen festgelegten Start- oder Endpunkt – sie geschieht mitten im Leben. Doch das ist kein Widerspruch, sondern eine Weiterentwicklung: Die formlosen Momente entstehen nicht von selbst, sondern sind das Resultat einer konsequent geübten Praxis mit Form. Je öfter wir unseren Atem bewusst regulieren, je vertrauter wir mit seiner inneren Dynamik werden, desto mehr überträgt sich diese feine Intelligenz in den Alltag.

Mit der Zeit wird es möglich, auch inmitten von Stress oder innerer Unruhe innezuhalten, den Atem zu spüren und ihn gezielt zu nutzen – nicht als Technik, sondern als verkörperte Ressource. Das ist der Moment, in dem sich Praxis und Leben nicht mehr voneinander trennen lassen.

Wenn wir zum Beispiel wissen, dass ein langes Ausatmen den Parasympathikus aktiviert, beginnen wir vielleicht, im Alltag ganz intuitiv genau diesen Weg zu wählen – besonders dann, wenn etwas uns innerlich unter Druck setzt. Oder wenn wir spüren, dass eine Situation uns überfordert, greifen wir instinktiv zu einem tiefen Einatmen, gefolgt von einem kraftvollen Ausatmen, um Spannung abzubauen. Selbst in alltäglichen Kontexten – etwa bei der Arbeit am Computer – kann sich die Praxis zeigen: Indem du deinen Atem bewusst verlangsamst, um präsenter und entspannter zu bleiben. Und wenn du während eines Meetings merkst, dass die Energie absackt, hilft dir vielleicht ein klarer, bewusster Fokus auf das Einatmen, um wieder wacher und aufmerksamer zu werden. Diese feine, kontextbezogene Anwendung des Atems – ganz ohne äußere Form – ist das, was ich als *formlos gewordene Praxis* bezeichne. Sie entsteht nicht zufällig. Sie ist das Ergebnis einer wiederholt gelebten Praxis mit Form – eines inneren Lernprozesses, bei dem sich der Atem Schritt für Schritt in dein Erleben, in deinen Alltag und letztlich in deine Identität hineinwebt.

Die dritte Kategorie, die bislang noch nicht ausführlich erwähnt wurde, sind die sogenannten *Gipfelerfahrungen*. Während die Praxis in der Form integrativ wirkt und über längere Zeit bestimmte Zustände kultiviert, handelt es sich bei einer Gipfelerfahrung um eine besonders intensive Erfahrung – etwa eine tiefgehende Breathwork-Session, ein mehrtägiges Retreat oder eine große Reise.

In solchen Momenten treten häufig starke emotionale oder körperliche Prozesse auf, die kurzfristig sehr transformierend wirken können.

Gipfelerfahrungen können zu den tiefgreifendsten Momenten eines inneren Weges gehören. Sie öffnen Räume, die im Alltag oft verschlossen bleiben – Räume voller Klarheit, Verbundenheit und innerer Wahrheit.

Alte Muster brechen auf, emotionale Panzer beginnen zu schmelzen und ein Gefühl von Echtheit tritt hervor, das sonst nur selten spürbar ist. Solche Erfahrungen sind wie Lichtblitze, die für einen Moment den ganzen inneren Horizont erhellen. Sie zeigen uns, was möglich ist – nicht als Konzept, sondern als gelebte Realität. Wer einmal wirklich erfahren hat, wie es sich anfühlt, vollständig loszulassen, tief verbunden zu sein oder von einer inneren Kraft getragen zu werden, der trägt dieses Erleben wie einen inneren Kompass in sich. Es wird zu einer Referenz, zu einem inneren Leuchten, das auch im Alltag Orientierung schenken kann.

Gipfelerfahrungen erinnern uns an das, was in uns angelegt ist – selbst wenn es im Lärm des Alltags oft verschüttet scheint. Sie können Blockaden lösen, Identifikationen erschüttern und neue Perspektiven eröffnen. Nicht selten markieren sie Wendepunkte im Leben, an denen etwas in uns entscheidet, wirklich zu wachsen, wirklich zu fühlen, wirklich zu leben.

Allerdings sind Gipfelerfahrungen nicht ohne Weiteres in den Alltag integrierbar. Sie benötigen Zeit, Raum und eine gewisse psychische Stabilität. Wer auf den Gipfel steigt, muss auch wieder herunterkommen – und genau dafür ist eine regelmäßige Praxis in der Form essenziell. Sie hilft dabei, die gewonnenen Einsichten und inneren Bewegungen zu verarbeiten und langfristig in das eigene Leben einzubetten.

Zu viele Gipfelerfahrungen in zu kurzer Zeit – oder ohne ein stabiles Netz an Integration – können mehr verwirren als klären und sogar destabilisierend wirken. Ich erinnere mich an Begegnungen im Amazonasgebiet, wo Menschen Jahr für Jahr einen Monat lang intensive Zeremonien wie Ayahuasca* durchlebten.

---

* Ayahuasca ist ein traditionelles schamanisches Pflanzengetränk aus dem Amazonasraum, das psychoaktive Wirkstoffe enthält. Es wird seit Jahrhunderten für spirituelle, heilende und bewusstseinserweiternde Zeremonien genutzt.

Was bleibt, wenn die Lichter wieder ausgehen? Oft war es ein Alltag, der sich nicht mitgewandelt hatte: ein ungeliebter Job, konflikthafte Beziehungen, ein Leben im Wartemodus – stets auf den nächsten »Gipfel« ausgerichtet. Die Erfahrungen waren zweifellos kraftvoll. Doch ohne Einbettung in eine tragende Praxis fehlte der Boden, auf dem sie Wurzeln schlagen konnten. Manche verloren sich regelrecht in der Höhe – und fanden nur schwer zurück ins Leben zwischen den Gipfeln.

Dabei sind Gipfelerfahrungen nicht das Problem – sie sind ein Geschenk. Sie können Räume öffnen, in denen wir uns selbst neu begegnen. Sie können Erinnerungen wecken an das, was in uns angelegt ist. Doch ihre volle Kraft entfalten sie nur dann, wenn sie nicht allein stehen. Wenn sie nicht Flucht, sondern Vertiefung sind. Und wenn sie zurückfließen in ein gelebtes, reguläres Praxisfeld – dorthin, wo Transformation wirklich stattfindet: im Alltag, im Körper, in der Beziehung zum Leben selbst.

In der Tiefe zu arbeiten, ist nicht per se besser, als an der Oberfläche zu beginnen. Manchmal braucht es gerade die oberflächliche, stabilisierende Arbeit, um überhaupt einen Zugang in die tieferen Schichten zu ermöglichen. Eine selbstregulative Atempraxis löst Traumata vielleicht nicht direkt auf – aber sie stärkt die innere Basis. Sie schafft Ressourcen, verlässliche Anker, ein Gefühl von Sicherheit. Und wenn in einer intensiveren Session später tiefere Inhalte aufbrechen, ist es oft genau diese alltägliche Stabilisierung, die ihre Integration möglich macht.

Gerade deshalb ist die Praxis in der Form so zentral. Weil sie niedrigschwellig ist. Weil sie jedem offensteht. Nicht jeder hat Zugang zu Retreats, Zeremonien oder tiefgehenden Einzelprozessen. Aber jeder kann sich eine tägliche Praxis aufbauen. Sobald du die grundlegenden Techniken kennst – einige davon wirst du in diesem Buch kennenlernen –, kannst du beginnen. Und mit jedem bewussten Atemzug wächst die Möglichkeit, dir selbst zu begegnen – nicht nur im Ausnahmezustand, sondern mitten im Leben.

Wichtig ist: Sie muss konsistent sein. Eine Praxis, die nur an guten Tagen stattfindet, verliert einen großen Teil ihrer Wirkung. Erst wenn du unabhängig von deiner inneren Befindlichkeit übst, entsteht echte Transformation.

Mit anderen Worten: Wenn du dich müde, erschöpft oder völlig unmotiviert fühlst – und trotzdem deine Atempraxis machst –, dann bahnst du neue Wege in deinem Nervensystem. Wege, die dich auch in Zukunft, selbst *ohne* formale Praxis, schneller und leichter in einen Zustand von Ruhe, Klarheit und Präsenz führen können. Darin liegt der verborgene Schatz regelmäßiger Praxis. Man kann sich das vorstellen wie ein inneres Netzwerk aus Verbindungen. Jedes Mal, wenn du dich aus einem herausfordernden Zustand bewusst in einen gewünschten Zustand bewegst – etwa in Entspannung, Zentrierung oder Wachheit –, knüpfst du eine neue Brücke. Und mit jeder Brücke wird es einfacher, diesen Weg erneut zu gehen.

Je vielfältiger die Ausgangszustände sind, aus denen du den Übergang übst, desto breiter und tragfähiger wird das Netz. Doch diese Frucht wächst nicht von selbst. Sie entsteht nur, wenn du unabhängig von deiner momentanen inneren Verfassung übst. Wenn du atmest, auch wenn dir nicht danach ist. Wenn du bleibst, auch wenn es unbequem wird. Dann beginnt sich etwas Tieferes in dir neu zu organisieren – nicht durch Leistung, sondern durch Präsenz. Das heißt: Wenn du dich einmal entschieden hast – *ich werde diese Atemtechnik jetzt für 20 oder 30 Tage jeden Tag ausführen* –, dann spielt es keine Rolle mehr, wie du dich fühlst. Du wirst praktizieren. Und genau dadurch beginnt die Frucht zu reifen. Widerstände gehören unweigerlich dazu. Sobald wir uns auf Konsistenz einlassen, tauchen sie auf – als Zweifel, als Müdigkeit, als Lustlosigkeit. Doch wie wir ihnen begegnen, *das* ist bereits Teil der Praxis. Denn sobald eine Praxis in unser Leben integriert wird, zeigt sich: Es geht nicht nur um die Übung selbst, sondern auch um das, was sich rundherum entfaltet. Wie reagierst du, wenn es dir schwerfällt, dranzubleiben? Wenn sich die Praxis mechanisch anfühlt oder du beginnst, dich innerlich davon zu entfernen? Wie gehst du damit um, wenn du einen Tag verpasst – kommen dann innere Kritiker, entsteht Scham, das Gefühl, nicht gut genug zu sein? Oder kannst du auch das halten – in Achtsamkeit – und am nächsten Morgen wieder auf der Matte stehen? Eine regelmäßige Praxis ist nie nur Technik. Sie wird zum Spiegel. Und je länger du dranbleibst, desto mehr enthüllt sich. Nicht nur in der Praxis selbst – sondern im Raum um sie herum. Deine Beziehung zu dir, zu Disziplin, zu Scheitern, zu Selbstmitgefühl. All das tritt zutage. Und so wird eine einfache Entscheidung – *ich übe täglich* – zu einem Tor. Zu einem tiefen, ehrlichen Prozess der Selbsterforschung.

Ein Punkt, der oft unterschätzt wird, ist der Raum, in dem die Praxis geschieht. Denn dieser Raum ist letztlich wichtiger als das, was in ihm passiert. Es geht nicht in erster Linie darum, welche Atemtechnik du heute übst oder ob die Praxis besonders tief war – entscheidend ist, *dass* der Raum da ist. Dass du dir diesen Raum schenkst. Immer wieder. Dieser Raum hat nicht nur eine innere, sondern auch eine ganz konkrete äußere Dimension. Wenn du beginnst, eine tägliche Atempraxis in dein Leben zu integrieren, dann überlege dir zuerst: *Wo möchte ich praktizieren?* Finde einen Ort, der ruhig ist, an dem du ungestört bist – und idealerweise ausschließlich für deine Praxis reserviert bleibt. Es muss kein besonderer Platz sein. Aber du solltest ihn klar definieren. Denn wenn der äußere Rahmen fehlt, wird es schwer, innerlich in die Tiefe zu gehen. Das Gleiche gilt für die Zeit. Ohne einen festen Zeitpunkt, ohne ein tägliches Fenster nur für dich, verliert die Praxis ihre Verbindlichkeit. Sie wird zur Option statt zur Priorität. Und genau das macht auf Dauer den Unterschied – nicht die Intensität deiner Sitzungen, sondern die Verlässlichkeit deines Rahmens. Indem du dir täglich diesen Raum gibst – räumlich wie zeitlich –, setzt du ein kraftvolles Signal: *Ich bin es mir wert.* Und allein diese Entscheidung beginnt, etwas in dir zu verändern.

Ein weiterer Aspekt, der oft übersehen wird: Unser Gehirn denkt nicht in Uhrzeiten – es denkt in Abläufen. In Sequenzen. Deshalb ist es meist wenig wirksam, sich vorzunehmen: *»Um acht Uhr mache ich meine Praxis.«* Viel hilfreicher ist es, die Praxis an eine konkrete Handlung zu koppeln, die ohnehin jeden Tag geschieht – etwa *»nach dem Zähneputzen«* oder *»sobald ich von der Arbeit nach Hause komme«*.

Indem du deine Atempraxis an solche festen Anker im Tagesablauf knüpfst, machst du es deinem Nervensystem leichter, eine neue Gewohnheit zu etablieren. Die Wiederholung dieser Abfolge – Handlung, dann Praxis – verankert sich tiefer als jede Kalendereintragung. So wird deine Praxis nicht etwas, das *irgendwann* geschieht, sondern ein natürlicher Teil dessen, *was* geschieht.

Ein weiterer wesentlicher Punkt: Zu Beginn ist es sinnvoll, über einen gewissen Zeitraum hinweg mit *einer einzigen Technik* zu praktizieren. Nicht, weil Abwechslung schlecht wäre – sondern weil Vertrautheit Tiefe ermöglicht. Wenn du jeden Tag eine andere Atemtechnik ausprobierst, bleibt der Körper in einem Zustand des Suchens. Doch erst wenn du bei einer Methode bleibst, sie wirklich kennenlernst, ihren Rhythmus, ihre Wirkung, ihre Feinheiten spürst, beginnt sich etwas zu öffnen.

Später, wenn du über Wochen oder Monate hinweg mehrere Techniken erfahren hast und jede von ihnen ein Stück weit in deinem Körper angekommen ist, kannst du flexibler wählen. Dann entsteht eine innere Intuition: *Was wird heute gebraucht?* Aber auch hier gilt – und das ist vielleicht der wichtigste Punkt überhaupt: *Es ist nicht die Technik, die in die Tiefe führt, sondern die Art, wie du sie ausführst.*

Viele Menschen suchen nach der *einen*, der *stärksten* Technik. Doch es ist nicht das *Was*, das den Unterschied macht, sondern das *Wie*.

Führst du deine Praxis mechanisch aus – zählst die Atemzüge herunter, hoffst insgeheim, dass es bald vorbei ist, hetzt durch die Minuten, als wäre es nur eine weitere Aufgabe auf deiner Liste? Oder nimmst du dir einen Moment Zeit, bevor du beginnst? Spürst du deinen Körper? Wirst du weich, lässt du deinen Atem nicht nur in dich hinein, sondern *kommst* mit ihm?

Verbindest du dich mit deinem Atem – wirklich – und über ihn mit deinem Körper, mit deinem inneren Erleben? Dann wird selbst die einfachste Technik zu einem kraftvollen Werkzeug. Denn die Qualität deiner Präsenz ist der Schlüssel. Und sie lässt sich nicht beschleunigen – aber sie lässt sich üben.

Jede Praxis, die wir in unser Leben integrieren, wirft Schatten. Sie setzt einen Reinigungsprozess in Gang – nicht immer spektakulär, oft leise, manchmal unbequem. Und genau deshalb ist es entscheidend, *mit welcher inneren Haltung* wir praktizieren.

Wenn wir mit einer Erfolgsmentalität an die Sache herangehen – nach dem Motto *»Ich mache diese Technik, dann bin ich reguliert, dann hab ich's geschafft«* – dann übersehen wir den eigentlichen Wert der Praxis. Denn Praxis ist kein Sprint, kein lineares Projekt, das man abschließen kann. Sie ist eher wie ein Werkstück, an dem man jeden Tag weiterarbeitet. Mal mit feinem Werkzeug, mal mit bloßen Händen. Mal inspiriert, mal müde. Aber immer verbunden mit dem, was gerade ist.

Diese *Werkstückmentalität* verändert nicht nur unsere Praxis – sie kann unser ganzes Leben verändern. Sie verschiebt den Fokus vom Ergebnis hin zur Beziehung mit dem Prozess selbst. Und ja, Ergebnisse dürfen auftauchen – und dürfen auch Freude machen. Aber sie sind nicht das Zentrum. Wer wirklich praktiziert, lernt, den Prozess selbst zu würdigen. Zu sehen, dass Perfektion ein Trugbild ist, das uns trennt – von uns selbst, vom Moment, von der Wahrheit.

Einer meiner Lehrer sagte einmal: *»Der Titel* Meister *ist den Toten vorbehalten.«* Und ich teile diesen Gedanken zutiefst. Meisterschaft ist kein Status, sondern ein Weg. Ein immer wieder neues Sich-Einlassen. Was zählt, ist nicht das perfekte Ergebnis, sondern die Tiefe der Berührung – mit dem Atem, mit dem Moment, mit dir selbst.

Und vielleicht noch ein letzter, sehr hilfreicher Gedanke: Sei realistisch mit deiner Praxis.

Wenn du dir heute vornimmst: *»Ab jetzt mache ich jeden Tag eine Stunde Atempraxis – morgens und abends«,* dann kann ich dir fast garantieren, dass du bereits nach einer einzigen Woche keine einzige Minute mehr praktizieren wirst. Stattdessen ist die Wahrscheinlichkeit hoch, dass du dich dann selbst dafür verurteilst, es »nicht durchgezogen zu haben«.

Doch Selbstvorwürfe sind keine gute Basis für innere Entwicklung. Viel hilfreicher ist es, klein anzufangen.

Eine einzige Minute Praxis ist effektiver wie zwei Stunden, die nicht absolviert werden. Gerade in der Atemarbeit spürst du oft schon nach ein bis zwei Minuten eine Veränderung – im Körper, im Geist, im inneren Zustand. Für den Einstieg brauchst du also keine langen Sessions. Beginne klein. Vielleicht mit ein oder zwei Minuten am Tag. Wenn das stabil geworden ist, kannst du auf fünf Minuten erhöhen – und später vielleicht auf zehn oder zwanzig. Ganz in deinem eigenen Tempo. Diese Herangehensweise ist nicht nur freundlicher dir selbst gegenüber – sie ist auch neurologisch klüger. Das Gehirn ist ein plastisches Organ. Es verändert sich ständig in Abhängigkeit davon, was wiederholt geschieht. Dieses Prinzip wird in der Neurowissenschaft als erfahrungsabhängige Neuroplastizität bezeichnet. Neuronale Verbindungen werden durch Wiederholung gestärkt – nach dem Motto *»What fires together, wires together«*. Jede bewusste Handlung, die regelmäßig stattfindet, erzeugt ein neuronales Muster, das mit der Zeit immer leichter reaktiviert werden kann.

Deshalb ist es entscheidend, wann und womit du deine Praxis verknüpfst. Studien zeigen, dass neue Gewohnheiten besonders gut integriert werden, wenn sie an bereits bestehende Handlungsroutinen gekoppelt werden – etwa an das Zähneputzen, den ersten Kaffee am Morgen oder das Heimkommen nach der Arbeit. Die Verknüpfung einer neuen Praxis mit einem bekannten Reiz ist ein zentraler Mechanismus im sogenannten Habit Loop[31] (Auslöser → Handlung

→ Belohnung), wie ihn unter anderem der MIT-Forscher Charles Duhigg und später auch der Stanford-Verhaltenspsychologe BJ Fogg beschrieben haben.

Indem du deine Atempraxis konsequent mit einem bestimmten Auslöser verbindest – etwa: *»Nach dem Zähneputzen atme ich eine Minute bewusst«* –, entsteht eine stabile Verankerung im neuronalen Netzwerk. Nach einigen Wiederholungen wird daraus eine automatisierte Reaktion. Und sobald dieses Muster etabliert ist, wird es viel leichter, die Dauer zu verlängern. Nicht weil du disziplinierter geworden bist, sondern weil du ein stabiles, verlässliches neuronales Startsignal geschaffen hast.

Zuhören

Ganz gleich, ob wir Atemarbeit nutzen, um uns selbst zu regulieren, zu kultivieren oder zu transformieren – all diese Prozesse führen letztlich zu einer Veränderung unseres Zustands. Genau deshalb gibt es etwas, das diesen Techniken vorausgehen sollte: das Zuhören. Wenn wir nicht wissen, wo wir stehen, können wir weder effektiv regulieren noch gezielt steuern, in welche Richtung diese Regulation gehen soll. Eine Atempraxis sollte daher nicht einfach mechanisch ausgeführt werden, nur weil man eine Technik gelernt und gehört hat, dass sie gut sei. Natürlich kann man das tun, insbesondere wenn der eigene Kontakt zu sich selbst noch nicht stark ausgeprägt ist. Doch genau dieser Kontakt mit sich selbst ist sowohl die Grundlage als auch eine der wertvollsten Früchte einer regelmäßigen Praxis. Wenn wir also bereits beginnen, uns bewusst wahrzunehmen, macht es Sinn, diesen Kontakt zu uns selbst schon vor der Praxis zu vertiefen. Das bedeutet: zuhören. Sich selbst zuhören. Sich spüren. Sich bewusst machen, wo man gerade steht. Bin ich heute müde? Fühle ich mich erschöpft? Oder bin ich voller Energie? Bin ich unruhig, vielleicht sogar rastlos? Oder bin ich ruhig und gelassen? Fühle ich mich träge oder leicht? Dieses bewusste In-Kontakt-Sein mit dem, was in mir lebendig ist – auf körperlicher, emotionaler und geistiger Ebene –, bildet die Basis für jede Veränderung. Erst wenn ich wahrnehme, wo ich mich gerade befinde, kann ich sinnvoll auf eine neue Ebene gelangen. Das Zuhören wird dir im Kontext der Atempraxis äußerst dienlich sein. Doch das bedeutet nicht, dass du deine Praxis ausfallen lässt, nur weil du vielleicht spürst, dass du gerade keine Lust darauf hast. Es geht nicht darum, dass dein aktueller Zustand darüber entscheidet, ob du praktizierst oder nicht – sondern darum, *wie* du es tust. Wenn du merkst, dass du gestresst bist und eine Atempraxis ansteht, kannst du sie sanfter angehen, dich mit mehr Feingefühl anleiten. Wenn du spürst, dass du träge bist und eigentlich keine Energie für eine hochregulierende Technik hast, kannst du langsam beginnen, sanft hineinfinden. Entscheidend ist: Du holst dich dort ab, wo du gerade stehst.

Bevor du jegliche Atemtechnik ausführst, ist es wichtig, für ein paar Momente mit deinem natürlichen Atemrhythmus tief in Kontakt zu kommen und dann langsam das neue Atemmuster zu initiieren. Genauso wenig wie du wahrscheinlich direkt vom Sofa aus in ein extrem intensives Workout startest, sollte der Atem plötzlich und gewaltsam verändert werden. Eine kurze Aufwärmphase gehört zum Sport und zu jeder Atempraxis dazu.

Ein wichtiger Punkt ist hierbei, dass Selbstregulation nicht bedeutet, negative Gefühle komplett zu vermeiden oder zu unterdrücken, manchmal müssen sie nicht einmal verändert werden.

Vielmehr geht es darum, mit ihnen umgehen zu können, sie anzunehmen und gesund zu verarbeiten. Denn auch negative Emotionen sind ein Teil unseres Menschseins und haben ihren Zweck – sie weisen uns darauf hin, wo Veränderungen oder Wachstum notwendig sein könnten.

Atemarbeit wirkt regulierend, doch sie dient nicht dazu, negative Gefühle einfach wegzuatmen oder unangenehme Zustände zu verdrängen. Tiefgehende Veränderung entsteht nicht durch kurzfristige Techniken, sondern durch konsequente Auseinandersetzung mit uns selbst.

Sie erfordert, die Sprache des Nervensystems zu verstehen, eigene Wunden zu erkennen und die Kapazität zu entwickeln, tief gespeicherte Emotionen zu fühlen, zu verarbeiten und loszulassen.

Hinweis zu Gesundheit und Verantwortung

Dieses Buch dient der allgemeinen Information und persönlichen Entwicklung. Die beschriebenen Atemtechniken basieren auf wissenschaftlichen Erkenntnissen, therapeutischer Praxis und persönlicher Erfahrung – sie ersetzen jedoch **keine medizinische oder psychotherapeutische Diagnose, Beratung oder Behandlung**.

Die Anwendung der Inhalte erfolgt auf eigene Verantwortung. Der Autor ist weder Arzt noch Psychotherapeut und spricht keine individuellen Empfehlungen für die Behandlung körperlicher oder psychischer Beschwerden aus. Einige der vorgestellten Techniken können intensive körperliche und emotionale Reaktionen auslösen. Bitte übe achtsam und in deinem eigenen Tempo.

Auch wenn grundsätzlich jeder Mensch vom bewussten Einsatz des Atems profitieren kann – und es kaum jemanden gibt, der nicht durch eine passende Atempraxis in seinem Leben Unterstützung finden würde –, gilt es dennoch, bei bestimmten Personengruppen Vorsicht walten zu lassen. Nicht jede Atemtechnik ist für jeden Menschen geeignet. Insbesondere hochregulierende, aktivierende Atemtechniken – also solche, die eine starke sympathische Erregung auslösen wie etwa bewusst forcierte Hyperventilation, intensive Atemrhythmen oder lange Atemanhaltephasen – sollten von bestimmten Gruppen *nicht* angewendet werden.

Dazu zählen:

1. **Schwangere:** Intensive Atemtechniken können den intraabdominellen Druck erhöhen, Stresshormone freisetzen und unerwünschte Reaktionen auslösen, die sich potenziell auf die Schwangerschaft auswirken können.

2. **Menschen mit schweren Herz-Kreislauf-Erkrankungen:** Bei bestehenden Herzerkrankungen wie koronarer Herzkrankheit, schwerer Hypertonie oder Herzrhythmusstörungen kann eine starke Atemaktivierung zu gefährlichen Kreislaufbelastungen oder Rhythmusveränderungen führen.

3. **Menschen mit schweren psychiatrischen Diagnosen:** Personen mit Schizophrenie, bipolarer Störung, Borderline-Persönlichkeitsstörung oder anderen schweren psychotischen oder dissoziativen Zustandsbildern sollten keine intensiven Atemtechniken praktizieren, da diese Zustände destabilisieren und psychotische oder dissoziative Episoden verstärken können. In diesen Fällen ist eine begleitete, sehr behutsame und somatisch orientierte Herangehensweise – falls überhaupt – erforderlich.

4. **Menschen mit Epilepsie:** Starke Atemveränderungen können in Einzelfällen Krampfanfälle auslösen. Deshalb ist auch hier Vorsicht geboten.

5. **Personen mit erhöhtem Augeninnendruck (zum Beispiel Glaukom), frischen Operationen oder Hirndruckproblemen:** Der erhöhte intrathorakale Druck während bestimmter Atemphasen kann sich negativ auf bestehende physische Konstitutionen auswirken.

6. **Menschen mit starker Traumabelastung oder posttraumatischer Belastungsstörung (PTBS)** sollten ebenfalls nicht unbegleitet oder ohne sichere Struktur mit hochintensiver Atemarbeit konfrontiert werden. Hier kann eine zu schnelle Öffnung emotionaler Inhalte zu Retraumatisierungen führen. In solchen Fällen ist eine traumasensible, dosierte Herangehensweise durch erfahrene Fachpersonen essenziell.

Grundsätzlich gilt: Atemarbeit ist ein kraftvolles Werkzeug. Je kraftvoller ein Werkzeug ist, desto bewusster muss es eingesetzt werden. Die richtige Technik zur richtigen Zeit – angepasst an die individuelle Lebenssituation – entscheidet darüber, ob Atemarbeit heilsam, stabilisierend oder überfordernd wirkt.

Weder Autor noch Verlag übernehmen die Haftung für gesundheitliche, emotionale oder soziale Folgen, die durch die Umsetzung der Inhalte entstehen könnten.

Vertraue deinem Körper. Höre auf dein Gefühl. Hol dir Unterstützung, wenn du unsicher bist!

Drei Atemtechniken für ein reguliertes Nervensystem

Nicht jede Situation verlangt nach derselben Energie – und nicht jede Atemtechnik dient demselben Zweck. Unser Atem ist wandelbar. Er kann beruhigen oder beleben, fokussieren oder lösen, zentrieren oder öffnen. Je nachdem, was dein System in einem bestimmten Moment braucht, kannst du ihn gezielt lenken.

Es gibt unzählige Atemtechniken – manche tief verankert in alten Traditionen, andere durch moderne Wissenschaft inspiriert. Aber trotz dieser Vielfalt lassen sich viele Ansätze auf einige fundamentale Prinzipien zurückführen.

An dieser Stelle möchte ich dir drei grundlegende Techniken mitgeben, die unterschiedliche Wirkungen repräsentieren und die Basis für bewusste Selbstregulation darstellen. Im besten Fall nutzt du den QR-Code an dieser Stelle, um eine geführte Videoanleitung zu erhalten:

www.daniel-alan.com/buch

Der Atem kann vieles – dennoch ist er kein Werkzeug für *mehr*, sondern für *passender*. Für das, was dein System im Moment wirklich braucht.

Wenn es um bewusste Selbstregulation geht, gibt es drei grundlegende Prinzipien, nach denen sich Atemtechniken richten. Sie regulieren hoch, aktivieren also den Sympathikus, oder sie regulieren herunter, aktivieren also den Parasympathikus, oder sie gleichen aus, sprich sie schaffen eine Balance zwischen Aktivierung und Entspannung. Diese nenne ich auch gerne adaptogene Atemtechniken.

Ihr Wirkprinzip ähnelt dem adaptogener Heilpflanzen: Sie wirken nicht eindimensional anregend oder beruhigend, sondern unterstützen die natürliche Anpassungsfähigkeit des Nervensystems, indem sie seine Fähigkeit zur Selbstregulation und Resilienz stärken.

Im Folgenden stelle ich dir je eine Übung aus jeder dieser Kategorien vor – inklusive einer kurzen Erklärung des dahinterliegenden Wirkmechanismus.

Natürlich ist es am leichtesten, mit der geführten Anleitung zu üben. Doch du kannst die Übungen auch direkt anhand der folgenden Beschreibungen ausprobieren.

Vor jeder Atempraxis

Bevor du beginnst, etwas zu verändern, darfst du erst einmal ankommen. Nicht im Tun, nicht im Ziel – sondern in dem, was ohnehin schon da ist: deinem natürlichen Atem.

Setz dich hin, schließ die Augen – und tu für einen Moment nichts. Spüre einfach.

Wie bewegt sich dein Atem, wenn du ihn nicht steuerst?
Wie fließt er – durch die Nase, durch den Bauch, durch deinen Brustraum?
Gibt es Pausen zwischen Ein- und Ausatmung?
Ist er eher flach oder tief, ruhig oder unruhig?

Bewerte und verbessere ihn nicht, nimm ihn nur wahr. Der natürliche Atem ist wie ein innerer Spiegel: Er zeigt dir, wo du gerade stehst – körperlich, emotional, energetisch. Dieses erste Hinspüren ist nicht nur ein Ankommen, sondern auch ein Akt der Ehrlichkeit dir selbst gegenüber.

Denn jede Atempraxis beginnt mit einem Moment der Beziehung – nicht der Kontrolle.

Bevor du den Atem bewusst veränderst, begegnest du ihm – wie einem alten Freund, dem du zuhörst, bevor du sprichst.

So wird jede Technik zu einer Antwort auf das, was wirklich gebraucht wird.

4-4-8-Atmung zur Herunterregulation

Um die Wirkung der 4-4-8-Atmung zu verstehen, lohnt sich ein Blick auf das natürliche Atemmuster eines entspannten, gesunden Menschen: In ruhigen Zuständen folgt der Atem einem sanften, gleichmäßigen Rhythmus. Die Einatmung, ein kurzer Moment der Atempause und die verlängerte Ausatmung bilden dabei ein fein abgestimmtes Zusammenspiel, das Körper und Geist in Balance hält.

Genau hier setzt die 4-4-8-Atmung an: Sie orientiert sich an diesem natürlichen Atemmuster, verstärkt es bewusst und macht es dadurch zu einem kraftvollen Werkzeug der Selbstregulation.

Bei dieser Technik atmest du vier Sekunden lang ein, hältst vier Sekunden lang den Atem an und atmest acht Sekunden lang aus. Die doppelt so lange Ausatmung ist dabei entscheidend: Sie aktiviert gezielt den Parasympathikus.

Die 4-4-8-Atmung entfaltet ihre Wirkung besonders im emotionalen Bereich: Sie hilft, Angstzustände zu lindern, Stressreaktionen abzufangen und emotionale Turbulenzen zu glätten. Studien[8] deuten darauf hin, dass regelmäßige Praxis nicht nur das subjektive Stressempfinden reduziert, sondern auch physiologische Marker wie die Herzfrequenzvariabilität (HRV) verbessert – ein Schlüsselindikator für ein resilientes Nervensystem.

Die Technik reduziert außerdem entzündliche Prozesse im Körper, ein Effekt, der langfristig zur Prävention chronischer Erkrankungen beitragen kann.

Auch auf kardiovaskulärer Ebene hat die Technik wunderbare Effekte.

Bluthochdruck zählt weltweit zu den größten Risikofaktoren für Herzinfarkt, Schlaganfall und andere chronische Erkrankungen.[9]

Die 4-4-8-Atmung führt ohne pharmakologische Eingriffe zu einer durchschnittlichen Senkung des Blutdruckes um 5,8 mmHg. Zum Vergleich: Blutdrucksenkende Medikamente senken ihn um 5 bis 15 mmHg, und das oftmals mit Nebenwirkungen.

Eine kontinuierliche Praxis mit der Technik kann so den Blutdruck nachhaltig senken.

Darüber hinaus verbessert die 4-4-8-Atmung die Sensitivität des Baroreflexes – jenes körpereigenen Regulationsmechanismus, der plötzliche Blutdruckschwankungen abfängt und die Kreislaufstabilität fördert.

Anwendung:

1. Einatmen: Atme tief durch die Nase ein und zähle dabei innerlich bis 4. Spüre, wie sich der Bauchraum und sanft der Brustraum füllen.

2. Atem anhalten:
   Halte den Atem an und zähle dabei wieder bis 4. Lass die Atemfülle ohne Anstrengung still in dir wirken.

3. Ausatmen:
   Atme langsam und gleichmäßig durch den Mund aus, während du bis 8 zählst. Lass dabei bewusst Spannung los, als würdest du alle Anspannung aus dem Körper strömen lassen.

Wiederhole diesen Zyklus zehn bis zwanzig Mal, je nach Zeit und Bedürfnis.

Wichtig ist, dass das Ausatmen auch wirklich über acht Sekunden geht. Vermeide zum Beispiel fünf Sekunden Ausatmen, um dann drei Sekunden die Luft anzuhalten.

Feinjustierung:

Wenn du stärker beruhigen möchtest, verlängere die Ausatmung sanft noch weiter (zum Beispiel auf zehn Sekunden).

Das Schöne an der 4-4-8-Atmung ist ihre Einfachheit und Tiefe zugleich: Sie lässt sich nahezu überall anwenden – im Alltag, vor wichtigen Gesprächen, vor dem Einschlafen – und öffnet einen inneren Raum der Regulation, der stets verfügbar ist.

Zyklische Hyperventilation fürs Hochregulieren

Bereits in den alten yogischen Systemen wurden kraftvolle Atemtechniken eingesetzt, um den Geist zu klären, den Körper zu energetisieren und Bewusstseinszustände zu erweitern. Praktiken wie *Bhastrika* (Blasebalg-Atmung) oder *Kapalabhati* (Scheinender-Schädel) beruhen auf rhythmischer, intensiver Atmung – mit bewusst gesetzten Atempausen – und gelten als tiefgreifende Werkzeuge der inneren Reinigung und Transformation.

Auch wenn diese Techniken heute unter verschiedenen Namen und in neuen Kontexten vermittelt werden, bleibt ihr Wirkprinzip dasselbe: Durch bewusst gesteigerte Atemfrequenz und gezielte Atemretention wird die innere Biochemie verändert und eine leicht bewusstseinsverändernde Wirkung tritt ein.

Was zunächst wie eine Überforderung wirken mag, entpuppt sich bei regelmäßiger achtsamer Praxis als kraftvoller Stimulus für das Nervensystem, das Herz-Kreislauf-System und die neurobiologische Resilienz. Zugleich öffnet sich – durch die Veränderung im Atemrhythmus und der neuronalen Aktivierung – ein Zugang zu tiefer liegenden emotionalen und mentalen Schichten.

In jüngerer Zeit wurde die zyklische Hyperventilation durch die Wim-Hof-Methode populär. Diese besteht klassisch aus mehreren Runden intensiver Atmung, gefolgt von längeren Atempausen. Viele glauben, Wim Hof habe diese Technik erfunden – tatsächlich hat er sie aus dem Yoga übernommen, was er auch offen teilt.

Ein verbreiteter Irrtum ist, dass diese Atemtechnik direkt während Eisbädern eingesetzt werden könne, um sich »warm« zu fühlen. Zwar steigt die Körpertemperatur kurzfristig leicht an, doch reicht dieser Effekt keinesfalls aus, um die Kälte eines Eisbads zu kompensieren.

Im Gegenteil: Das Praktizieren zyklischer Hyperventilation im Wasser birgt erhebliche Risiken – vor allem im Eiswasser. Der eigentliche Zweck der Atmung im Wim-Hof-Kontext ist es, Menschen vor dem Eisbaden auf intensive Körperempfindungen und veränderte Bewusstseinszustände vorzubereiten.

Ein interessanter Punkt ist, dass bei der zyklischen Hyperventilation nicht – wie oft vermutet – mehr Sauerstoff aufgenommen wird. Der Sauerstoffgehalt im Blut bleibt nahezu unverändert, meist um die 98 bis 99 Prozent.

Tatsächlich wird vor allem mehr Kohlendioxid abgeatmet. CO_2 spielt eine entscheidende Rolle bei der Sauerstofffreisetzung in die Zellen – über den sogenannten Bohr-Effekt. Wird CO_2 drastisch reduziert, kann der Sauerstoff weniger effizient von den Zellen aufgenommen werden.

Es entsteht ein leichter Sauerstoffmangel auf Zellebene – nicht zu verwechseln mit echtem Sauerstoffmangel im Blut (Hypoxämie). Dieser milde Sauerstoffmangel hat viele positive Wirkungen auf den Körper:

Der Körper schüttet Wachstumsfaktoren aus.

Er lernt, besser mit Stress umzugehen.

Herz und Kreislauf werden gestärkt.

Die Blutgefäße weiten sich nach kurzer Verengung.

Die Herzratenvariabilität verbessert sich.

Das Gehirn wird anpassungsfähiger (Neuroplastizität).

Es kann zu veränderten Bewusstseinszuständen kommen – auch in Richtung spiritueller Öffnung.

Zusätzlich wird durch die veränderte Atemchemie der Blutfluss zum Gehirn reduziert, wodurch das Default Mode Network – jener Teil des Gehirns, der mit Selbstreflexion und innerem Monolog assoziiert ist – herunterreguliert wird. Das hat tiefgreifende Effekte auf unsere Wahrnehmung: Die üblichen Filter des Neokortex werden schwächer. Unterbewusstes Material kann leichter ins Bewusstsein treten, die emotionale Ausdruckskraft wird oft verstärkt.

Neuere Studien[11] deuten darauf hin, dass nach einer intensiven Atempraxis wie der zyklischen Hyperventilation bestimmte neurochemische Veränderungen über mehrere Stunden hinweg nachweisbar bleiben. Dazu zählen insbesondere erhöhte Konzentrationen von Dopamin, Noradrenalin, Serotonin und Endorphinen – alles Botenstoffe, die mit Antrieb, emotionaler Offenheit, Verbundenheit und Wohlbefinden in Verbindung gebracht werden.

Gleichzeitig zeigen bildgebende Verfahren wie fMRT, einem bildgebenden Verfahren, das die Gehirnaktivität misst, indem es Veränderungen in der Durchblutung des Gehirns erfasst, dass der zerebrale Blutfluss, insbesondere in frontalen und limbischen Regionen, auch nach der Atemsitzung noch signifikant gesteigert bleibt. Dies wird als Hinweis auf eine andauernde neurobiologische Aktivierung und Integration interpretiert – also eine Phase, in der das Gehirn Erfahrungen verarbeitet, Emotionen reguliert und neuronale Verschaltungen festigt.

Zyklische Hyperventilation eignet sich also nicht nur als Einstieg in veränderte Bewusstseinszustände – sie kann, wenn bewusst und sicher angewendet, auch langfristig zur inneren Resilienz und körperlichen Gesundheit beitragen.

Anwendung:
Die Technik ist einfach – aber nicht zu unterschätzen. Sie entfaltet ihre volle Wirkung nur, wenn sie mit Achtsamkeit, Klarheit und innerer Bereitschaft geübt wird. Eine typische Runde zyklischer Hyperventilation besteht aus zwei Phasen:

1. Die Aktivierungsphase:
   Du atmest etwa 30 bis 50 Mal bewusst, rhythmisch und intensiv – entweder durch die Nase oder den Mund. Die Einatmung ist aktiv, tief und kraftvoll. Etwas schneller als normalerweise. Die Ausatmung erfolgt fast passiv.
   Der Atem kreist ohne Pause, gleichmäßig wie eine Welle: einatmen – ausatmen – einatmen – ausatmen …
   Dabei kann es zu Kribbeln, leichten Schwindelgefühlen, Emotionen oder energetischen Bewegungen im Körper kommen – all das sind Ausdrücke innerer Prozesse.

2. Die Haltephase:
   Nach dem letzten tiefen Einatmen hältst du für etwa drei Sekunden den Atem eingeatmet an, dann atmest du aus und hältst den Atem an – in völliger Ruhe. Solange du kannst.
   Du atmest also nicht sofort wieder ein, sondern verweilst in der Atempause, solange es sich angenehm anfühlt. Du kannst hier den kompletten Körper entspannen. Vergiss nicht, dass dies kein Wettbewerb ist, sondern darum geht, dich mit dir selbst zu verbinden.

Diese Phase ist entscheidend: Der CO_2-Spiegel im Blut steigt wieder an, das Nervensystem reguliert sich neu und die Wirkung der vorangegangenen Aktivierung kann sich integrieren.
Wenn der Impuls zum Atmen kommt, atmest du einmal tief ein – hältst den Atem erneut für etwa 10 bis 15 Sekunden – und lässt dann alles los und atmest normal weiter.

Je nach Ziel und Erfahrungslevel kannst du mehrere Runden hintereinander üben – in der Regel zwischen drei und fünf. Wichtig ist, dass du dir danach ausreichend Zeit für Nachspüren, Integration und Erdung nimmst.

Wichtiger Hinweis zur Sicherheit

Zyklische Hyperventilation ist eine kraftvolle Praxis, die mit tiefgreifenden physiologischen und psychischen Reaktionen einhergehen kann.

Daher gilt: Übe sie ausschließlich im Sitzen oder Liegen – an einem sicheren Ort, wo du ungestört bist und dein Körper sich vollkommen entspannen kann.

Vermeide sie unbedingt in potenziell gefährlichen Situationen wie beim Autofahren, Bedienen von Maschinen oder – ganz besonders – im Wasser.

Beachte auch unbedingt die Hinweise auf Seite 70, für wen diese Art der Atmung NICHT geeignet ist.

Während der Praxis kann es zu einer Vielzahl von körperlichen und emotionalen Reaktionen kommen, darunter:

- Schwindel oder Benommenheit
- Kribbeln in Händen, Füßen oder Gesicht
- Gefühle von Hitze oder Kälte
- Muskelzuckungen oder Spannungsgefühle
- Tränen, Lachen, Zittern oder plötzliche emotionale Wellen
- Veränderungen in der Wahrnehmung, im Raum- oder Zeitgefühl

All dies sind normale Erscheinungen und Zeichen dafür, dass sich in Körper und Nervensystem Prozesse in Bewegung setzen. Sie sind in der Regel harmlos – solange du in einem sicheren Rahmen übst.

Wenn du das Gefühl hast, überwältigt zu werden oder keinen Halt zu finden, brich die Praxis sanft ab, lege eine Hand auf den Bauch und kehre zu einer langsamen, gleichmäßigen Nasenatmung zurück.

Wenn du noch keine Erfahrung mit dieser Atemform hast oder psychisch instabil bist, empfiehlt es sich, die Praxis begleitet zu üben – sei es durch eine geführte Audio- oder Videoanleitung oder gemeinsam mit einem erfahrenen Atemcoach.

Zyklisches Seufzen zum Ausgleich

Um die Wirkung des zyklischen Seufzens zu verstehen, lohnt sich ein Blick auf das normale Seufzen: Beim Seufzen atmet man tiefer ein, hält kurz den Atem an und atmet dann verlängert aus – oft begleitet von einem hörbaren Laut. Obwohl Seufzen manchmal negativ bewertet wird, hat es auf mehreren Ebenen positive Effekte.

Seufzen verhindert das Kollabieren der Alveolen (Lungenbläschen) und optimiert so den Gasaustausch. Dieser »Rekrutierungsprozess« sorgt für eine maximale Sauerstoffaufnahme und unterstützt die Lungenfunktion nachhaltig.

Gleichzeitig wirkt Seufzen wie ein »Reset« im Atemzentrum des Hirnstamms.

Dies ist entscheidend, da emotionale Zustände wie Stress, Angst oder Erregung das Atemmuster destabilisieren können – zum Beispiel durch beschleunigtes, flaches oder unregelmäßiges Atmen.

Ein bewusster oder spontaner Seufzer synchronisiert die neuronale Aktivität in den relevanten Atemnetzwerken neu und trägt damit wesentlich zur Wiederherstellung einer regulären Atemfrequenz und -tiefe bei.[10]

Seufzen beeinflusst das autonome Nervensystem (ANS) auf komplexe und faszinierende Weise. Es kann sowohl parasympathische als auch sympathische Reaktionen modulieren und damit flexibel auf die Bedürfnisse des Organismus reagieren.

Einerseits fördert ein tiefes, bewusstes Seufzen die Aktivierung des parasympathischen Nervensystems, insbesondere über den Vagusnerv, der eng mit der Atemtätigkeit gekoppelt ist. Durch die verlängerte Ausatmung und die damit verbundene Stimulation parasympathischer Bahnen wird ein Zustand der Entspannung, inneren Ruhe und Regeneration begünstigt. Der Herzschlag verlangsamt sich, die Muskelspannung sinkt und auch das subjektive Stressempfinden kann spürbar nachlassen.

Andererseits kann ein spontanes oder reaktives Seufzen – insbesondere in Situationen erhöhter Anforderung oder Aufmerksamkeitssteigerung – kurzfristig das sympathische Nervensystem aktivieren. Über die vertiefte Einatmung wird der Locus coeruleus stimuliert, was die Noradrenalinausschüttung* anregt und somit zu einer Erhöhung von Wachsamkeit, Reaktionsfähigkeit und kognitiver Fokussierung führen kann.

Bei der progressiven Muskelentspannung wird eine Muskelgruppe zunächst bewusst angespannt, um danach eine intensivere Entspannung zu ermöglichen. Der kurzfristige Spannungsaufbau verstärkt die darauffolgende Entspannungsreaktion. Ein ähnlicher Mechanismus wirkt beim zyklischen Seufzen: Die kurze Aktivierung des sympathischen Systems durch das tiefe doppelte Einatmen erleichtert im Anschluss eine noch tiefere parasympathische Entspannung.

Die Technik des zyklischen Seufzens baut genau auf dieser natürlichen physiologischen Basis auf und verstärkt sie gezielt – so wie es alle wirksamen Atemtechniken tun.

Sie greifen nicht willkürlich in die Körperprozesse ein, sondern nutzen bestehende Mechanismen und intensivieren deren Wirkung durch bewusstes Lenken und rhythmische Wiederholung.

Aktuelle wissenschaftliche Studien belegen diese Wirkung eindrücklich.

In einer kontrollierten Untersuchung der Stanford University[32] zeigte sich, dass bereits fünf Minuten tägliche Praxis des zyklischen Seufzens – bestehend aus zwei tiefen, kurzen Einatmungen durch die Nase und einer langen, hörbaren Ausatmung durch den Mund – zu signifikanten Verbesserungen von Stimmung, Stressreduktion und physiologischer Beruhigung führen kann.

Im Vergleich zu anderen Atemtechniken (wie Box-Breathing** oder hyperventilationsartigen Übungen) sowie einer passiven Achtsamkeitsmeditation

---

* Die Noradrenalinausschüttung ist eine Stressreaktion des Körpers, bei der der Neurotransmitter Noradrenalin freigesetzt wird, um Aufmerksamkeit, Wachheit und körperliche Leistungsbereitschaft zu steigern.

** Box-Breathing ist eine einfache Atemtechnik, bei der man in vier gleich langen Phasen atmet – einatmen, halten, ausatmen, halten – typischerweise jeweils 4 Sekunden lang, um Stress zu reduzieren, den Geist zu fokussieren und das Nervensystem zu beruhigen.

schnitt das zyklische Seufzen am besten ab: Es senkte die Atemfrequenz, verlangsamte den Herzschlag und erhöhte die positive Affektlage der Teilnehmer am deutlichsten. Zyklisches Hyperventilieren ist nur für die Resilienzbildung effektiver.

Anwendung:

1. Die Seufz-Phase:
   Du atmest zweimal tief hintereinander durch die Nase ein – und danach einmal lang und entspannt durch den Mund aus.
   Der Ablauf ist fließend: **Einatmen – einatmen – ausatmen.**
   Die erste Einatmung füllt den Bauchraum, die zweite Einatmung den Brustraum.
   Die Ausatmung erfolgt bewusst lang gezogen und entspannt – gerne hörbar, wie ein sanftes Seufzen.
   Wiederhole diesen Atemrhythmus etwa 15–30 Mal.

2. Wenn du die 15–30 Atemeinheiten abgeschlossen hast, kannst du einmal tief einatmen und den Atem kurz anhalten (drei Sekunden), um dann wieder komplett auszuatmen und den Atem etwa 20–30 Sekunden anzuhalten. Dies ist wichtig, damit sich der CO_2-Spiegel wieder stabilisieren kann.

Das Schöne am zyklischen Seufzen ist, dass die Praxis variabel ist, das bedeutet, du kannst feinjustieren, ob du stärker den Sympathikus oder Parasympathikus stimulieren möchtest.

Bei einer langsameren Durchführung (etwa fünf bis sieben Sekunden pro Zyklus) wird der parasympathische Effekt verstärkt, während eine etwas schnellere Abfolge (etwa drei bis vier Sekunden pro Zyklus) die sympathische Aktivierung unterstützen kann.

Hinweis: Bitte übe zyklisches Seufzen nur im Sitzen oder Liegen – nicht beim Autofahren oder im Wasser. Bei starkem Schwindel oder Unwohlsein unterbreche die Übung und atme wieder natürlich.

WENN DIR DER ATEM GENOMMEN WIRD … UND WIE DU IHN WIEDERFINDEST

Die ersten Wunden erkennen

Es gibt kaum eine Erfahrung, die uns so abrupt aus der Bahn wirft wie das plötzliche Gefühl, keine Luft mehr zu bekommen – sei es körperlich oder seelisch.

Manchmal geschieht das in einem einzigen, vernichtenden Augenblick: Eine tragische Nachricht, ein plötzlicher Unfall, ein Übergriff – der Schock fährt durch den Körper, der Atem stockt, die Welt scheint für einen Moment stillzustehen.

Doch nicht immer passiert das in einem plötzlichen Moment, sondern es manifestiert sich als ein schleichendes Ersticken, als ein Druck, der sich langsam aufbaut, Tag für Tag. Der unerbittliche Stress im Job, der uns auslaugt. Finanzielle Sorgen, die wie ein unsichtbares Gewicht auf der Brust lasten. Oder die angespannte, dichte Atmosphäre im Elternhaus, die wir als Kinder wortlos ertrugen und die sich bis heute in uns eingegraben hat.

Ob plötzlich oder allmählich – das Ergebnis ist dasselbe: Enge, Starre, das Gefühl, als wäre einem der Atem genommen worden.

Ich lernte dieses Gefühl im Alter von sieben Jahren kennen. Meine Eltern hatten sich schon früh getrennt, und kurz nach meiner Einschulung hatte meine Mutter einen neuen Partner. Zunächst verstand ich mich sehr gut mit ihm, er war freundlich, aufregend und nahm sich sehr viel Zeit für mich. Doch dann, als wir zu Beginn der dritten Klasse bei ihm einzogen, wurde in meinem Leben alles anders. Es war, als würde über allem ein dunkler Schatten liegen.

Aus dem anfänglich freundlichen Stiefvater wurde ein Mensch, der von einem Moment auf den anderen einen Tobsuchtsanfall bekommen konnte. Was heute okay war, konnte morgen schon die Basis für einen weiteren Schreianfall sein. Ich erinnere mich gut an die Starre in meinem Körper – jedes Mal, wenn er anfing zu schreien, bekam ich starkes Herzklopfen, ein dumpfes Gefühl im Kopf und vor allem diese intensive Angst. Seine Wutausbrüche kamen immer häufiger, und so war es nicht ungewöhnlich, mehrere solcher Ausbrüche an einem Tag zu erleben.

Wir saßen beim Abendessen, die Luft im Raum war zum Schneiden, mein Stiefvater und meine Mutter waren in einen Streit verwickelt. Ich versuchte, das Geschrei zu ignorieren und die Aufmerksamkeit nicht auf mich zu ziehen. Plötzlich schleuderte er sein Glas gegen die Wand. Das laute Zerspringen war wie ein Donnerschlag in meinem Kopf. Ich erstarrte. Ich spürte meinen Herzschlag im ganzen Körper pochen. In diesem Moment wusste ich, dass etwas zerbrochen war – nicht nur das Glas, sondern auch ein Teil meines kindlichen Vertrauens. Doch nicht nur die akuten Momente der Wutausbrüche wurden zur Belastung, sondern auch die Angst, dass es jeden Moment wieder dazu kommen könnte. Seine Wut konnte jederzeit losbrechen, mit einem Funkeln in seinem Blick, bei der kleinsten Kleinigkeit, die ihm nicht passte. Ich lernte, mich klein zu machen, beinahe unsichtbar.

Und ich erinnere mich sehr gut an das Gefühl, das entstand, wenn er den Raum betrat, und ich sofort in eine Anspannung verfiel. Ich hatte das Gefühl, nicht mehr ich selbst sein zu können, und mein Atem wurde flach.

Dieses Gefühl, jeden Atemzug kontrollieren zu müssen, ließ meinen Körper im Dauerzustand der Anspannung verharren. In dieser Zeit entwickelte ich seltsame Tics, legte meinen Kopf in den Nacken und spannte den Nacken unwillkürlich an, machte leise Klickgeräusche mit der Nase. Diese Geräusche konnten ihn manchmal zur Weißglut bringen.

Damals dachte ich, dass irgendetwas mit mir nicht stimmte, heute weiß ich, dass mein Körper somatische Ausdrucksmöglichkeiten suchen musste, um mit dem Dauerstress umzugehen.

Dass ich mit solchen, ähnlichen oder sogar viel schlimmeren Kindheitserfahrungen nicht alleine bin, zeigt mir meine Arbeit oft auf.

Viele Menschen erleben prägende Erfahrungen, die tiefere Spuren hinterlassen, als ihnen bewusst ist – sei es durch einen wütenden Stiefvater, eine vernachlässigende Mutter oder soziale Dynamiken in der Schule. Manche dieser Erlebnisse sind offensichtlich traumatisch, wie körperliche oder emotionale Gewalt. Doch auch subtilere Formen von Entwicklungstrauma können ein ständiges Gefühl der Unzulänglichkeit hinterlassen: die Angst vor dem Verlust, von Zuneigung und Sicherheit oder das Empfinden, mit den eigenen Bedürfnissen unsichtbar zu sein. Diese Prägungen wirken oft unbewusst ins Erwachsenenleben hinein – in Beziehungsdynamiken, Selbstzweifeln oder einem Körper, der auch nach Jahrzehnten noch in Anspannung verharrt.

In diesem Kapitel schauen wir genauer hin, wie Trauma uns den Atem nimmt – und wie wir ihn zurückgewinnen können. Denn hinter der flachen oder erstarrten Atmung liegt oft eine Botschaft unseres Körpers: Er sehnt sich nach Befreiung, nach einem sicheren Raum, in dem wir wieder tief durchatmen und uns dem Leben zuwenden können.

Was ist Trauma und wie wirkt es sich auf uns aus?

Bevor wir uns vertieft mit dem Thema Trauma auseinandersetzen, ist es sinnvoll, eine präzise Definition dieses Begriffs zu formulieren. In der heutigen Zeit wird das Wort »Trauma« inflationär verwendet, und nicht selten bestehen unterschiedliche Auffassungen darüber, was tatsächlich als traumatische Erfahrung gilt. Eine fundierte Betrachtung beginnt mit der Etymologie: Der Begriff »Trauma« stammt aus dem Griechischen und bedeutet wörtlich »Wunde«. Dies verdeutlicht eine essenzielle Erkenntnis: Trauma ist nicht das Ereignis selbst, sondern die psychische, emotionale oder körperliche Wunde, die daraus resultiert. Es ist die innerliche Auswirkung, die ein Ereignis hat, nicht das Ereignis selbst.

Ein Ereignis, das für den einen Menschen locker handhabbar ist, löst in einem anderen Menschen ein Trauma aus.

Angenommen, du verdrehst dir beim Skifahren das Knie. Der Unfall, also der Moment, als du dir das Knie verdreht hast, ist das Ereignis, und wenn du auch noch Jahre später eingeschränkte Mobilität beim betroffenen Knie hast, wäre dies das Trauma.

Das bedeutet, dass ein Trauma nicht durch das bloße Erleben einer belastenden Situation entsteht, sondern durch die Art und Weise, wie unser System diese verarbeiten oder eben nicht verarbeiten kann.

Der angesehene Traumaforscher Peter Levine bringt es prägnant auf den Punkt: »Alle traumatischen Erfahrungen sind stressvoll, doch nicht jeder Stress ist traumatisch.«

Damit verdeutlicht er, dass nicht jede belastende oder schmerzhafte Erfahrung zwangsläufig ein Trauma hinterlässt. Entscheidend ist vielmehr, ob unsere individuellen Bewältigungsmechanismen ausreichen, um das Erlebte zu verarbeiten. Gelingt uns dies, integrieren wir die Erfahrung, und das Leben geht unbelastet weiter. Werden unsere Bewältigungsmechanismen allerdings überfordert, kann das Ereignis nicht vollständig verarbeitet werden und es schränkt unser Leben fortan ein, ähnlich wie das Knie, das nach dem Skiunfall nie wieder seine volle Mobilität zurückerlangt hat.

Jeder Mensch besitzt eine individuelle Resilienz – die Fähigkeit, herausfordernde Situationen zu bewältigen. Ein herabwürdigender Kommentar oder eine ungerechte Behandlung führen nicht zwangsläufig zu einem Trauma, solange die betroffene Person in der Lage ist, das Erlebte zu verarbeiten. In solchen Fällen klingen belastende Emotionen mit der Zeit ab. Bei einer traumatischen Erfahrung hingegen bleibt der Schmerz bestehen, weil der Organismus ihn nicht verarbeiten konnte, und hinterlässt ab diesem Ereignis Spuren im Menschen.

Kleine Verletzungen heilen oft von selbst, doch tiefere Wunden brauchen besondere Fürsorge – und wenn sie unbehandelt bleiben, können sie chronische Schmerzen hinterlassen. Genauso verhält es sich mit seelischen Traumata: Ohne achtsame Verarbeitung können sie das Leben tiefgreifend prägen. Besonders schwer wiegt es, wenn ein Trauma in der Kindheit entsteht. Denn oft sind es ausgerechnet jene, die eigentlich Schutz und Geborgenheit bieten sollten, die diese Wunden zufügen. In solchen Momenten bricht nicht nur das Vertrauen, sondern auch die Möglichkeit, das Erlebte auf gesunde Weise zu verarbeiten.

Unverarbeitete Traumata hinterlassen Spuren im Nervensystem und beeinflussen unsere Emotionen, unser Verhalten und unsere sozialen Beziehungen. Sie können dazu führen, dass Menschen Schutzmechanismen entwickeln, die zwar kurzfristig helfen, langfristig jedoch zu sozialen Hemmungen, destruktiven Beziehungsmustern oder emotionaler Abgestumpftheit führen. Viele Menschen erleben im Alltag sogenannte Trigger-Momente, in denen alte Wunden unbewusst aktiviert werden, ohne dass der Zusammenhang zur ursprünglichen Erfahrung bewusst ist.

Die vielleicht bedeutendste Auswirkung eines Traumas ist, dass es uns im gegenwärtigen Moment einschränkt. Wäre es bloß eine Erfahrung der Vergangenheit, die keine Spuren hinterlässt, könnten wir einfach weitermachen. Doch stattdessen wirft das Erlebte einen langen Schatten auf unser Leben. Je stärker ein Mensch traumatisiert ist, desto weniger kann er wirklich im Jetzt präsent sein. Diese Einschränkung zeigt sich besonders in unserer Reaktionsfähigkeit. Statt flexibel und spontan auf das Leben zu antworten, entwickeln wir starre Muster, die uns festhalten. Ein hilfreiches Bild ist das der verletzten inneren Anteile: Wenn ein Trauma entsteht, bleibt ein Teil von uns auf dem Entwicklungsstand der damaligen Erfahrung stehen und spaltet sich ab. Je mehr solcher abgespaltenen Anteile existieren, desto weniger sind wir wirklich im Hier und Jetzt – unser Atem fließt nicht frei, unsere Muster wiederholen sich und alte Wunden bestimmen unbewusst unser Handeln.

Wenn wir über Trauma sprechen, klingt das häufig so, als beträfe es nur eine kleine Gruppe von Menschen, die besonders gravierende Erlebnisse hinter sich haben. Doch der bekannte Traumaforscher Gabor Maté beschreibt Trauma als ein endemisches Phänomen – nicht die Traumatisierten sind die Ausnahme, sondern vielmehr jene, die es nicht sind.

Dabei ist vielen Menschen ihr eigenes Trauma nicht bewusst. Doch wenn man genauer hinschaut, scheint es kaum jemanden zu geben, der nicht in irgendeiner Form traumatische Erfahrungen gemacht hat. Hier hilft die Unterscheidung zwischen großem »T«-Trauma und kleinem »t«-Trauma, die Gabor Maté aufgreift:

- Trauma mit großem »T« bezeichnet tiefgreifende, oft lebensverändernde Ereignisse wie Missbrauch, schwere Unfälle, Krieg oder den Verlust eines nahestehenden Menschen. Diese Erlebnisse sind offensichtlich belastend und hinterlassen meist deutliche Spuren.

- Trauma mit kleinem »t« hingegen umfasst subtilere, oft alltägliche Verletzungen, die dennoch prägend sein können – etwa emotionale Vernachlässigung, übermäßiger Leistungsdruck, Zurückweisung oder anhaltendes Ungesehen- und Unverstandenwerden. Auch wenn sie nicht so drastisch erscheinen, können sie langfristig zu tief sitzenden Mustern von Angst, Unsicherheit oder Anpassung führen.

Manche Menschen glauben, dass Trauma eine Entdeckung des 20. oder 21. Jahrhunderts ist. Tatsächlich jedoch ist das Phänomen seit Jahrtausenden in verschiedenen Kulturen verankert. In vielen schamanischen Traditionen wird es als Seelenverlust betrachtet – die Vorstellung, dass ein traumatisches Erlebnis dazu führt, dass ein Teil der Seele den Körper verlässt. Betroffene fühlen sich dadurch nicht mehr vollständig präsent, als wäre ein Teil von ihnen nicht mehr ganz »hier«.

Und das beschreibt auf eindrucksvolle Weise, was viele traumatisierte Menschen erleben: das Gefühl, von sich selbst abgespalten zu sein, innerlich leer oder nicht ganz anwesend. Diese alte schamanische Sichtweise spiegelt wider, was moderne Traumaforschung heute bestätigt – dass Trauma nicht nur eine psychische, sondern eine tiefgreifende ganzheitliche Erfahrung ist, die Körper, Geist und Identität betrifft.

Ein weiterer wichtiger Aspekt ist, dass viele Menschen den Zusammenhang zwischen ihren Symptomen und der ursprünglichen traumatischen Erfahrung nicht sofort erkennen. Das liegt unter anderem daran, dass traumatische Reaktionen oft mit einer Verzögerung auftreten. Während bei einem offensichtlichen Trauma – wie einem Autounfall – die Ursache und die resultierenden Symptome leicht in Verbindung gebracht werden können, ist dies bei anderen Formen von Trauma schwieriger.

Ein Mensch, der beispielsweise einen sexuellen oder gewalttätigen Übergriff erlebt hat, kann zunächst völlig unterschiedliche Reaktionen zeigen. Manche Betroffene fühlen sich unmittelbar nach dem Ereignis leer und emotional abgeschnitten, während andere eine starke emotionale Überflutung erleben. Doch nicht immer zeigen sich Symptome sofort. Es kann vorkommen, dass eine Person nach einem traumatischen Erlebnis wochen- oder sogar monatelang relativ unbeschwert lebt, bevor die Symptome langsam hochkommen. Dies macht es für Betroffene oft schwer, den Zusammenhang zwischen ihren aktuellen Einschränkungen und der ursprünglichen traumatischen Erfahrung zu erkennen.

Bin ich traumatisiert?

Diese Frage stellen sich viele Menschen. Doch sie lässt sich nicht mit einem klaren »Ja« oder »Nein« beantworten. Trauma ist kein Ereignis, sondern eine Reaktion. Es ist das, was in dir geschieht – nicht (nur), was dir geschehen ist.

Die entscheidende Frage lautet nicht: War das objektiv schlimm?

Sondern: War ich damit allein? War es zu viel, zu schnell, zu plötzlich? Hatte ich in diesem Moment genug Unterstützung, um die Erfahrung zu verarbeiten?

Wenn du heute …

- immer wieder in übermäßige Anspannung oder Ohnmacht kippst,
- große Schwierigkeiten hast, zu vertrauen oder dich zu entspannen,
- bestimmte Situationen vermeidest oder überreagierst, ohne zu wissen, warum,
- chronisch erschöpft bist oder ein Gefühl innerer Leere trägst,
- das Gefühl hast, nicht richtig im Leben zu stehen oder dich selbst nicht wirklich zu spüren,

… dann ist es gut möglich, dass alte, nicht integrierte Erfahrungen dein Nervensystem noch immer prägen. Ob du das »Trauma« nennst oder nicht, ist zweitrangig. Entscheidend ist: Es gibt einen Weg, dich selbst besser zu verstehen – und dich auf heilsame Weise neu mit dir zu verbinden.

Zwei grundlegende Arten von Trauma

Es gibt viele Wege, wie wir Trauma konzeptualisieren können, denn es ist ein vielschichtiges Phänomen, das sich auf psychologischer, neurologischer, sozialer und sogar kultureller Ebene manifestiert. Manche betrachten Trauma als eine biologische Reaktion des Körpers auf überwältigende Erfahrungen, bei denen das Nervensystem in einen Zustand der Alarmbereitschaft versetzt wird und Schwierigkeiten hat, zur Normalität zurückzukehren. Andere sehen es als eine tiefe seelische Wunde, die unsere Emotionen, Gedanken und zwischenmenschlichen Beziehungen langfristig beeinflusst. Und während ich beiden Beschreibungen recht gebe, glaube ich, eine Unterscheidung in zwei grundlegende Kategorien macht am meisten Sinn: die Unterscheidung zwischen situationsbasiertem und entwicklungsbasiertem Trauma.

Natürlich sind alle Konzeptualisierungen lediglich das: Konzepte – Landkarten, die sich vom eigentlichen Terrain unterscheiden, uns aber dennoch helfen können, uns zu orientieren.

Situationsbasiertes Trauma entsteht durch ein klar definiertes, erschütterndes Ereignis – etwa durch einen Unfall, einen Übergriff oder einen Akt der Gewalt. Betroffene wissen in der Regel genau, wann ihr Leben sich verändert hat. Sie können oft sagen: *»Seit diesem einen Moment ist nichts mehr, wie es war.«* Die Verbindung zwischen dem Ereignis und den daraus resultierenden Symptomen ist meist offensichtlich. Situationsbasiertes Trauma kann auch durch eine Reihe von Ereignissen entstehen, wie zum Beispiel regelmäßige Übergriffe oder Gewalt, die zwar für sich alleine gesehen nicht traumatisch wirken, in der Vielzahl aber schon, und somit die gleiche Auswirkung wie ein einziges vernichtendes Ereignis haben.

Entwicklungsbasiertes Trauma kann aus einem situationsbasierten Trauma hervorgehen, muss es aber nicht. Es ist eng mit den natürlichen Entwicklungsschritten des Lebens verbunden – jenen Phasen, in denen wir wachsen, lernen und uns als Individuen entfalten.

Ein schweres Ereignis kann diese Entwicklungsprozesse abrupt unterbrechen oder verzerren, sodass bestimmte Reifungsschritte nicht vollständig abgeschlossen oder auf ungesunde Weise durchlaufen werden. Doch Trauma entsteht nicht nur durch das, was passiert ist – sondern oft auch durch das, was *nicht* passiert ist. Wenn essenzielle Erfahrungen fehlen, kann das tiefe Spuren hinterlassen, ähnlich wie eine Pflanze, die ohne Licht oder Nährstoffe verkümmert. Deshalb kann entwicklungsbasiertes Trauma auch dann entstehen, wenn in der Kindheit oder in anderen prägenden Lebensphasen scheinbar nichts Dramatisches geschehen ist – aber entscheidende Erfahrungen ausgeblieben sind. Eine traumatische sexuelle Erfahrung kann Wunden hinterlassen, doch auch das vollständige Fehlen von körperlicher Nähe oder intimer Begegnungen kann die Entwicklung beeinträchtigen. Es geht nicht nur um das Vermeiden von Schmerz, sondern auch um das Vorhandensein von Nährung, Bestätigung und Erleben.

Das bedeutet, dass Trauma durch überwältigende Ereignisse entstehen kann, aber auch durch das Fehlen von wichtigen Schlüsselerfahrungen. Letztlich ist entwicklungsbasiertes Trauma eine unsichtbare Last, die oft erst dann erkannt wird, wenn sich in späteren Lebensphasen Blockaden, Unsicherheiten oder tiefe innere Leeren zeigen. Es ist deutlich schwieriger zu identifizieren als situationsbasiertes Trauma, doch die Spuren, die es hinterlässt, sind oftmals tiefer.

Ein Beispiel dafür, warum die Spuren eines entwicklungsbasierten Traumas tiefer gehen können als die eines situationsbasierten Traumas, werden durch folgende Klientenbeispiele* deutlich: Anna hatte einen schweren Autounfall – ein klassisches situationsbasiertes Trauma. Sie entwickelte danach Angst vor dem Autofahren, hatte immer wieder Flashbacks und Schlafprobleme. Doch sie wusste genau, woher ihre Angst kam. Mithilfe einiger Breathwork-Sessions konnte sie die Erfahrung verarbeiten und langsam wieder Vertrauen ins Autofahren gewinnen. Ihr Leben vor dem Unfall war stabil, ihre Beziehungen unterstützend und ihr Selbstwertgefühl intakt. Sie wusste, wer sie vor dem Trauma war, und konnte dorthin zurückfinden.

---

* Namen sind geändert

Bei Lisa hingegen war die Sache etwas komplizierter, sie wuchs in einem Zuhause auf, in dem es zwar keine sichtbare Gewalt oder Misshandlung gab, aber eine ständige emotionale Kälte herrschte. Ihre Eltern waren mit sich selbst beschäftigt, konnten ihr keine Wärme oder Bestätigung geben. Niemand sagte ihr, dass sie wertvoll war, dass ihre Gefühle berechtigt waren oder dass sie geliebt wurde. Sie lernte früh, sich anzupassen, es allen recht zu machen und ihre eigenen Bedürfnisse zu unterdrücken, weil sie nie die Erfahrung gemacht hatte, dass jemand auf sie eingeht. Als Erwachsene bemerkte Lisa, dass sie in Beziehungen immer wieder das Gefühl hatte, nicht genug zu sein. Sie konnte keine tiefen Verbindungen eingehen, weil sie nie gelernt hatte, wie es sich anfühlt, bedingungslos angenommen zu werden. Sie kämpfte mit Selbstzweifeln, fühlte sich oft leer und verloren, konnte ihre eigenen Grenzen nicht setzen. Doch anders als Anna wusste sie zu Beginn der gemeinsamen Arbeit nicht, dass sie ein Trauma hatte. Es gab keinen einen Moment, an den sie sich klammern konnte, kein klares »Davor« und »Danach«. Sie war nicht einfach die Person, die sie früher war, mit einer Verletzung – die Wunde war Teil dessen, wer sie geworden war.

Das ist der Unterschied: Ein situationsbasiertes Trauma ist wie ein tiefer Schnitt, der heilen kann, auch wenn eine Narbe bleibt. Ein entwicklungsbedingtes Trauma hingegen reicht tiefer; es ist wie ein Baum, der in kargem Boden gewachsen ist – es prägt seine gesamte Struktur und beeinflusst die Identität nachhaltig.

An dieser Stelle ein kurzer Moment zum Durchatmen: Sowohl situationsbedingte als auch entwicklungsbedingte Traumata sind bewältigbar. Ersteres lässt sich jedoch meist leichter angehen. Ich unterscheide in diese zwei Kategorien, weil sich die Art und Weise, wie sie bewältigt werden können, unterscheiden.

Während situationsbasiertes Trauma in der akuten Auswirkung oftmals stärker das Leben einschränkt, ist es in der Regel leichter, dieses zu bewältigen, während entwicklungsbasiertes Trauma meist mehr Zeit und Aufmerksamkeit benötigt, unter anderem, weil es meist eine Komponente von situationsbasiertem Trauma enthält. Wir werden auf beide Traumakategorien ausführlich eingehen und erfahren, wie sie mithilfe des Atems bewältigbarer werden.

Situationsbasiertes Trauma

Es entsteht durch ein prägendes Ereignis, das eine tiefgreifende psychische und physische Erschütterung hinterlässt. Ein Unfall, ein Übergriff oder wiederholte Verletzungen können solche Spuren hinterlassen, die sich in das Nervensystem eingraben und dessen Balance nachhaltig stören. Die Wucht dieser Erlebnisse durchdringt nicht nur den Moment des Geschehens, sondern hallt lange nach – in Körper, Geist und Erinnerung. Um dieses Prinzip zu verstehen, müssen wir uns mit einem fundamentalen Gesetz des Lebens befassen: der zyklischen Natur aller Dinge. Die gesamte Existenz ist in wiederkehrende Muster eingebettet, von den kleinsten biologischen Abläufen bis hin zu den großen kosmischen Bewegungen. Ein naheliegendes Beispiel ist der Tag-Nacht-Rhythmus, auch als zirkadianer Rhythmus bekannt. Innerhalb eines 24-Stunden-Zyklus schwankt unsere innere Physiologie – tagsüber sendet der Körper Wachsignale, während er nachts in einen Zustand der Regeneration und Ruhe übergeht. Doch dies ist nur eine Facette eines viel umfassenderen Prinzips. Unser Organismus folgt zahlreichen weiteren Rhythmen: von der feinen Dynamik hormoneller Zyklen bis hin zu den subtilen Schwankungen unserer Konzentrationsfähigkeit. Ein besonders bedeutsames, aber weniger bekanntes Beispiel ist der ultradiane Zyklus. Während der zirkadiane Rhythmus den 24-Stunden-Tag strukturiert, beschreibt der ultradiane Zyklus kürzere Phasen innerhalb dieses Rahmens.

Ein prominentes Beispiel dafür ist der 90- bis 120-Minuten-Rhythmus, dem nicht nur unsere Schlafphasen, sondern auch unsere Wachzustände unterliegen. Gehirn und Körper durchlaufen im Laufe des Tages natürliche Aktivitäts- und Erholungsphasen: Konzentration und Energie steigen an, erreichen einen Höhepunkt und fallen dann wieder ab – ein Prozess, der sich mehrfach wiederholt. Diese inneren Wellen beeinflussen unsere Leistungsfähigkeit, unser emotionales Befinden und sogar unsere Kreativität.

Nicht nur die Natur folgt Zyklen – auch wir Menschen ordnen unser Leben in wiederkehrende Rhythmen. Das Jahr entfaltet sich in den vier Jahreszeiten, unsere Wochen verlaufen in vertrauten Mustern und selbst unser Alltag wird von Abläufen bestimmt, die sich stetig wiederholen. Diese Rhythmen sind tief in uns verwoben, sie geben uns Halt, schenken Orientierung und beeinflussen, wie wir uns fühlen, handeln und regenerieren.

Besonders bedeutsam ist, dass auch unser Nervensystem in Zyklen arbeitet. Jedes Mal, wenn wir uns einer Herausforderung stellen oder unter Stress geraten, tritt der Sympathikus in Aktion – jener Teil unseres autonomen Nervensystems, der uns antreibt, Energie mobilisiert und den Körper in Alarmbereitschaft versetzt. Doch dieser Zustand der Anspannung ist nicht dafür gemacht, dauerhaft zu bestehen. Idealerweise folgt darauf eine Phase der Entspannung, in der der Parasympathikus übernimmt. Erst in diesem Moment kann unser Körper regenerieren, sich erholen und wieder in sein natürliches Gleichgewicht finden.

Dieser Mechanismus ist tief in unserer Evolution verwurzelt. Schon unsere frühen Vorfahren durchliefen ihn: Während der Jagd oder der Nahrungssuche mussten sie wachsam und leistungsfähig sein – ihr Körper befand sich in höchster Aktivierung. Doch nach der Rückkehr in die Sicherheit der Gruppe trat eine Phase der Entspannung ein, in der Heilung, Verdauung und Erholung stattfinden konnten. Dieses fein abgestimmte Wechselspiel zwischen Anspannung und Entlastung ist bis heute essenziell für unser Wohlbefinden.

Jeder dieser Zyklen hat eine klare Struktur: eine Aufwärmphase, eine Durchführungsphase und eine Abklingphase. Die meisten Menschen spüren nach etwa einer bis anderthalb Stunden, dass ihre Konzentration nachlässt.

Doch was geschieht, wenn wir innerhalb dieses Zyklus gestört werden? Angenommen, du arbeitest fokussiert an einem Projekt, und plötzlich klingelt das Telefon. Ein kurzes Gespräch von fünf oder zehn Minuten genügt, um den Rhythmus zu unterbrechen. Danach kannst du nicht einfach nahtlos weitermachen – dein Gehirn benötigt Zeit, um die Konzentration wieder aufzubauen, und oft gelingt es nicht, denselben Fokuspunkt erneut zu erreichen.

Deshalb sind kleine Unterbrechungen während der Arbeit so störend. Die meisten Menschen mit einer durchschnittlichen Resilienz können sie zwar verkraften, doch wir alle kennen das unangenehme Gefühl, davon unterbrochen zu werden.

Und ein Teil dieser Energie geht dabei unwiederbringlich verloren. Es ist, als würde man etwas beginnen, es aber nie zu Ende führen – ein Stück davon bleibt in diesem Unvollendeten stecken. Ganz ähnlich wie beim Malen eines Bildes: Du bereitest die Leinwand vor, stellst die Farben bereit, setzt den ersten Pinselstrich – und dann wirst du unterbrochen. Das Bild bleibt unvollendet stehen, die Farben trocknen langsam ein und jedes Mal, wenn du daran vorbeigehst, erinnert es dich daran, dass noch etwas offen ist.

Diese unvollendete Aufgabe hinterlässt nicht nur eine sichtbare Spur, sondern auch eine mentale. Dein Unterbewusstsein hält an diesem begonnenen Prozess fest, und der Gedanke daran, dass »da noch etwas nicht abgeschlossen ist«, bleibt bestehen. Genau deshalb sind Unterbrechungen so störend – sie reißen uns nicht nur aus der Konzentration, sondern hinterlassen auch eine Art gedanklichen Anker, der uns unterschwellig immer wieder beschäftigt.

Diese Beispiele sind noch vergleichsweise harmlos. Doch wenn wir uns den fundamentalen Zyklen von sympathischer und parasympathischer Aktivierung zuwenden, vor allem in ihren Überlebensfunktionen, wird deutlich, dass Unterbrechungen hier weitreichendere Folgen haben können. Unser Nervensystem verfügt über tief verwurzelte Überlebensmechanismen – die grundlegendsten sind Kampf, Flucht und Erstarren.

Ergänzend zu den drei primären Überlebensreaktionen – Kampf, Flucht und Erstarren – werden heute zunehmend auch *Fawn* (gefallen wollen, Anpassung) und *Collapse* (Zusammenbruch, Dissoziation) als Schutzreaktionen des Nervensystems anerkannt. Sie unterscheiden sich jedoch in ihrer Entstehung und Funktion: Der Kollaps stellt meist eine tiefere Form oder eine spätere Phase des Erstarren-Zustands dar – ein physiologisches »Abschalten« bei völliger Ausweglosigkeit.

Fawn hingegen ist keine rein autonome Reaktion, sondern eine komplexere, sozial vermittelte Überlebensstrategie, bei der das System versucht, durch Bindung, Unterwerfung oder Harmonisierung Sicherheit herzustellen – häufig bei relationaler Bedrohung wie emotionalem Missbrauch oder Bindungstrauma. Beide Muster sind Ausdruck tiefgreifender Anpassungsleistungen des Organismus.

Diese Mechanismen sind archaisch, sie existieren seit Millionen von Jahren und haben bereits unseren Vorfahren geholfen, auf Gefahr zu reagieren.

Wenn ich mich in einer für mich bedrohlichen Situation befinde und mein Flucht- oder Kampfsystem aktiviert wird, aber ich tatsächlich fliehen kann oder ich mich erfolgreich verteidige, dann durchlaufe ich den gesamten Zyklus.*

Natürlich werde ich danach für einige Zeit aufgewühlt sein – vielleicht fühle ich mich für ein paar Stunden angespannt oder merke, dass das Erlebte noch nachhallt. Doch weil nichts Schlimmes passiert ist und mein Körper die Aktivierung vollständig durchleben konnte, lässt sich diese Energie nach und nach wieder abschütteln. Sobald ich in Sicherheit bin, kann mein Nervensystem sich regulieren. Gespräche mit Freunden, bewusste Bewegung oder einfach das Gefühl, dass die Gefahr vorüber ist, helfen dabei, den Zyklus abzuschließen. Die Energie, die für die Flucht oder den Kampf mobilisiert wurde, findet eine natürliche Entladung, und mein Körper kann wieder in seinen normalen Zustand zurückkehren.

Allerdings verhält es sich ganz anders, wenn ich versuche zu fliehen, aber daran gehindert werde. Oder wenn ich kämpfen will, doch meine Gegenwehr erfolglos bleibt. Oder wenn die erlebte Gewalt oder der Schock so überwältigend sind, dass mein Körper in eine tiefe Starre verfällt – und ich nicht rasch daraus herausfinde, sondern über längere Zeit in diesem Zustand verbleibe, oder sogar auf mich allein gestellt bin.

In solchen Fällen geschieht etwas Folgenschweres: Einer der natürlichen Überlebenszyklen bleibt unvollendet. Das Nervensystem hatte bereits eine enorme Menge an Energie für Flucht oder Kampf mobilisiert, doch da diese Reaktion nicht zu Ende geführt werden konnte, verbleibt sie im Körper als unaufgelöste Spannung. Der Organismus bleibt in einem Zustand der Aktivierung oder Lähmung stecken, weil die natürliche Entladung fehlt.

Ein unvollständiger Überlebenszyklus kann tiefgreifende Auswirkungen haben. Anstatt nach der Bedrohung wieder in einen regulierten Zustand zurückzukehren, bleibt das Nervensystem in einer Art Daueralarm. Auch wenn die eigentliche Gefahr längst vorüber ist, signalisiert der Körper weiterhin eine anhaltende Bedrohung. Dies ist ein zentraler Mechanismus, durch den sich Trauma im Nervensystem verankert: Weil der ursprüngliche Schutz-

---

* Wir nutzen diese selben Bewältigungsmuster nicht nur in lebensbedrohlichen Situationen, sondern zum Beispiel auch, wenn wir uns emotional bedroht fühlen, natürlich auf einem anderen Level, aber nichtsdestotrotz.

reflex nicht zu Ende geführt wurde, bleibt die gespeicherte Stressenergie bestehen – oft unbewusst, aber mit nachhaltigen Folgen für Körper und Psyche.

Selbst wenn die reale Gefahr längst vorüber ist, signalisiert der Körper weiterhin Bedrohung, was zu einer Vielzahl neurobiologischer Veränderungen führt. Die Amygdala, die für die Wahrnehmung und Bewertung potenzieller Gefahren verantwortlich ist, bleibt überaktiv und reagiert überempfindlich auf Reize.[3] Gleichzeitig ist die regulierende Funktion des präfrontalen Kortex, insbesondere seine hemmende Wirkung auf die Amygdala, beeinträchtigt. Infolgedessen werden selbst neutrale oder geringfügige Stressoren als bedrohlich wahrgenommen, was das Gefühl permanenter Unsicherheit verstärkt. Darüber hinaus beeinträchtigen dauerhaft erhöhte Stresshormonspiegel die Funktion des Hippocampus, der für die zeitliche und kontextuelle Einordnung von Erinnerungen zuständig ist. Dadurch wird es schwieriger, vergangene Ereignisse als abgeschlossen zu erkennen – das Erlebte bleibt im Bewusstsein präsent und kann in Form von Flashbacks oder unkontrollierbaren Erinnerungen wieder auftauchen.[4] Parallel dazu gerät die HPA-Achse, das zentrale hormonelle Stressregulationssystem, aus dem Gleichgewicht. Je nach individueller Reaktion kann dies entweder zu einer chronisch erhöhten Cortisolausschüttung[5] oder zu paradoxerweise verminderten Ruhewerten führen, wobei schon geringfügige Auslöser extreme Reaktionen hervorrufen können.

In solchen Momenten gerät das gesamte System aus dem Gleichgewicht. Der Körper hat sich auf eine lebensrettende Reaktion vorbereitet, doch diese konnte nicht abgeschlossen werden. Was als kurzzeitige Schutzmaßnahme gedacht war, bleibt als unaufgelöste Spannung bestehen – eine Energie, die nirgendwohin kann. Statt sich nach der akuten Bedrohung wieder in den Normalzustand zu regulieren, bleibt das Nervensystem in Alarmbereitschaft, gefangen in einem Zustand zwischen Kampf, Flucht und Erstarrung.

Diese anhaltende Aktivierung hat weitreichende Folgen: Das System kann nicht mehr klar zwischen vergangener Gefahr und gegenwärtiger Sicherheit unterscheiden. Die physiologischen Reaktionen, die ursprünglich für einen kurzen Moment der Abwehr gedacht waren, werden zu einem dauerhaften Zustand, der sich tief in das Nervensystem eingräbt. Dies erklärt, warum Trauma nicht einfach eine Erinnerung ist, sondern eine fortlaufende körperliche und emotionale Erfahrung.

Situationsbasiertes Trauma entsteht also immer dann, wenn eine natürliche Überlebensreaktion zwar aktiviert, aber nicht zu Ende geführt werden kann. Wenn eine Bedrohung auftritt, mobilisiert der Körper automatisch eine immense Menge an Energie – für Flucht, Kampf oder Erstarren. Doch wenn diese Reaktion nicht abgeschlossen wird, bleibt die aktivierte Energie im System gefangen.

Kann die Reaktion hingegen vollendet werden – wenn wir fliehen und in Sicherheit gelangen oder kämpfen und uns erfolgreich verteidigen –, dann entlädt sich diese Spannung. Der Körper kehrt in seinen natürlichen Rhythmus zurück und das Erlebte hinterlässt keine tieferen Spuren. Doch wenn die Erregung bestehen bleibt, wenn der Schutzmechanismus abrupt unterbrochen oder blockiert wird, dann kann sich diese Energie nicht auflösen.

Der Traumaforscher Peter Levine beschreibt es treffend: »Trauma ist aufgestaute Energie, die sich aufbaut, aber nicht wieder abbaut – eine Erregung, die entsteht, jedoch nicht wieder abklingt.«

Diese aufgestaute Erregung bleibt im Körper verankert. Sie wird nicht einfach verarbeitet oder vergessen, sondern auf einer tieferen Ebene gespeichert – oft abgespalten, aber dennoch wirksam. Die Gefühle, Empfindungen und Spannungen, die mit der unvollendeten Reaktion verbunden sind, verbleiben im Nervensystem wie eingefrorene Erinnerungen, die darauf warten, endlich entladen zu werden.

Unser gesamtes System – Körper, Geist und Seele – versucht daraufhin, diese gespeicherten Empfindungen und Gefühle um jeden Preis zu vermeiden. Sie sind zu überwältigend, zu bedrohlich, als dass sie bewusst gefühlt und integriert werden könnten. Doch sie verschwinden nicht einfach. Stattdessen wirken sie im Hintergrund weiter, wie ein Schatten, der sich über unsere Erfahrungen legt. Eine einmal erlebte traumatische Erfahrung kann sich über alle neuen Erlebnisse legen, wie ein unsichtbarer Filter, durch den wir die Welt wahrnehmen. Es ist, als würde die Vergangenheit immer wieder in die Gegenwart eindringen. Selbst wenn die äußeren Umstände völlig anders sind, bleibt die innere Resonanz dieselbe – Angst, Erstarrung, das Gefühl von Hilflosigkeit oder Bedrohung. Gleichzeitig führt dies zu Vermeidungsverhalten. Unser Nervensystem kalkuliert unbewusst, welche Situationen potenziell ähnliche Gefühle auslösen könnten – und beginnt, sie zu meiden. Was zunächst wie eine Schutzstrategie erscheint, kann schnell zu einer massiven Einschränkung des Lebens werden. Besonders herausfordernd ist, dass tiefgreifende traumatische Erfahrungen oft mit essenziellen

Lebensbereichen verknüpft sind: Nähe und Beziehungen, Selbstverwirklichung, Vertrauen, Sicherheit.

So wird das Trauma nicht nur zu einer Erinnerung, sondern zu einem unsichtbaren Mechanismus, der unser Handeln steuert. Wir bewegen uns nicht mehr frei durch die Welt, sondern innerhalb der Grenzen, die unser Nervensystem zum Schutz errichtet hat.

Wenn wir das aus der Perspektive des Nervensystems betrachten, kann man sagen, bestimmte Aktivierungsbereiche werden blockiert oder sind für uns nicht mehr zugänglich – wie abgesperrte Räume in unserem Inneren. Dadurch werden gewisse Zustände und damit auch wesentliche Funktionen unseres Menschseins eingeschränkt.

Sicherheit spielt dabei eine zentrale Rolle. Jede traumatische Erfahrung ist von einem tiefgreifenden Verlust dieses grundlegenden Sicherheitsgefühls geprägt. Die mit dem Trauma verknüpften Empfindungen – die oft an bestimmte Lebensbereiche gebunden sind – werden als unsicher wahrgenommen. Deshalb ist es wichtig, sich noch einmal ins Bewusstsein zu rufen: Trauma ist nicht einfach ein Ereignis im Außen, sondern immer eine innere Erfahrung. Es geht nicht darum, was passiert ist, sondern darum, wie es in uns gewirkt hat. Letztlich sind es immer innere Empfindungen oder Gefühle, die uns traumatisiert haben, die in diesen Momenten starke Überforderung und existentielle Unsicherheit in uns ausgelöst haben.

Doch wenn wir lernen, dieselben Empfindungen zuzulassen, ohne dabei von ihnen überwältigt zu werden – wenn wir ihnen begegnen können, ohne dass sie uns in Angst oder Überforderung stürzen – dann beginnt sich das Trauma neu zu verarbeiten. In diesem Prozess wird die aufgestaute Energie allmählich abgebaut. Man könnte es als eine Art Zyklusvollendung betrachten.

Eine Bewegung zurück ins Leben.

Vollendung

Unvollendete Erregungszyklen zählen zu den tiefsten Quellen menschlichen Leidens. Situationen, in denen das Nervensystem überfordert war, eine Reaktion zu Ende zu führen – sei es Flucht, Ausdruck, Kampf oder Erstarrung –, bleiben als »offene Loops« im Körpergedächtnis zurück.

Wenn es uns gelingt, dieselben Empfindungen zu fühlen, die im Moment der Überwältigung entstanden sind, kann sich der Erregungszyklus vollenden. Die zuvor gebundene Spannung entlädt sich. Das Nervensystem kommt zu einem Abschluss. Es strebt von Natur aus nach Kohärenz, nach Regulation, nach dem Ende dessen, was offenblieb.

Ein kleines Beispiel aus dem Alltag verdeutlicht diese Dynamik:

Tick, Trick und …?

Schere, Stein, …?

Hast du innerlich »Track« oder »Papier« ergänzt – oder zumindest erwartet?

Genau darum geht es. Unser Nervensystem liebt Vollendung. Es besitzt eine tief verankerte Tendenz, unvollständige Muster zu vervollständigen. Dieses Prinzip gilt nicht nur für Gedanken, sondern auch für somatische Prozesse: Wenn etwas unvollständig bleibt und wir mit diesem Unvollendeten präsent sind, sucht der Organismus nach Wegen, es zu vollenden – sobald es sicher ist.

Und das ist das Wunderbare: Wir müssen nicht »aktiv« heilen. Es genügt, präsent zu bleiben. Achtsam, mitfühlend, verbunden. Denn in dieser Präsenz beginnt das Nervensystem von selbst, das Unverdaute zu verstoffwechseln. Wir verarbeiten Situationen neu – nicht intellektuell, sondern körperlich-seelisch.

Jene Empfindungen, die einst zu viel waren, verschieben sich langsam zurück in den Bereich des Erlebbaren. Was früher überwältigte, wird spürbar – nicht, weil es leichter geworden ist, sondern weil wir stabiler geworden sind.

Wir müssen dabei nichts »machen«. Keine Kontrolle, kein Erzwingen, kein Reparieren.

Der Prozess geschieht von selbst – getragen von Bewusstsein.

Nicht wir sind die Macher*innen der Heilung, sondern ihre Zeugen.

Unsere Aufgabe ist es nicht, etwas zu verändern, sondern Raum zu schaffen.

Raum für das, was ist – und für das, was sich zeigen möchte.

In genau diesem Raum wird Trauma metabolisiert. Es wird verarbeitet, integriert, gehalten. Und jedes Mal, wenn wir in Sicherheit mit dem fühlen können, was einst mit Gefahr verknüpft war, vergrößert sich unsere Resilienz. Unser Nervensystem lernt: Ich kann damit sein – ohne daran zu zerbrechen.

In Atemsessions

In solchen erlebe ich häufig, dass Menschen tief mit ihren Traumata in Kontakt kommen. Schmerzvolle Erinnerungen oder belastende Umstände tauchen auf, manchmal so lebendig, als würden sie noch einmal durchlebt. Sie liegen auf der Matte, weinen, verkrampfen sich – all das kann von außen betrachtet retraumatisierend wirken. Und tatsächlich besteht diese Gefahr, wenn solche Prozesse nicht professionell begleitet werden.

In gut begleiteten Atemsessions wird ein Raum geöffnet und gehalten, in dem sich der Atmende geschützt, unterstützt und sicher begleitet fühlen kann. Das bedeutet: Obwohl sie der Wunde erneut begegnen, sich mit Angst, Wut, Trauer oder Schmerz konfrontiert sehen, geschieht dies unter vollkommen anderen Bedingungen als in der traumatisierenden Situation – nämlich in einem sicheren Rahmen. Sie sind in einem wohligen Raum, begleitet von mir oder einem anderen einfühlsamen Begleiter, der präsent und unterstützend ist. Genau das macht den entscheidenden Unterschied.

Denn wenn eine schwierige Erfahrung im Kontext von Sicherheit wiedererlebt wird, kann sich die emotionale Bedeutung verschieben.

Da Trauma letztlich bestimmte Zustände unseres Nervensystems blockiert, liegt die Lösung zur Bewältigung genau in der gezielten Arbeit mit diesen Zuständen. Vielleicht hast du es selbst schon erlebt: Du fühlst dich extrem gestresst, aufgewühlt oder verzweifelt, und jemand sagt einfach: *»Entspann dich«* oder *»Das ist doch nicht so schlimm«* – aber es hilft überhaupt nicht.

Der Grund dafür ist simpel: Wenn du dich in einem hochaktivierten Stresszustand befindest, ist der Zustand tiefer Entspannung für dein Nervensystem unerreichbar. Ein direkter Wechsel von einem Extrem ins andere funktioniert nicht einfach auf Knopfdruck. Deshalb ist es entscheidend zu verstehen, in welcher Reihenfolge das Nervensystem aktiviert und reguliert werden kann, um Trauma nachhaltig zu verarbeiten. Es gibt intensive Atemtechniken, die gezielt zur Verarbeitung von Traumata eingesetzt werden können. Diese sollten jedoch stets unter professioneller Anleitung durchgeführt werden. In diesem Buch erhältst du wertvolle Impulse, die du auch ohne professionelle Begleitung nutzen kannst, weil wir mit bewusstem Atem bereits viel bewirken und unser Nervensystem aktiv in der Verarbeitung unterstützen können.

Von einem Zustand in den nächsten

Entscheidend dabei ist, zu verstehen, wie unser Nervensystem sich hoch- und herunterreguliert. Dieses Wissen ermöglicht es uns, unvollendete Erregungszyklen zu einem Abschluss zu bringen. Wir haben bereits erkannt, dass das Mit-dem-Unverarbeiteten-in-Kontakt-Kommen der erste Schritt Richtung Verarbeitung darstellt.

Damit sich unvollendete Erregungszyklen tatsächlich abschließen können, braucht es mehr als nur das Wiedererleben alter Gefühle – es braucht Orientierung. Unser Nervensystem folgt keiner linearen Logik, sondern bewegt sich dynamisch zwischen verschiedenen Aktivierungszuständen. Um diese Prozesse gezielt zu begleiten, ist es hilfreich zu verstehen, wie diese Zustände entstehen, woran wir sie erkennen – und vor allem: wie wir sie über die Atmung beeinflussen können. Genau deshalb widmen wir uns jetzt den unterschiedlichen Zustandsqualitäten des Nervensystems und der Frage, wie wir bewusst von einem Zustand in den nächsten übergehen können.

Wir steigen nun einmal die Leiter hoch und anschließend wieder herunter. So wird es dir leichter fallen, zu erkennen, welche Atemtechniken in welchem Moment für dich passend sind.

Wir alle starten im Parasympathikus, unserem Grundzustand – einem tiefen Gefühl von Sicherheit. In der Sprache der Polyvagaltheorie* entspricht das dem ventralen Vagus-Zustand, der besonders aktiv ist, wenn keine unmittelbare Herausforderung besteht. Hier fühlen wir uns entspannt, präsent und sozial verbunden. Es gibt nichts zu tun, keine Aufgaben zu bewältigen – unser Nervensystem ist in Balance.

Sobald das Stress- oder Aktivitätsniveau steigt, beginnt sich der Sympathikus sanft zu aktivieren. Das geschieht, wenn etwas mehr Dynamik und Bewegung gebraucht wird.

Ein Beispiel dafür ist der Spielzustand – ein Mischzustand zwischen ventralem Vagus und Sympathikus. Man kann sich das gut bei spielenden Kindern vorstellen: Sie rennen, lachen, sind sozial verbunden, aber auch aktiv. Dieser Zustand ist dynamisch, aber noch von Leichtigkeit geprägt.

---

* Während diese Theorie wissenschaftlich nicht belegt ist, hilft sie uns trotzdem, uns Verständnis für unsere inneren Prozesse zu schenken.

Wird die Aktivierung weiter gesteigert, sprich der Sympathikus weiter aktiviert, wandelt sich dieser spielerische Modus in einen fokussierten Zustand. Wir werden zielgerichteter, unser Wahrnehmungsfeld verengt sich und wir richten unsere Energie konzentriert auf eine Aufgabe. Während wir im Spielmodus noch eine offene, periphere Aufmerksamkeit haben, sind wir hier stärker auf eine bestimmte Aufgabe konzentriert – ein exzellenter Zustand, um konzentriert zu arbeiten.

Ein Beispiel wäre der Unterschied zwischen einem lockeren Basketballspiel unter Freunden und einem Wettkampf auf professionellem Niveau: Der Spaß weicht einem stärkeren Gefühl von Bedeutung und Ernsthaftigkeit.

Wenn der Stress weiter steigt und unser Nervensystem die Situation als bedrohlich einstuft, aktiviert sich das Kampfsystem. Im Gegensatz zum konzentrierten Fokusmodus kommt hier ein Gefühl von Bedrohung hinzu. Das ist besonders gut in Sportarten wie Mixed Martial Arts (MMA) oder anderen körperlichen Wettkämpfen zu beobachten, in denen Kämpfer in einen hochmobilisierten Zustand versetzt werden. Das Kampfsystem tritt dann in Aktion, wenn unser Körper unterbewusst glaubt, dass die Bedrohung überwunden werden kann – es ist ein aktives Hinbewegen zur Herausforderung. Doch sobald unser System die Einschätzung trifft, dass die Situation nicht bewältigt werden kann, wechselt es in den Fluchtmodus. Hier geht es nicht mehr darum, sich der Herausforderung zu stellen, sondern ihr zu entkommen. Dieses Verhalten kann sich in vielen Bereichen zeigen – nicht nur physisch, sondern auch in sozialen Situationen oder belastenden Lebensumständen. Wir geraten in einen reaktiven Modus: Anstatt aktiv zu agieren, vermeiden wir, ziehen uns zurück oder suchen Auswege.

Wenn selbst die Flucht nicht mehr möglich erscheint, erfolgt der nächste Umschaltpunkt: Unser Nervensystem schaltet in den dorsalen Vagus-Zustand, besser bekannt als Erstarrung oder »Freeze«. Dieser Modus tritt ein, wenn unser System erkennt, dass es keine Möglichkeit mehr gibt, der Bedrohung zu entkommen oder sie zu bewältigen. Hier ist die Wahrscheinlichkeit am höchsten, dass eine Erfahrung traumatisch wird, denn unsere sympathischen Bewältigungsmechanismen wurden bereits überwältigt.

Wichtig ist: Der Erstarrungsmodus ist keine echte Entspannung, sondern ein erzwungener Shutdown – eine Art innerer Kurzschluss. Peter Levine beschreibt diesen Zustand als gleichzeitiges Treten von Gas und Bremse. Unser Körper ist in höchster Alarmbereitschaft, kann sich aber nicht mehr bewegen. Die Überforderung wird so groß, dass sie in völlige Ohnmacht oder einen Kollaps münden kann.

Mit dem stärksten empfundenen Stressor aktiviert sich der Freeze-Modus, während ein etwas schwächerer Stressor den Fluchtmodus auslöst. Noch eine Stufe darunter tritt der Kampfmodus ein, gefolgt vom Fokusmodus und schließlich dem Spielmodus. Der entspannteste Zustand ist der soziale, präsente Modus im ventralen Vagus, in dem wir uns sicher und verbunden fühlen.

Wir bewegen uns also entlang einer Skala: Am Anfang dem »Hier bin ich zu Hause, ich muss nirgendwo hin oder weg«-Modus, im ventralen Vagus, parasympathisch verankert präsent. Von den **»Hin zu«-Zuständen – Spiel, Fokus, Kampf,** die mit Aktivität und Mobilität verbunden sind. Über den **»Weg von«-Zustand – Flucht,** der darauf abzielt, Bedrohungen zu entkommen, bis hin zum **»Man kann weder hin noch weg«-Zustand – Freeze,** in dem das System von Überforderung lahmgelegt wird.

Diese Dynamik zeigt, wie unser Nervensystem sich je nach wahrgenommenem Stresslevel anpasst – von lebendiger, spielerischer Aktivierung bis hin zu Erstarrung und Zusammenbruch.

Ein zentraler Punkt an dieser Stelle ist, dass jeder dieser Zustände mit einem spezifischen Atemmuster verknüpft ist. Unsere Atmung verändert sich je nach Nervensystemzustand: Wenn wir schlafen, atmen wir langsam und rhythmisch. Sind wir entspannt und präsent, ist unsere Atmung tief, ruhig und gleichmäßig. Im Kampfmodus hingegen wird sie intensiver, kraftvoller und oft mit einer forcierten Ausatmung. Im Fluchtmodus hingegen wird die Atmung hektisch, flach und unregelmäßig – das ist die typische Panikattacken-Atmung. Im Freeze-Zustand schließlich kann die Atmung extrem flach werden oder fast vollständig stocken, als würde der Körper sich abschalten.

Diese Atemmuster sind eng mit unserem Nervensystem verbunden, und genau hier setzt die Atemarbeit an. Indem wir gezielt bestimmte Atemmuster nutzen, können wir bewusst in spezifische Zustände eintauchen. Das bedeutet, dass wir uns in einem therapeutischen Prozess gezielt in den Fluchtmodus hineinatmen können, um alte Muster aufzulösen, oder uns bewusst dem Freeze-Zustand nähern, um eingefrorene, traumatische Erfahrungen wieder in Bewegung zu bringen. Auf diese Weise eröffnet die Atemarbeit einen direkten Zugang zum traumatischen Material – nicht nur auf der kognitiven Ebene, sondern tief im Körper verankert.

Hier ist es natürlich entscheidend, dass man sich selbst oder – in einer therapeutischen Begleitung – die Klienten nicht einfach in diesen Zuständen verharren lässt, sondern aktiv unterstützt, aus ihnen wieder herauszufinden. Besonders bei intensiven Zuständen wie Flucht oder Freeze ist es essenziell, eine bewusste Rückkehr in regulierte Nervensystemzustände zu ermöglichen. Genau das ist auch der Punkt, der dir in deinem eigenen Leben enorm helfen kann.

Natürlich kann ich dich über dieses Buch nicht durch einen tieftherapeutischen Prozess begleiten, aber ich kann dir wertvolle Werkzeuge an die Hand geben. Wenn du erkennst, dass du dich in einem bestimmten Nervensystemzustand befindest, kannst du gezielt mithilfe des Atems darauf einwirken und dich aus potenziell traumatischen Mustern herausbewegen.

Daher möchte ich dir nun einen Fahrplan an die Hand geben – eine Art Orientierung, wie du dich bewusst aus bestimmten Zuständen heraus- und in andere Zustände hineinnavigieren kannst.

Besonders die traumatischen Zustände sind für uns von Bedeutung. Wenn du dich im dorsalen Vagus-Zustand befindest – also in einem Zustand der absoluten Überforderung, des Kollapses oder der Erstarrung – kann eine tiefere Atmung helfen, dich daraus zu befreien und in den Sympathikus zurückzufinden.

In einem solchen Zustand ist deine Atmung meist flach, stockend, verkrampft und kaum wahrnehmbar. Die logische Schlussfolgerung wäre, langsam und entspannt zu atmen, um wieder in den ventralen Vagus –, das entspannte, sichere Gefühl – zurückzukehren. Doch da deine Atmung bereits verlangsamt ist, führt der Weg zurück zunächst durch den Sympathikus. Das bedeutet, dass eine schnelle, dynamische Atmung erforderlich ist – auf welche Weise auch immer, solange sie sich vertieft. So begleitest du die Anteile, die erstarrt sind, zurück in Bewegung.

Oft beobachte ich in meiner Arbeit, dass sich dieser Prozess dann zunächst in Form einer Art Schnappatmung manifestiert. Also wenn man erstarrt ist und in dieser Erstarrung beginnt, tiefer zu atmen, kann das anfangs unkontrolliert und sehr schnell geschehen. Man gelangt in einen Fluchtmodus, der äußerst unangenehm ist – ähnlich der Atmung während einer Panikattacke.

Aber Flucht ist schon einen Schritt weiter in Richtung Bewältigung.

Das ist entscheidend, denn während der Fluchtmodus mit Ohnmacht und Kontrollverlust einhergeht, bringt dich der Kampfmodus in eine aktive, kraftvolle Haltung zurück.

Diese Technik kannst du ganz einfach in deinen Alltag integrieren, besonders wenn du merkst, dass du langsam in einen Zustand der Überforderung gerätst. Wenn du spürst, dass du in einen hohen Stressmodus oder eine dysfunktionale sympathische Aktivierung abrutschst, dann kannst du bewusst gegensteuern. Nimm einfach drei bis vier tiefe Atemzüge, wobei du den Fokus gezielt auf die kraftvolle Ausatmung legst.

In diesem Zustand liegt der Fokus meist auf der Einatmung: ein starkes Einatmen gefolgt von einem kurzen, schnellen Ausatmen. Das entspricht einer Form der Hyperventilation, die den Sympathikus weiter in den Fluchtmodus versetzt.

Wenn du dich in einer Panikattacke oder allgemein im Flucht-/Panikmodus wiederfindest, kannst du mit einer einfachen Atemtechnik direkt Einfluss auf deinen Zustand nehmen: Anstatt der unbewussten, schnellen Einatmung einfach weiter zu folgen, mache sie bewusst.

Das bedeutet: **Verstärke die Einatmung aktiver und kontrollierter.**

Das fällt meist leicht, weil die natürliche Panikatmung diesem Muster ohnehin schon folgt – nur eben unwillkürlich und chaotisch. Der entscheidende Unterschied: Durch die bewusste, willentliche Steuerung der Einatmung beginnst du, die Kontrolle über deinen Zustand zurückzugewinnen.

Erst danach verlagere deinen Fokus auf die Ausatmung.

Denn oft ist es in solchen Momenten nicht möglich, direkt in eine langsame, entspannte Ausatmung zu finden – und der gut gemeinte Rat, »langsamer auszuatmen«, kann in einem Panikzustand eher noch mehr Verwirrung oder Druck auslösen.

Darum gilt: Gestalte zuerst die Einatmung bewusst und vollständig, atme dann aktiv und kraftvoll aus. Wenn du diesen Wechsel schrittweise vollziehst – von einer unbewussten Einatmung zu einer bewussten, willentlichen Einatmung und schließlich zu einer bewussten, kraftvollen Ausatmung –, löst sich die Panikattacke oft ganz von selbst. Denn du hast dein Nervensystem aus dem Fluchtmodus (Ohnmacht und Kontrollverlust) in den Kampfmodus (aktive Handlungsfähigkeit) begleitet.

Durch dieses forcierte, bewusste Ausatmen aktivierst du den Kampf- oder Kriegermodus, der dir hilft, Kontrolle zurückzugewinnen. Das ist entscheidend, denn du verlässt damit den unwillkürlichen Stressmodus, in dem du dich hilflos fühlst – ähnlich den Menschen auf der Titanic, die panisch ins Wasser gefallen sind. Stattdessen bewegst du dich in einen willentlichen sympathischen Zustand, vergleichbar mit jemandem, der bewusst ins kalte Wasser springt und sich der Herausforderung stellt. Der Unterschied liegt in der Freiwilligkeit – und genau das gibt dir die Macht zurück, deinen Zustand selbst zu regulieren.

Im Alltag bedeutet das, dass du – sobald du die Kontrolle zurückgewonnen hast – bewusst entscheiden kannst, deinen Atem allmählich zu verlangsamen. Du musst ihn nicht mehr so stark forcieren, sondern kannst die Geschwindigkeit schrittweise reduzieren. Dadurch wirst du dich automatisch in einem fokussierten Modus wiederfinden, in dem du ruhig, klar und präsent bist.

Von hier aus kannst du deinen Atem noch weiter beruhigen – sanfter, langsamer, bewusster. Mit jeder ruhigen Ein- und Ausatmung bewegst du dich in Richtung des ventralen Vagus-Zustands, in dem du dich sicher, entspannt und sozial verbunden fühlst.

Trauma-Response

Ein plötzliches, überwältigendes Ereignis kann das gesamte Leben in ein »Davor« und ein »Danach« unterteilen. Wir erinnern uns an Anna, die nach ihrem Autounfall Probleme hatte, wieder Auto zu fahren, und auch in anderen Bereichen ihres Lebens mit Belastungen zu kämpfen hatte. Doch Trauma entsteht nicht nur durch offensichtliche Schocksituationen wie Unfälle oder Überfälle – es kann sich auch in subtileren, oft sensibleren Lebensbereichen manifestieren.

Um dies besser zu verstehen, müssen wir uns mit dem Konzept der Trauma-Auslöser beschäftigen. Jeder Mensch trägt unbewusst Wunden aus der Vergangenheit in sich, und bestimmte Momente oder Erlebnisse können diese Wunden berühren. Das geschieht oft unbewusst. In solchen Situationen reagiert der Körper nicht auf die aktuelle Realität, sondern auf eine tief verankerte Erinnerung, als wäre die ursprüngliche Bedrohung noch immer präsent. Diese sogenannten Trigger können retraumatisierend wirken und starke emotionale oder körperliche Reaktionen hervorrufen.

Nehmen wir noch einmal Anna als Beispiel: Wenn sie sich in die Situation begibt, in der sie Auto fahren muss, beginnt ihr Herz zu rasen, ihr wird schwindelig, vielleicht fühlt sie sich ohnmächtig oder hat starke Angst. Sie vermeidet es, ins Auto einzusteigen, da ihr Körper instinktiv mit einer Alarmreaktion reagiert. Ähnliche Reaktionsmuster zeigen sich auch bei anderen Formen von Trauma, wie sexuellem Missbrauch oder emotionalen Verletzungen. So kann es sein, dass allein die Andeutung einer intimen Situation heftige Traumareaktionen auslöst und große Bereiche des Lebens unzugänglich oder stark eingeschränkt werden.

Wichtig ist zu verstehen, dass Traumareaktionen keine bewussten Antworten auf eine Situation sind, sondern vorgefertigte Überlebensmuster. Anstatt wach und mit vollem Bewusstsein zu reagieren, werden automatisch gespeicherte Schutzmechanismen aktiviert.

Jeder von uns kennt das: In Beziehungen – besonders in Konfliktsituationen – sagen oder tun wir manchmal Dinge, die wir später bereuen. Das liegt daran, dass in diesem Moment kein bewusstes Handeln mehr stattfindet, sondern ein traumatisches Muster abläuft.

Beziehungen sind oft der Bereich, in dem unsere tiefsten Verletzungen aktiviert werden. Das hat einen einfachen Grund: Viele traumatische Erfahrungen entstehen in der Kindheit, in unseren ersten Bindungen. Deshalb sind enge Beziehungen im Erwachsenenalter das größte Feld für unbewusste Auslöser. Kleine Dinge wie ein bestimmter Tonfall, bestimmte Worte oder Gesten können intensive emotionale Reaktionen hervorrufen – oft unverhältnismäßig stark im Vergleich zur tatsächlichen Situation. Das liegt daran, dass die betroffene Person nicht auf das aktuelle Geschehen reagiert, sondern auf eine Erinnerung, auf ein längst vergangenes Ereignis, das durch den Moment getriggert wird. Besonders herausfordernd wird es, wenn sich die Traumata beider Partner in einer Beziehung gegenseitig aktivieren. Das bedeutet: Die eine Person wird durch etwas getriggert, woraufhin sie mit einer starken Reaktion antwortet – und diese Reaktion wiederum löst das unverarbeitete Traumamaterial bei der anderen Person aus. So entstehen die typischen Streitdynamiken, in denen keiner der beiden mehr wirklich präsent ist. In solchen Momenten kann es passieren, dass sich ein eigentlich geduldiger, freundlicher Mensch plötzlich in jemanden verwandelt, den er selbst kaum wiedererkennt – nicht, weil er sich grundlegend verändert, sondern weil er alte Schutzmechanismen unbewusst übernommen hat.

Fenster der Toleranz

Alles, was wir im Kapitel über Selbstregulation besprochen haben, wird in dem Moment deaktiviert oder stark eingeschränkt, sobald wir mit traumatischem Material konfrontiert sind. Das bedeutet: Wenn eine Traumareaktion ausgelöst wird, verlieren wir die Fähigkeit, uns bewusst zu regulieren – oder sie wird zumindest erheblich geschwächt. In solchen Momenten fällt es uns besonders schwer, unseren Zustand aktiv zu verändern.

Ein äußerst hilfreiches Konzept, um zu verstehen, wo wir uns gerade befinden, und um Traumareaktionen besser einordnen zu können, ist das Fenster der Toleranz. Dieses Modell wurde ursprünglich vom Psychologie-Professor Dr. Daniel Siegel entwickelt und beschreibt die optimale Erregungszone, in der wir uns befinden, um stabil und handlungsfähig durchs Leben zu gehen. Innerhalb dieses Fensters sind wir in der Lage, uns selbst zu regulieren – das heißt nicht unbedingt, dass wir uns gut oder wohlfühlen, aber wir können mit unseren Erfahrungen umgehen, ohne von ihnen überwältigt zu werden. Ob es sich um äußere Situationen, innere Prozesse oder zwischenmenschliche Dynamiken handelt: Solange wir innerhalb unseres Toleranzfensters bleiben, können wir präsent sein und das, was geschieht, emotional halten, ohne uns davon abzuschneiden oder überwältigt zu fühlen.

Dieses Konzept des »Haltens« ist von zentraler Bedeutung: Es beschreibt die Fähigkeit, mit den Höhen und Tiefen des Lebens umzugehen, ohne in dysfunktionale Bewältigungsmechanismen zu rutschen. Solange wir uns also im Fenster der Toleranz bewegen, sind wir fähig, unsere Emotionen und Reaktionen in einer Weise zu verarbeiten, die uns nicht den Boden unter den Füßen wegreißt.

Ein entscheidender Faktor ist nicht die vermeintliche Intensität einer Erfahrung, sondern die Frage, ob wir präsent mit uns selbst bleiben können oder nicht.

Doch immer wieder kommen wir in Situationen, die für uns schwer auszuhalten sind. In solchen Momenten kann es passieren, dass wir entweder stark darauf reagieren oder innerlich abstumpfen, um die Situation nicht fühlen zu müssen.

Der Weg durch alte Reaktionsmuster

Diese beiden Reaktionsmuster werden als Hypererregung und Hypoerregung bezeichnet:

- **Hypererregung** tritt auf, wenn unser Nervensystem in einen Zustand der Überreaktion geht. Selbst kleine Reize können uns dann überfordern, wir fühlen uns angespannt, reizbar oder überwältigt.
- **Hypoerregung** hingegen beschreibt das Gegenteil: Wir ziehen uns emotional zurück, fühlen uns taub oder dissoziieren, um unangenehme Empfindungen nicht wahrnehmen zu müssen.

Beide Zustände liegen außerhalb unseres Fensters der Toleranz und erschweren es uns, präsent zu bleiben und adaptiv auf das Leben zu reagieren. Sowohl Hypoerregung als auch Hypererregung sind grundlegende Formen der Traumareaktion. Das bedeutet, dass wir in belastenden Situationen – ob innerlich oder äußerlich – nicht flexibel und spontan reagieren, sondern die Erfahrung als bedrohlich wahrnehmen und automatisch auf bekannte Überlebensmuster zurückgreifen.

Nicht jeder Mensch hat das gleiche Toleranzfenster – insbesondere schwer traumatisierte Menschen verfügen oft über ein deutlich engeres. Bereits kleine Auslöser oder Empfindungen können für sie als nicht tolerierbar empfunden werden und dadurch eine Traumareaktion auslösen. Trauma führt entweder dazu, dass wir hypererregbar oder hypoerregbar sind – also entweder übermäßig empfindlich oder kaum noch wahrnehmend. Oft wechseln diese Zustände sogar: In einer Situation können wir extrem sensibel und übererregt reagieren, während wir in einer anderen Situation völlig taub oder nicht verbunden mit uns selbst sind.

Ein zentraler biologischer Mechanismus, der dabei eine Rolle spielt, ist die sogenannte HPA-Achse – die Verbindung zwischen Hypothalamus, Hypophyse und Nebennierenrinde. Diese Achse ist ein wesentlicher Bestandteil unseres Stresssystems und reguliert unter anderem die Ausschüttung des Stresshormons Cortisol.

Kommt es zu einer Dysregulation – etwa durch chronischen Stress oder traumatische Erfahrungen –, kann dies dazu führen, dass entweder zu viel Cortisol ausgeschüttet wird (was mit innerer Unruhe, Schlafproblemen oder Reizbarkeit einhergehen kann) oder zu wenig, was sich eher in Form von Antriebslosigkeit, Erschöpfung oder depressiven Verstimmungen zeigt. In beiden Fällen gerät das System aus dem Gleichgewicht – und wir verlieren die Fähigkeit, flexibel auf Anforderungen zu reagieren. Unsere Selbstregulationsfähigkeit ist dann nicht nur psychisch, sondern auch physiologisch beeinträchtigt.

Bei Hypererregung können bereits kleinste Stressoren ausreichen, um uns aus dem Gleichgewicht zu bringen. Unsere Reaktionen fallen oft intensiv aus – wir verspüren Wut, Angst oder ein überwältigendes Gefühl der Überforderung. Auch der Körper zeigt deutliche Symptome: Das Herz beginnt zu rasen, die Atmung verändert sich, der gesamte Körper bleibt in anhaltender Anspannung. Gleichzeitig sind auch unsere mentalen Prozesse betroffen – die Gedanken kreisen rastlos, oft sorgengeprägt und unstrukturiert. In diesem Zustand ist der Sympathikus überaktiviert, wodurch unser Nervensystem unbewusst in den Kampf- oder Fluchtmodus schaltet.

Bei Hypoerregung dagegen werden wir weniger empfänglich für soziale und emotionale Reize. Wir fühlen uns innerlich taub und nehmen selbst Einladungen zu Nähe und Verbindung nicht mehr wahr. Während Depressionen sehr unterschiedliche Symptome haben können, berichten viele Menschen nicht über eine übermäßig intensive Gefühlswahrnehmung, sondern vielmehr darüber, dass sie keinen wirklichen Zugang zu ihren Gefühlen haben – ein Zustand, der tiefen Schmerz auslösen kann. In der Hypoerregung ist der Parasympathikus aktiv, allerdings der dorsale Anteil des Vagusnervs – was bedeutet, dass der Körper, chronisch oder situativ ausgelöst, in einer Erstarrungsreaktion feststeckt.

Ich habe lange geglaubt, dass ich gut mit Streit umgehen kann. Während meine Partnerinnen – besonders in meinen frühen Beziehungen – wütend wurden, weinten oder auf andere Weise emotional reagierten, blieb ich ruhig. Je heftiger der Konflikt wurde, desto weniger spürte ich. Ich nahm das als Zeichen von Klarheit, sah mich als einen kühlen Kopf, der sich nicht in Dramen verstricken ließ. Ich hielt mich für den Vernünftigen – denjenigen, der zuhört, während die andere Person sich in ihren Gefühlen verliert. Erst viel später habe ich verstanden, dass diese vermeintliche Ruhe nichts mit Gelassenheit zu tun hatte. In Wahrheit war ich nicht wirklich da. Ich war nicht bei mir, nicht bei meinen Emotionen, nicht in meinem Körper. Ich war sprichwörtlich über den Dingen – abgespalten von mir selbst. Mein Nervensystem hatte in diesen Situationen den Not-aus-Knopf gedrückt, und ich hatte es für Kontrolle gehalten. Erst als ich das erkannte, konnte sich etwas in mir verändern. Erst dann wurde mir klar, dass Verbindung im Streit nicht bedeutet, ruhig zu bleiben und einen klaren Kopf zu bewahren – sondern wirklich präsent zu sein. Dieses Erkennen war ein Schlüsselmoment für mich. Ich begann zu verstehen, dass meine Taubheit kein Zeichen von emotionaler Überlegenheit war, sondern eine Schutzreaktion – eine, die mich ebenso daran hinderte, in Verbindung zu bleiben, wie eine explosive Wutreaktion es getan hätte.

Aber während Wut nach außen sichtbar ist, bleibt Erstarrung oft unbemerkt, sogar vor uns selbst. Ich fragte mich: Wie fühlt sich echte Präsenz an? Wie ist es, wirklich da zu sein, mit all den Empfindungen, auch den unangenehmen? Und was braucht es, um in Momenten der Konfrontation nicht reflexhaft in alte Muster zu verfallen? Die Antwort darauf war alles andere als einfach. Denn bewusst präsent zu bleiben bedeutet, sich selbst mit all den Emotionen zuzumuten, die ich so lange unbewusst vermieden hatte. Es bedeutete, zu spüren, wenn Schmerz aufkam, wenn Unsicherheit in mir aufstieg, wenn eine Situation in mir ein Gefühl der Bedrohung auslöste – und nicht sofort abzuschalten, sondern diesen inneren Sturm auszuhalten, ohne mich zu verlieren. Mir wurde klar, dass die Arbeit nicht darin bestand, »ruhig zu bleiben«, sondern in meiner Fähigkeit, mich selbst zu halten. Ich musste lernen, mein Nervensystem in diesen Momenten zu regulieren, nicht indem ich mich von meinen Gefühlen abkapselte, sondern indem ich ihnen Raum gab, ohne von ihnen überflutet zu werden.

Das bedeutete: atmen. Wirklich atmen. Tief ein, bewusst aus. Den Atem spüren, wie er kommt und geht, wie er mich im Hier und Jetzt verankert. Wahrnehmen, wie mein Körper reagiert – wie sich mein Brustkorb bei einem tiefen Atemzug weitet, wie die Anspannung sich für einen Moment löst, wie die Taubheit nicht schlagartig, aber allmählich weicht, wenn ich mir erlaube, mit meinem Atem in sie hineinzugehen. Es bedeutet, nicht sofort wegzudriften, sondern mit jedem Atemzug ein kleines Stück näher bei mir zu bleiben.

Als ich mit der Atemarbeit begann, lag mein Fokus stark auf dem emotionalen *Release* – auf dem Loslassen. Mir ging es darum, dass etwas gelöst wird: eine feststeckende Emotion, ein chronisches Spannungsmuster, ein angestauter innerer Druck. Und ja, dieser Moment des Loslassens ist zweifellos ein kraftvoller und bedeutender Teil der Atemarbeit. Er kann zutiefst befreiend und transformierend sein.

Doch mit der Zeit – und mit wachsender Erfahrung – wurde mir klar: Wenn wir tiefer schauen, wenn wir nachhaltiger arbeiten wollen, dann geht es um mehr als nur das akute Lösen von etwas. Dann verschiebt sich der Fokus. Es geht nicht mehr primär darum, dass eine bestimmte Emotion »weggeht« oder sich unmittelbar auflöst. Es geht vielmehr darum, *wie* wir in Kontakt treten mit dem, was da ist.

Der eigentliche Prozess besteht darin, unser Nervensystem so neu zu konfigurieren, dass wir anders – bewusster, präsenter, mitfühlender – mit unseren inneren Zuständen umgehen können. Dass wir lernen, mit herausfordernden Empfindungen in Beziehung zu treten, ohne davon überwältigt zu werden. Dass wir nicht nur loslassen, sondern *halten lernen* – uns selbst, unsere Gefühle, unsere Geschichte.

Es geht nicht in erster Linie darum, andere Gefühle zu empfinden oder bestehende Emotionen loszulassen. Vielmehr geht es um eine grundlegende Veränderung der Beziehung zu dem, was wir erleben. Anders gesagt: Es geht um den Unterschied zwischen *Content* und *Container* – also zwischen dem Inhalt einer Erfahrung und dem Bewusstsein, das diesen Inhalt trägt.

Jede Erfahrung, die wir machen, hat immer zwei Ebenen: zum einen das, *was* geschieht – der Inhalt. Und zum anderen *wie* es geschieht – nämlich in welchem Bewusstseinsraum, mit welcher inneren Haltung wir diesem Inhalt begegnen. Ich kann also eine sehr schwierige Erfahrung machen – und dennoch in einem Raum innerer Präsenz, Selbstmitgefühl und Stabilität bleiben.

Wenn ich mir zum Beispiel sagen kann: »*Ja, das ist gerade herausfordernd, aber ich bin hier. Ich halte mich selbst darin. Ich weiß, dass dieses Fühlen letztlich heilsam für mich ist*« – dann verändert das alles. Es ist ein fundamentaler Unterschied zu dem, was wir aus traumatischen Situationen kennen: Überwältigung, Chaos, das Gefühl, allein und ausgeliefert zu sein.

Ein großer Teil der Atemarbeit besteht deshalb genau darin: dieselbenGefühle, dieselben Empfindungen, sogar dieselben Geschichten noch einmal bewusst zu fühlen – aber diesmal in einem anderen inneren Raum. In einem Bewusstsein, das präsent ist, das Halt gibt, das mit Ressourcen verbunden ist. Dies ermöglicht den Zugang zu subkortikalen, impliziten Ebenen des Gedächtnisses, in denen frühere affektive Erfahrungen, körperlich gespeicherte Traumata und präverbale Beziehungsmuster gespeichert sind. Zentral involviert ist dabei das limbische System – eine entwicklungsgeschichtlich ältere Struktur im Gehirn, die als emotionales Steuerzentrum fungiert. Innerhalb dieses Systems übernehmen die Amygdala und der Hippocampus zentrale Funktionen. Die Amygdala wirkt dabei wie ein innerer Wächter: Sie ist spezialisiert auf die emotionale Bewertung von Reizen, insbesondere in Situationen, die potenzielle Gefahr oder Bedrohung signalisieren. Mit ihrer schnellen und reaktiven Art ist sie darauf ausgelegt, Muster zu erkennen und blitzschnell Alarm zu schlagen, wenn etwas als riskant wahrgenommen wird. Der Hippocampus hingegen sorgt für Ordnung im zeitlichen und räumlichen Gefüge unserer Erfahrungen. Er hilft uns dabei, Erlebnisse in einen Kontext einzuordnen – etwa zu erkennen, ob eine Erinnerung zur Vergangenheit gehört oder ob wir uns gerade in einer aktuellen Situation befinden. In ihrem Zusammenspiel formen diese beiden Strukturen eine Art inneres Navigationssystem für emotionale Relevanz und zeitliche Orientierung.

Bei traumatischen Ereignissen ist die Amygdala hyperaktiv, der Hippocampus herunterreguliert. Das bedeutet: Der Körper erinnert sich – aber nicht daran, *dass es vorbei ist.*

Traumatisches Material bleibt dadurch nicht nur emotional hochgeladen, sondern zeitlos. Es wirkt neuronal so, als würde es im Jetzt geschehen, obwohl es längst vergangen ist.

Durch gezielte Atemarbeit – insbesondere in Zuständen tiefer Selbstwahrnehmung – verändert sich diese innere Architektur messbar. Studien[33] zeigen, dass durch bestimmte Atemmuster (z. B. verlängerte Ausatmung, rhythmische Hyperventilation gefolgt von Atempausen) die Amygdala-Aktivität reduziert und die Hippocampus-Funktionalität gesteigert werden kann. Was das bedeutet? Die emotionalen Inhalte, die bisher als *bedrohlich* gespeichert waren, können *neu bewertet* werden. Der Körper bekommt – oft zum ersten Mal – die Information: *»Es ist vorbei. Ich bin sicher. Ich bin nicht mehr allein.«*

Dieser Prozess entspricht in der Traumatherapie dem, was man als rekonsolidierende Integration bezeichnet: Altes Material wird nicht einfach »durchlebt«, sondern in einem neuen neurobiologischen Rahmen erneut abgespeichert – diesmal eingebettet in Präsenz, Sicherheit, Mitgefühl. Dabei spielt der mediale präfrontale Kortex – der anfangs herunterreguliert war – in späteren Phasen wieder eine Rolle: Er hilft, das Erlebte zu integrieren, zu reflektieren, in ein kohärentes Selbstbild einzuweben.

In dem Moment, in dem uns dieselben Empfindungen, die vorher eine Traumareaktion ausgelöst haben, keine mehr auslösen, wir also präsent damit bleiben können, beginnt sich auch das Trauma zu verarbeiten. Wir können mit denselben Empfindungen und Gefühlen länger in Kontakt sein, ohne dass sie uns überwältigen. Durch dieses »Länger damit in Kontakt sein« beginnt mein Nervensystem, die Traumareaktion zu überschreiben, und diese Gefühle und Empfindungen als sicher einzustufen, so kehrt ein Teil meiner Energie zu mir zurück. Falls jetzt zukünftig ähnliche Empfindungen oder Gefühle auftreten, überfordern sie uns nicht mehr. Vielleicht fühlt es sich immer noch schwierig an, aber es ist aushaltbar und unsere Resilienz gegenüber inneren Zuständen nimmt zu.

Der Atem ist dabei ein exzellentes Werkzeug, um uns in diesem Prozess zu unterstützen. Er ist immer da, ein konstanter Anker, der uns hilft, in Kontakt mit dem gegenwärtigen Moment zu bleiben. Indem wir bewusst atmen, schenken wir der Empfindung Raum, anstatt sie wegzudrücken. Wir nehmen sie wahr, ohne sie sofort verändern oder analysieren zu müssen.

Wenn wir in einem Moment der Überforderung innehalten und uns auf unseren Atem konzentrieren, entsteht ein kleiner Abstand zwischen dem

Reiz und unserer automatisierten Reaktion. Dieser Moment der bewussten Wahrnehmung ermöglicht es uns, neue Wege zu wählen – nicht sofort in alte Muster von Kampf, Flucht oder Erstarrung zu verfallen, sondern die Empfindung zu fühlen, ohne von ihr verschlungen zu werden.

Manchmal fühlt es sich an, als würde eine Welle der Emotionen über uns hinwegrollen – eine Welle, die uns fortzureißen droht. Doch wenn wir beim Atem bleiben, bemerken wir, dass wir nicht die Welle sind, sondern der Ozean. Die Welle kommt und geht. Sie baut sich auf, erreicht ihren Höhepunkt und flacht wieder ab. Und wir sind immer noch da, atmend, haltend, gegenwärtig.

Es geht darum, mit einem Teil von dir in der Gegenwart verankert zu bleiben, während ein anderer Teil sich durch das bewegt, was einst zu viel war. Während alte Emotionen auftauchen, Erinnerungen, Körperreaktionen – bleibt etwas in dir hier. Wach. Verbunden. Spürend, *dass du jetzt sicher bist.*

Diese gleichzeitige Erfahrung – tief zu fühlen und dennoch nicht verloren zu gehen – macht es überhaupt erst möglich, das wir traumatische Erfahrungen bewältigen können. Denn nicht, *was* wir fühlen, ist entscheidend, sondern das *Wie.* Diese Praxis ist kein einmaliges Werkzeug, sondern eine Fähigkeit, die mit der Zeit wächst. Jedes Mal, wenn wir mit einer Empfindung sitzen, anstatt sie zu vermeiden, erweitern wir unser *Toleranzfenster.* Wir dehnen die Kapazität unseres Nervensystems aus, um mit mehr Leben, Intensität und Emotion umgehen zu können, ohne den Boden unter den Füßen zu verlieren.

Mit der Zeit verändert sich unser Erleben. Was uns früher in einen Zustand der Überforderung oder Taubheit versetzt hätte, fühlt sich vielleicht immer noch unangenehm an – aber es wirft uns nicht mehr aus unserer Mitte. Wir können bleiben. Wir können atmen. Wir können präsent sein. Nicht durch die Abwesenheit von Schmerz oder Triggern, sondern in der Fähigkeit, mit ihnen zu sein, ohne uns selbst zu verlieren.

Entwicklungsbasiertes Trauma

Während situationsbasiertes Trauma gut mit dem Gleichnis einer Wunde zu verstehen ist, verhält es sich bei entwicklungsbasiertem Trauma etwas anders. Während es bei einem situationsbasierten Trauma ein klares »Davor« und »Danach« gibt, ist das bei entwicklungsbasiertem Trauma oft nicht der Fall. Es prägt uns von Anfang an und bestimmt, wie wir wachsen und uns entwickeln.

Ein anschauliches Bild dafür ist ein Baum, der neben einem anderen Baum wächst. Wenn der benachbarte Baum ihm das Sonnenlicht wegnimmt und Nährstoffe aus dem Boden zieht, wird seine Form und Struktur maßgeblich beeinflusst. Er wächst nicht frei, sondern passt sich den Bedingungen an. Genauso verhält es sich beim Menschen: Entwicklungsbasiertes Trauma ist im Kern eine Anpassung an bestimmte Umstände. Oftmals handelt es sich um eine maladaptive Anpassung – eine, die uns heute schadet.

Ein Beispiel dafür wäre, wenn in deinem Elternhaus bestimmte Emotionen nicht erlaubt waren. Falls du nie deine Stimme erheben durftest oder jedes Mal, wenn du etwas lauter wurdest, Probleme entstanden, könnte es sein, dass du gelernt hast, dich leiser zu verhalten und dich eher unsichtbar zu machen. In deinem Elternhaus war das eine sinnvolle Überlebensstrategie – hättest du dich nicht angepasst, hättest du unnötig leidvolle Erfahrungen gemacht und Schwierigkeiten bekommen.

Während diese Strategie dir damals geholfen hat, kann sie dir heute im Weg stehen.

Solche Muster können auch im Erwachsenenalter fortbestehen, obwohl die ursprüngliche Bedrohung längst nicht mehr besteht.

Ein wichtiger Aspekt ist, dass entwicklungsbasiertes Trauma nicht nur durch das entsteht, was passiert ist – also durch traumatische Erlebnisse oder Gewalt –, sondern auch durch das, was nicht passiert ist. Ähnlich wie ein Baum, der nicht nur dann beeinträchtigt wird, wenn Tiere seine Blätter fressen oder Menschen seine Äste abschneiden, sondern auch dann, wenn er nicht genug Sonnenlicht, Wasser oder Nährstoffe bekommt, um optimal zu wachsen.

Beim Menschen ist es ganz ähnlich. Wenn wir in unserer Kindheit oder während unserer Entwicklung nicht die notwendigen »Nährstoffe« – also emotionale Unterstützung, sichere Bindungen und stabile Bezugspersonen – erhalten, passt sich unsere Entwicklung entsprechend an. Das kann weitreichende Folgen für unser Erwachsenenleben haben, da sich diese Muster tief in unser Verhalten einschreiben und nahezu alle Lebensbereiche beeinflussen – sei es, wie wir arbeiten, wie wir Beziehungen eingehen oder wie wir uns in diesen Beziehungen verhalten.

Entwicklungsbasiertes Trauma ist oft schwer zu erkennen, denn anders als bei situationsbasiertem Trauma gibt es kein klares »Davor« und »Danach«. Es ist einfach ein Teil von uns, etwas, das uns seit jeher geprägt hat.

Um die Auswirkungen von entwicklungsbasiertem Trauma vollständig zu verstehen, ist es wesentlich, die Rolle von Entwicklungsmeilensteinen zu betrachten. Diese Meilensteine markieren wichtige Punkte in der Entwicklung eines Kindes, an denen bestimmte Fähigkeiten erlernt werden – wie emotionale Selbstregulation, das Bilden gesunder Beziehungen oder die Entwicklung eines stabilen Selbstbildes. Entwicklungsmeilensteine sind gewissermaßen ein innerer Bauplan, der Orientierung gibt, bis wann bestimmte Entwicklungsschritte idealerweise vollzogen sein sollten.

Natürlich verlaufen diese Schritte bei jedem Kind individuell. Aber wenn wir uns beispielhaft die körperliche Entwicklung anschauen, ist es doch so: Wenn ein Kind mit 18 Monaten immer noch nicht läuft, beginnen wir uns spätestens dann zu fragen, woran das liegen könnte.

Unsere emotionale, kognitive und soziale Entwicklung folgt einem ganz ähnlichen Prinzip. Während es bei einem zweijährigen Kind völlig normal ist, dass es weint und schreit, wenn ihm ein anderes Kind das Spielzeug wegnimmt, erwarten wir von einem zehnjährigen Kind bereits ein gewisses Maß an Selbstregulation.

Wie bei der physischen Entwicklung braucht es auch für die emotionale und geistige Reifung bestimmte »Nährstoffe« – also Ressourcen, Reize und Erfahrungen. Für unsere physische Entwicklung benötigen wir Nahrung und Bewegung. Für unsere emotionale Entwicklung brauchen wir Zuwendung, Sicherheit, Anerkennung und liebevolle Spiegelung. Nur durch solche Qualitäten kann sich unser Selbstwertgefühl, unsere Reflexionsfähigkeit, Selbstregulation und Resilienz gesund entwickeln.

Ein Kind, das in einer Umgebung aufwächst, in der Musik keine Rolle spielt – in der keine Instrumente vorhanden sind, keine Lieder gesungen werden und musikalischer Ausdruck nicht gefördert wird –, kann im späteren Leben natürlich trotzdem ein musikalisches Talent entwickeln. Aber ein Kind, das von Anfang an mit Musik in Berührung kommt, wird sich in diesem Bereich mit sehr viel mehr Leichtigkeit entfalten können. Dasselbe gilt für jede andere menschliche Domäne.

Wächst ein Kind in einer Umgebung auf, die von wiederholtem Stress oder Vernachlässigung geprägt ist, oder fehlt es an emotionaler Unterstützung und Sicherheit, können wichtige Entwicklungsmeilensteine verpasst oder nur unvollständig erreicht werden.

Ein Kind, das nie Zuspruch erfährt, sondern ständig kritisiert oder beschuldigt wird, entwickelt statt eines gesunden Selbstwertgefühls ein negatives Selbstbild – eines, das es im späteren Leben immer wieder behindert, anstatt es zu stärken.

Wenn einem Kind im frühen Alter die sichere Bindung zu seiner Mutter oder einer anderen Bezugsperson fehlt, wird es ihm auch im Erwachsenenalter oft schwerfallen, gesunde Beziehungen einzugehen und aufrechtzuerhalten – wie auch die Bindungsforschung inzwischen eindeutig belegt.

An dieser Stelle schon mal eine gute Nachricht: Entwicklung ist nicht starr. Auch wenn bestimmte Meilensteine in der Kindheit verpasst oder nur bruchstückhaft durchlaufen wurden, ist es möglich, sie später im Leben nachzuholen – mit der richtigen Begleitung, mit Geduld und einem Umfeld, das Sicherheit, Verbindung und liebevolle Präsenz bietet. Dazu später mehr.

Entwicklungsbasierte Traumata können sich auf sämtliche Entwicklungslinien auswirken – von der kognitiven über die emotionale Entwicklung. Doch ihre tiefgreifendste und nachhaltig prägendste Wirkung zeigen sie auf einer ganz zentralen Linie: der Entwicklung des Selbst.

Genauer gesagt beeinträchtigen sie die Fähigkeit, ein kohärentes, stabiles und integriertes Selbstgefühl zu entwickeln – also ein innerlich kohärentes Erleben von Identität, Selbstwert und Kontinuität über die Zeit hinweg. Durch entwicklungsbasiertes Trauma erleben wir oft ein brüchiges oder fragmentiertes Selbst, Schwierigkeiten in der Selbstregulation sowie ein tiefes Gefühl von Unsicherheit im eigenen Sein. Ganz gleich, wie nuanciert dies beim Einzelnen ausfällt, zieht dies wiederum weite Kreise und beeinflusst, wie wir Beziehungen gestalten, wie wir mit Herausforderungen umgehen und ob wir überhaupt ein tiefes Gefühl von innerer Sicherheit entwickeln können.

Entwicklung der Identität

Es gibt unterschiedliche Modelle, um die Entwicklung des Selbst, der Identität, zu konzeptualisieren, es gibt viele Ansätze, ob von Piaget, Kegan oder Loevinger, um nur ein paar zu nennen. Sie entwickelten einflussreiche Modelle, um die geistige und persönliche Entwicklung des Menschen in Stufen zu beschreiben – von kindlichem Denken bis hin zu komplexen Formen von Identität und Selbstreflexion.

Die Entwicklung des Selbst lässt sich auf unterschiedlichen Ebenen beschreiben – von hochkomplexen Modellen mit zahlreichen interagierenden Faktoren bis hin zu reduzierten, übersichtlichen Strukturen. Dabei ist jede Darstellung, unabhängig von ihrer Differenziertheit oder Perspektive, notwendigerweise unvollständig. Das liegt vor allem daran, dass Selbstentwicklung ein dynamischer, vielschichtiger und prozesshafter Vorgang ist, der sich nicht vollständig in klar voneinander getrennten Stufen erfassen lässt. Trotzdem ist es für bestimmte Zwecke sinnvoll, ein Modell zu nutzen, das zentrale Entwicklungsachsen strukturiert zugänglich macht.

Ein möglicher Zugang besteht darin, körperliche, emotionale und kognitive Entwicklung jeweils als eigenständige Linien zu betrachten. Diese Entwicklungslinien verlaufen jedoch nicht unabhängig voneinander, sondern beeinflussen sich wechselseitig und sind eng mit unserem erlebten Selbstgefühl verwoben. Ein Beispiel: Eine bestimmte körperliche Konstitution – sei es durch Einschränkungen, Stärken oder durch feine somatische Intelligenz – wirkt sich unmittelbar auf das Selbstbild aus. Entsprechendes gilt für emotionale Reife und Regulation sowie für kognitive Fähigkeiten. Alle drei Dimensionen tragen zur Identitätsbildung bei und modulieren, wie wir uns selbst erfahren und in Beziehung treten – mit der Welt und mit uns selbst.

In meiner Arbeit bin ich auf sechs wesentliche Schichten des Selbst gestoßen. Dabei war es mir wichtig, einen Ansatz zu entwickeln, der weder übermäßig komplex noch zu stark vereinfacht ist – und vor allem praxisnah bleibt.

Diese sechs sind:

1. Körperselbst
2. Bindungstypen
3. Emotionale Regulationsmuster
4. Kognitive Schemata
5. Narratives Selbst
6. Transpersonales Selbst

Wir werden uns in diesem Kontext vor allem mit Stufen 2 bis 5 beschäftigen.

Schichten des Selbst

Unser Selbstgefühl, unsere Identität, ist nicht einfach da – sie wächst in Schichten heran, Schicht um Schicht, jede geprägt von ganz eigenen Erfahrungen und inneren Bewegungen. Die tiefste dieser Schichten entsteht lange bevor wir Worte formen, bevor wir verstehen, wer wir sind oder was wir glauben. Sie entsteht in einer Zeit, in der wir die Welt ausschließlich durch unseren Körper erfahren.

Im Säuglingsalter erleben wir das Leben somatisch: durch Wärme oder Kälte auf der Haut, durch die sanfte oder raue Qualität einer Berührung, durch Geräusche, Schwingungen, Düfte – und besonders durch Rhythmus. Der Rhythmus der Stimme unserer Bezugsperson, ihr Atem, ihr Herzschlag – all das bildet den emotionalen Klangraum, in dem unser Nervensystem zum ersten Mal lernt, wie sich »Leben« anfühlt. Wenn wir in dieser frühen Zeit mit liebevoller Präsenz, mit Achtsamkeit und Co-Regulation empfangen wurden, dann formte sich in uns ein Grundgefühl von Sicherheit. Unser System lernte, sich zu entspannen, sich zu öffnen, zu vertrauen. Doch wenn wir stattdessen

Überforderung, emotionale Abwesenheit oder Unstimmigkeit erfuhren, dann prägten sich andere Muster ein.

Diese erste Ebene bildet sich in der frühesten Kindheit heraus: unser Bindungsmuster. In der psychologischen Forschung sind sichere und unsichere Bindungstypen gut dokumentiert. Rund 55 bis 65 Prozent der Menschen entwickeln ein sicheres Bindungsmuster, während der Rest eines der drei unsicheren Muster – vermeidend, ambivalent oder desorganisiert – ausprägt.[35] Diese frühen Beziehungserfahrungen zwischen Geburt und etwa 12 bis 18 Monaten prägen nicht nur unser soziales Verhalten, sondern legen das Fundament für unser implizites Selbstgefühl. Sie entstehen in einer präverbalen Phase, sind also dem bewussten Erinnern meist nicht zugänglich, entfalten aber enorme Wirkung auf unsere späteren Bindungs- und Beziehungserfahrungen – insbesondere in der Intimität. Tatsächlich nutzen wir als Erwachsene dasselbe neuronale Interface für romantische Beziehungen, das in der Kindheit erstmals erschaffen wurde.[23]

Wir erleben uns selbst – vor allem als Kleinkinder – in Resonanz mit dem anderen. Der Blick der Mutter oder Bezugsperson, das Getragen-Werden, die emotionale Verfügbarkeit: All das bildet die erste Matrix unserer Identität.

Ein sicherer Bindungstyp bedeutet dabei nicht, dass jemand keine Beziehungskonflikte oder innerpsychischen Themen hat. Es heißt lediglich, dass eine grundlegende Fähigkeit besteht, Bindung einzugehen, emotionale Nähe zuzulassen und Beziehungen auf gesunde Weise zu regulieren – sowohl in Hinwendung als auch in Abgrenzung. Umgekehrt kann eine Störung in der frühen Bindungserfahrung – also ein entwicklungsbasiertes Trauma – zu einer anhaltenden Fragilität im Beziehungserleben führen, auch wenn diese sich erst Jahre später manifestiert.

Auf dieser ersten, vorsprachlichen Ebene entsteht das Fundament Noch bevor wir »Ich« sagen können, fühlen wir bereits, ob die Welt ein sicherer Ort ist – oder nicht. Diese somatischen Eindrücke verweben sich tief mit unserem Nervensystem, sie werden zu impliziten Erinnerungen, zu inneren Haltungen, die unser ganzes späteres Leben beeinflussen. Sie formen die erste Ahnung von Selbst: ein Körper, der spürt, ob er willkommen ist.

So entsteht das Fundament im Erleben von Selbst – nicht durch Denken, sondern durch Fühlen. Nicht durch Worte, sondern durch den Körper. Dieses implizite Selbstgefühl bildet den Urboden, auf dem sich alle späteren Schichten unserer Identität entfalten. Doch wie dieses Fundament beschaffen ist, beeinflusst weit mehr als nur unsere Beziehungsfähigkeit. Es prägt auch, wie wir mit inneren Zuständen umgehen – mit Angst, Wut, Freude oder Scham. Denn kaum etwas ist so eng mit frühen Bindungserfahrungen verwoben wie die Fähigkeit, Emotionen zu regulieren.

Wie wir sie halten, ausdrücken, vermeiden oder überfluten lassen. Dies führt uns zu emotionalen Regulationsmustern.

Emotionale Regulationsmuster

Diese sind ein weiterer zentraler Bestandteil unseres gelebten Selbst. Sie sind keine Entscheidungen im eigentlichen Sinne. Wir haben sie nicht bewusst gewählt. Sie haben sich gebildet – durch Erfahrung, durch Beziehung, durch Notwendigkeit.

Ein Kind, das in einer emotional sicheren Umgebung aufwächst, in der Gefühle gespiegelt, gehalten und co-reguliert werden, lernt, Emotionen als lebendige Energie zu erleben – nicht als Bedrohung. Es entwickelt ein Nervensystem, das Erregung regulieren kann, ohne sich selbst zu verlieren. Freude darf fließen. Angst darf benannt werden. Traurigkeit darf gehalten werden.

Doch wenn diese emotionale Resonanz fehlt – wenn Bezugspersonen überfordert, abwesend oder unberechenbar sind –, muss das Kind andere Wege finden. Es beginnt, Gefühle zu unterdrücken, sich zu dissoziieren, überzureagieren oder sie auf andere zu projizieren. Es sucht vielleicht Halt im Außen – im Blick der anderen, in der Zustimmung, in der Kontrolle. Manches Nervensystem zieht sich zurück, betäubt sich, wird stumm. Ein anderes explodiert, überflutet sich selbst, wird laut oder ängstlich, ohne Halt.

Diese Muster sind tief verkörpert. Sie sind nicht einfach schlechte Gewohnheiten, sondern Schutzstrategien des Nervensystems – oft über Jahrzehnte hinweg aufrechterhalten. Und sie wirken: in Beziehungen, in Konflikten, in Momenten von Nähe oder Gefahr. Wir bemerken sie vielleicht erst dann, wenn sie nicht mehr funktionieren. Wenn wir immer wieder in dieselbe emotionale Schleife geraten, obwohl wir es »besser wissen«. Wenn wir spüren, dass unser Reagieren nicht dem aktuellen Moment entspricht, sondern einem alten inneren Skript.

Was diese Muster so kraftvoll und zugleich so schwer zugänglich macht, ist ihre Verankerung im impliziten Gedächtnis. Sie sind oft vor-bewusst. Wir denken nicht: »Ich werde jetzt dissoziieren«, oder »Ich werde jetzt wütend, um mich zu schützen.« Es geschieht einfach. Der Körper reagiert, bevor der Verstand ihn einholen kann.

Bereits ab dem dritten Lebensmonat beginnen sich grundlegende Mechanismen zur emotionalen Selbstregulation zu entfalten. Ihre vollständige Stabilisierung jedoch ist ein langwieriger Prozess, der weit über die frühe Kindheit hinausreicht und deutlich mehr Zeit in Anspruch nimmt als etwa die Ausprägung des Bindungstyps. Zwischen dem dritten Lebensmonat und dem fünften Lebensjahr wird das Fundament für jene emotionalen Regulationsmuster gelegt, die unser inneres Erleben tiefgreifend prägen. Doch dieser Entwicklungsprozess ist keineswegs mit dem frühen Kindesalter abgeschlossen – vielmehr bleibt unsere Fähigkeit zur Emotionsregulation ein dynamischer Prozess, der sich ein Leben lang weiterentwickelt und verfeinert.

Kognitive Schemata

Auf diesen tief verankerten, überwiegend körperlich-emotionalen Ebenen bauen sich im nächsten Schritt kognitive Schemata auf. Etwa ab dem zweiten Lebensjahr beginnt das Kind, durch Sprache und mentale Repräsentationen seine Umwelt zunehmend symbolisch zu verarbeiten. Dabei entstehen kognitive Strukturen – innere Modelle über die Welt, über andere Menschen und über sich selbst. Diese mentalen Modelle sind keine objektiven Abbilder der Realität, sondern Konstruktionen, die aus wiederholten Erfahrungen, Schlussfolgerungen und Bewertungen hervorgehen. Sie wirken als Filter, durch den alle neuen Erfahrungen interpretiert werden.

Wir reagieren also nicht auf die Welt, wie sie ist, sondern auf die Welt, wie wir sie erleben – geprägt von unseren inneren Modellen. Wer die Welt als bedrohlich erlebt, wird selbst in sicheren Situationen wachsam bleiben. Wer glaubt, nicht liebenswert zu sein, wird Zuwendung möglicherweise nicht erkennen oder gar abwehren.

Wenn ein Kind zum Beispiel immer wieder spürt, dass seine Bedürfnisse nicht gehört oder nicht ernst genommen werden, dann entsteht vielleicht der

Glaube »Ich bin zu viel« oder »Ich bin nicht wichtig«. Wenn es erfährt, dass Zuneigung an Leistung geknüpft ist, könnte sich der Gedanke einprägen: »Ich muss etwas leisten, um geliebt zu werden.« Es sind diese leisen, inneren Überzeugungen, die uns prägen – nicht, weil sie objektiv wahr wären, sondern weil sie sich in entscheidenden Momenten als Erklärung anbieten.

Diese Schemata entstehen in Wechselwirkung mit dem Bindungsmuster: Das, was frühkörperlich gefühlt wurde, wird nun mental interpretiert und in narrative Strukturen überführt. Wiederholte Erfahrungen verstärken diese Muster oder bauen neue aus, kognitive Verzerrungen wie der Konfirmationsbias (die Tendenz, Informationen so zu verarbeiten, dass sie bestehende Überzeugungen bestätigen) stabilisieren sie. Zusätzlich schützen protektive psychische Mechanismen – wie Abwehr, Rationalisierung oder Verdrängung – die einmal etablierte Struktur, weil sie ein kohärentes Selbstgefühl sichern, auch wenn dieses leidvoll oder einschränkend ist.

Diese kognitiven Schemata sind also nicht nur »Gedanken«, sondern bilden das geistige Gerüst unseres Selbstbildes. Während der Bindungstyp eher tief verkörpert und emotional verankert ist, sind die kognitiven Schemata mental konstruiert. Beide Ebenen existieren gleichzeitig und wirken zusammen: Es gibt das unmittelbare, körperlich gefühlte »Ich bin sicher« oder »Ich bin unsicher« – und es gibt die mental interpretierte Überzeugung: »Ich darf mich nicht zeigen«, »Ich muss alles allein schaffen« oder »Niemand ist für mich da«.

Kognitive Schemata beginnen sich etwa ab dem zweiten Lebensjahr zu entwickeln, wenn Kinder erste Selbstrepräsentationen bilden und einfache Ursache-Wirkungs-Zusammenhänge erkennen (»Wenn ich weine, kommt Mama«). Zwischen drei und sechs Jahren abstrahieren sie zunehmend aus wiederkehrenden Erfahrungen – es entstehen generalisierte Überzeugungen wie »Ich bin lieb = ich werde gemocht«.

Narratives Selbst

Ab etwa sechs Jahren bis hin zur Pubertät werden diese inneren Modelle nun stabiler, strukturierter und zunehmend sprachlich, moralisch und logisch verankert. Das Kind beginnt, sich selbst mit anderen zu vergleichen und ein konsistentes Selbstbild zu formen. Daraus entsteht eine weitere Ebene: unsere narrative Identität. Sie ist der Versuch, unserem inneren Erleben eine Form, eine Geschichte zu geben. Sie ist das Ergebnis einer fortlaufenden Selbstkonstruktion, bei der wir Erlebnisse, Erfahrungen und Überzeugungen in eine kohärente Geschichte über uns selbst einbetten. Diese Narrative sind kein fester Monolith, sondern ein dynamisches Gefüge aus Selbstbildern, Zuschreibungen und Sinnzuschreibungen.

Wir fügen unsere Erlebnisse zu Geschichten zusammen. Aus einzelnen Ereignissen wird ein roter Faden. Aus Überzeugungen werden Charakterzüge. Aus Brüchen werden Wendepunkte. Wir erzählen uns selbst, wer wir sind – und warum wir so geworden sind.

Zum Beispiel: »Ich bin jemand, der nie gesehen wurde«, oder: »Ich bin stark, weil ich niemandem vertraut habe.« In diesen Geschichten kann sowohl Begrenzung als auch tief empfundener Sinn liegen. Denn sie geben Struktur, Kontext und Bedeutung. Auch wenn sie subjektiv und teilweise verzerrt sind, helfen sie uns, Kontinuität im eigenen Leben zu erleben.

Diese narrative Ebene wirkt oft subtil, aber nachhaltig. Sie formt unsere Identifikation mit bestimmten Rollen, Mustern und Selbstbildern. Und obwohl sie auf kognitiven Schemata aufbaut, geht sie über diese hinaus, weil sie biografisch, emotional und existenziell zugleich ist. Wer wir glauben zu sein, ergibt sich aus der Geschichte, die wir über uns selbst erzählen.

Manche Menschen halten sehr fest an dieser Geschichte, weil sie ihnen Stabilität gibt. Andere spüren, dass die Geschichte nicht mehr passt, dass sie zu eng geworden ist. Doch was uns alle miteinander verbindet: Wir leben in dieser Erzählung. Und sie wirkt. Denn sie bestimmt, was wir für möglich halten. Sie färbt unsere Entscheidungen, unsere Beziehungen, unsere Träume.

Das narrative Selbst beginnt sich etwa zwischen dem vierten und sechsten Lebensjahr zu entwickeln und entfaltet sich dann über viele Jahre hinweg immer weiter. Es entsteht, sobald ein Kind in der Lage ist, zeitliche Zusammenhänge herzustellen und über sich selbst in der Vergangenheit, Gegenwart und Zukunft zu sprechen – also biografisch zu denken.

Etwa ab dem vierten Lebensjahr beginnen Kinder, einfache Erzählungen über sich selbst zu konstruieren. Sie sagen Dinge wie »Ich war traurig, weil Mama nicht da war« – erste Hinweise darauf, dass sie ihre Erlebnisse nicht nur spüren, sondern ihnen auch Bedeutung beimessen. In diesem Alter stabilisiert sich, dass es ein »Ich« gibt, das bleibt – trotz wechselnder Gefühle, Situationen und Rollen.

Zwischen dem fünften und siebten Lebensjahr werden diese inneren Geschichten klarer strukturiert. Kinder erzählen zunehmend mit Anfang, Mitte und Ende, mit Handlung, Ursache und Wirkung. Sie begreifen sich selbst als Figur in einer Geschichte – als jemand, der handelt, fühlt, denkt und Konsequenzen erfährt. Gleichzeitig prägen soziale Rückmeldungen das entstehende Selbstbild: »Ich bin mutig«, »Ich bin laut«, »Ich bin jemand, der hilft.«

Im Grundschulalter – etwa zwischen acht und zwölf Jahren – wächst die Fähigkeit, nicht nur äußere Ereignisse, sondern auch innere Zustände zu erzählen. Kinder beginnen, ihre Gedanken und Gefühle in Beziehung zueinander zu setzen, und entwickeln so erste bedeutungsstiftende Narrative: »Ich bin gut in Mathe, weil ich fleißig bin«, oder auch: »Ich habe keine Freunde, weil ich irgendwie anders bin.« Aus Einzelerlebnissen wird ein innerer Zusammenhang. Das Selbst wird als etwas Ganzes, als etwas Wiedererkennbares erlebt – mit Eigenschaften, Mustern und einer biografischen Linie.

Mit Beginn der Adoleszenz wird dieses narrative Selbst nochmals differenzierter. Jugendliche beginnen, sich selbst in einem größeren Zusammenhang zu verorten – im sozialen Gefüge, in Werten, in Zukunftsvorstellungen. Sie erzählen sich nicht mehr nur, was war, sondern auch, warum es so war – und wie es sie geprägt hat. Es entstehen erste Lebensmythen: innere Erzählungen, die erklären sollen, warum man ist, wie man ist.

Störungen in der Entwicklung des Selbst

Entwicklungsbasierte Traumata – also frühe, oft wiederholte Erfahrungen von Überforderung, emotionaler Vernachlässigung oder inkohärenter Beziehungsgestaltung – hinterlassen tiefe Spuren im Prozess der Selbstentwicklung. Sie betreffen nicht nur einzelne Aspekte unseres Selbst, sondern können die gesamte Entfaltung der Identität verzerren, hemmen oder fragmentieren. Anders als akute Schocktraumata, die oft mit einem einzelnen, klar identifizierbaren Ereignis verbunden sind, wirken entwicklungsbasierte Traumata subtiler, chronischer und inmitten des ganz normalen Alltags.

Manche dieser Erfahrungen sind offensichtlich: Gewalt, Vernachlässigung, Missbrauch oder massive emotionale Unverfügbarkeit. Doch viel häufiger zeigen sich entwicklungsbasierte Traumata in unfassbar feinen Nuancen: ein wiederholtes Überschreiten von Grenzen, ein Mangel an Resonanz, ein Klima subtiler Scham oder ständiger Bewertung. Das Spektrum reicht von eindeutig bis kaum benennbar – und gerade die letzteren Formen sind oft schwer zu fassen, weil sie im Rahmen von »normaler« Erziehung oder sozialen Normen stattfinden. In den frühesten Schichten des Selbst – dem Körperselbst und den Bindungserfahrungen – wirken diese Traumata besonders tief. Wenn das Nervensystem eines Kindes wiederholt mit Unsicherheit, emotionaler Unverfügbarkeit oder gar Ablehnung konfrontiert ist, beginnt es, sich auf Überleben und Selbstschutz auszurichten statt auf Entfaltung und Beziehung.

Das Kind lernt nicht: »Ich bin sicher«, sondern: »Ich muss wachsam sein!«, »Ich darf mich nicht zeigen«, »Nähe ist gefährlich«. Diese frühen Prägungen werden zu einem impliziten Skript, das später schwer zugänglich ist, aber dauerhaft wirksam bleibt – besonders in Beziehungen, in Momenten der Verletzlichkeit und in der Fähigkeit, sich selbst zu regulieren.

Ein eindrückliches Beispiel aus der Epigenetik zeigt, wie tief solche Prägungen reichen: In einer bekannten Studie an Ratten entdeckten Forscher[2], dass Jungtiere, die von ihren Müttern wenig Fürsorge und körperliche Nähe erhielten, dauerhaft veränderte Stressreaktionen entwickelten. Ihr Körper schüttete mehr Stresshormone aus, und das Gen, das normalerweise diesen Stress reguliert, war durch sogenannte epigenetische Markierungen blockiert – als hätte der Organismus selbst beschlossen: *»Diese Welt ist gefährlich – ich muss wachsam bleiben.«*

Der dahinterliegende Mechanismus ist bemerkenswert: Unser Organismus passt sich an die Umwelt an. Er beobachtet, ob die Welt sicher ist oder nicht – und steuert auf dieser Grundlage, welche Gene aktiv werden. In einem sicheren Umfeld werden Gene gefördert, die Wachstum, Lernfähigkeit und emotionale Regulierung unterstützen. Wird hingegen eine unsichere, instabile oder feindliche Umwelt wahrgenommen, schaltet das System auf Überleben – und aktiviert genetische Programme, die Hypervigilanz (erhöhte Wachsamkeit), Rückzug und Stresssensitivität begünstigen.

Man könnte sagen: Die Gene sind das Buch, aber die Epigenetik entscheidet, welche Kapitel aufgeschlagen werden und welche zugeklappt bleiben. Diese Anpassung ist evolutionär sinnvoll – denn sie erhöht die Überlebenschancen in gefährlichen Umwelten. Doch was kurzfristig schützt, kann langfristig belasten: Wenn der Körper dauerhaft auf Bedrohung eingestellt bleibt, selbst wenn längst Sicherheit möglich wäre, wird Entwicklung blockiert. Frühe Beziehungserfahrungen schreiben sich nicht nur in unser Erleben ein, sondern auch in unsere Biologie. Und sie tun das oft leise, aber tief – im Dienst des Überlebens, mit Folgen für unsere Fähigkeit zu fühlen, uns zu binden, zu vertrauen.

Diese tiefgreifenden Prägungen auf biologischer Ebene spiegeln sich unweigerlich auch in der inneren Struktur des Selbst wider. Denn was epigenetisch als Anpassung an eine unsichere Welt codiert wird, zeigt sich psychisch als chronische Anspannung, emotionale Taubheit oder das Gefühl, nie ganz man selbst sein zu dürfen.

Ein zentraler Aspekt entwicklungsbasierter Traumatisierung ist dabei der Verlust von Kontinuität im Erleben des Selbst. Wenn äußere Spiegelung fehlt oder widersprüchlich ist, entsteht kein stabiles Gefühl von »Ich bin«. Stattdessen entwickeln sich oft brüchige Selbstbilder, innere Leere oder das Gefühl, sich selbst nicht wirklich zu spüren. In extremen Fällen kann es zu einer Fragmentierung des Selbst kommen – einzelne Teile der Persönlichkeit übernehmen dann isoliert bestimmte Funktionen wie Schutz, Kontrolle, Anpassung oder Rückzug. Auch die emotionalen Regulationsmuster verändern sich unter dem Einfluss von Entwicklungstraumata. Das Nervensystem, das eigentlich Resonanz, Sicherheit und Erregungsregulation lernen sollte, entwickelt stattdessen Überlebensstrategien. Emotionen werden nicht gehalten, sondern gemieden, kontrolliert oder entgrenzt ausagiert.

Auf kognitiver Ebene führt entwicklungsbasiertes Trauma zu inneren Überzeugungen, die das Selbstbild tiefgreifend verzerren. Es wird nicht nur geglaubt, dass mit der Welt etwas nicht stimmt – sondern dass mit *ihnen selbst* etwas nicht stimmt. Es entstehen Glaubenssätze wie »Ich bin nicht liebenswert«, »Ich darf keine Fehler machen«, »Ich bin schuld«. Diese kognitiven Schemata sind nicht bloß gedankliche Irrtümer, sondern Identifikationen mit einer inneren Not – Ausdruck eines Selbst, das sich nicht sicher verankern konnte. Auch das narrative Selbst wird durch diese Prägungen geprägt. Die Geschichten, die sich Menschen mit entwicklungsbasiertem Trauma über sich selbst erzählen, sind häufig durchzogen von Brüchen, innerem Schmerz oder kompensatorischer Überhöhung. Manche erzählen sich, dass sie stark sind, weil sie nie Hilfe gebraucht haben – während darunter eine tiefe Sehnsucht nach Gesehenwerden liegt. Andere empfinden sich als Opfer ihres Lebens, unfähig, Einfluss zu nehmen, weil sie früh lernen mussten, dass ihre Bedürfnisse bedeutungslos sind.

Diese traumabedingten Narrative sind nicht falsch – sie sind in einem bestimmten Kontext entstanden, in dem sie vielleicht sogar überlebensnotwendig waren. Doch sie sind oft eng, starr und wiederholend. Sie hindern Menschen daran, neue Erfahrungen zuzulassen, sich anders zu erleben oder über die alten Muster hinauszuwachsen.

»Normaler« Schmerz oder entwicklungsbasiertes Trauma?

Wo genau die Grenze zwischen »normaler Herausforderung« und entwicklungsbasiertem Trauma verläuft, ist nicht klar definiert. Es gibt keine objektive Messlatte. Doch ein praktisches Kriterium kann sein: Wenn Lebensbereiche in einem bestimmten Bereich nicht flexibel, sondern starr, repetitiv oder schmerzhaft erscheinen – dann lohnt es sich, hinzuschauen.

Wenn sich ein Muster zeigt, das ursprünglich als Schutzstrategie entstand, heute aber unsere Lebendigkeit, Beziehungsfähigkeit oder Handlungsfreiheit begrenzt, dann spricht vieles dafür, dass hier eine frühkindliche Prägung wirkt, die wir als entwicklungsbasiertes Trauma verstehen können. Nicht das Ereignis selbst ist entscheidend, sondern die Art, wie unser System gelernt hat, sich anzupassen – und wie sehr diese Anpassung uns heute noch bindet.

Das bedeutet auch: Je weiter wir uns persönlich und gesellschaftlich entwickeln, desto feiner und subtiler können wir die Prägungen erkennen, die uns formen – und begrenzen. Entwicklungsbasierte Traumata sind kein fest umrissenes Krankheitsbild, sondern ein dynamisches Konzept, das sich mit wachsendem Bewusstsein weiter entfaltet. Was uns früher als völlig »normal« erschien, kann rückblickend in einem neuen Licht erscheinen – nicht weil sich das Ereignis verändert hat, sondern weil unser innerer Referenzrahmen gewachsen ist.

Man könnte sagen: Je höher unser Entwicklungsniveau ist, desto feiner wird unser Sensorium für Verletzungen, die früher unter dem Radar geblieben wären. Ein anschauliches Bild: Stell dir eine Gesellschaft vor, in der es zur Begrüßung völlig üblich ist, sich mit einer Keule auf den Kopf zu schlagen. Niemand empfindet das als übergriffig – es gehört einfach dazu. Doch wenn du eines Tages in ein Land kommst, in dem man sich stattdessen mit einem Lächeln und einem freundlichen Blick begegnet, beginnst du zu realisieren, wie roh und schmerzhaft deine bisherige »Normalität« war. Erst im Kontrast wird sichtbar, was du bis dahin nicht benennen konntest.

Ähnlich verhält es sich mit inneren Mustern: Solange unsere Umwelt und unser inneres Bezugssystem auf einem bestimmten Level funktionieren, erscheinen bestimmte Dynamiken selbstverständlich. Doch mit wachsender Selbstwahrnehmung, mit mehr Sicherheit, mehr Verbundenheit und mehr innerer Differenzierung verändert sich der Blick. Plötzlich wird spürbar, wie eng bestimmte Rollen, Glaubenssätze oder Beziehungsmuster waren – und dass sie nicht Ausdruck unserer Natur sind, sondern Ausdruck eines einst notwendigen Schutzes.

So zeigt sich: Der Maßstab dafür, was wir als Trauma erkennen, verschiebt sich mit unserer Reifung. Nicht weil wir empfindlicher werden – sondern weil wir freier, feiner und menschlicher werden.

Bewältigung von entwicklungsbasiertem Trauma

Jetzt fragst du dich vielleicht: Wenn ein entwicklungsbasiertes Trauma letztlich eine Anpassung ist, die unsere heutige Persönlichkeit mitgeformt hat – ist es dann überhaupt möglich, ein solches Trauma zu bewältigen? Und die klare Antwort ist: Ja, das ist möglich.
Vielleicht stellst du dir auch mittlerweile die Frage, was der Atem mit all dem zu tun hat. Genau auf diese beiden zentralen Fragen gehen wir im nächsten Abschnitt ein.

Zur Bewältigung von entwicklungsbasiertem Trauma helfen uns grundsätzlich ähnliche Werkzeuge wie bei situationsbasiertem Trauma – allem voran: Präsenz. Es geht darum, mit Empfindungen und Gefühlen in Kontakt zu kommen, die damals nicht vollständig verarbeitet werden konnten. Diese Gefühle dürfen nun neu erlebt werden – in einem anderen inneren Raum, mit mehr Bewusstsein, mehr Sicherheit, mehr Mitgefühl. Ziel ist es, sie behutsam zurück ins Fenster der Toleranz zu holen – also in einen Bereich, in dem sie gefühlt und integriert werden können, ohne zu überwältigen.

Denn Trauma ist nie einfach nur ein äußeres Ereignis. Trauma ist immer eine innere Erfahrung – eine Erfahrung, die nicht gehalten werden konnte. In dem Moment, als das Überwältigende geschah, war unser System damit überfordert. Es konnte nicht regulieren, nicht verarbeiten, nicht integrieren. Wenn wir heute – in einem sicheren Rahmen – mit diesen alten Empfindungen erneut in Kontakt treten, verändert sich etwas Grundlegendes.

Genau hier kann der Atem eine Schlüsselrolle spielen. In tieferen Atemprozessen können emotionale Inhalte an die Oberfläche steigen, die bislang im Körper gebunden waren.* Der entscheidende Unterschied: Heute können wir diesen Empfindungen mit Präsenz begegnen. Statt wie damals in Angst, Erstarrung oder Panik zu geraten, erleben wir sie neu – gehalten, begleitet, angenommen. In einem sicheren Raum, oft unterstützt durch eine erfahrene Begleitung. So entsteht die Möglichkeit, eine Erfahrung zu vollenden, die damals abgebrochen werden musste.

Doch bei entwicklungsbasiertem Trauma reicht dieser Prozess alleine oft nicht aus. Während sich viele situationsbasierte Traumata durch das bewusste Nachfühlen und Neu-Erleben integrieren lassen, braucht es bei tief verankerten, frühen Verletzungen noch weitere Schritte.

Die Grundlage für dieses Modell geht auf meinen inzwischen verstorbenen Mentor Dr. Daniel P. Brown zurück, der viele Jahre klinische Psychologie an der Harvard-Universität lehrte. Über zwei Jahrzehnte entwickelte er ein komplexes Modell zur Heilung von Bindungsstörungen, das ausschließlich in der Zusammenarbeit mit erfahrenen Therapeut:innen angewandt wird.

Aufbauend auf diesem Ansatz habe ich – durch eigene Forschung, therapeutische Arbeit und praktische Erfahrung – ein praxisnahes Modell entwickelt, das sich auf ein breiteres Spektrum entwicklungsbezogener Traumata anwenden lässt. Die drei zentralen Aspekte, die notwendig sind, um entwicklungsbasiertes Trauma zu bewältigen, sind:

---

* Diese sollten stets mit professioneller Begleitung durchgeführt werden.

1. Positive Erfahrungen von Co-Regulation
2. Entwicklung metakognitiver Intelligenz
3. Nachnähren von Qualitäten, die gefehlt haben

Jeder einzelne dieser Aspekte ist in der Traumaforschung gut belegt – in ihrer Verbindung jedoch zeigen sie ein besonders kraftvolles Potenzial, insbesondere in der Arbeit mit entwicklungsbezogenen Traumata. In klassischer Psychotherapie zeigen sie bereits beachtliche Wirkung – doch in Verbindung mit Atemarbeit entfalten sie ein noch tieferes, unmittelbar erfahrbares Veränderungspotenzial.

Im nächsten Abschnitt gehen wir tiefer auf jeden der Aspekte ein und dürfen entdecken, welche Rolle Atemarbeit dabei spielen kann.

Positive Erfahrungen von Co-Regulation

Erinnern wir uns an das Kapitel über Selbstregulation: Wie bedeutsam und wertvoll es ist, den eigenen inneren Zustand bewusst gestalten und verändern zu können. Doch Selbstregulation geschieht nie im luftleeren Raum. Unser Nervensystem existiert nicht isoliert – es ist Teil eines fein verwobenen Netzes von Beziehungen. Es beeinflusst andere und wird gleichzeitig von anderen beeinflusst.

Wenn ein Mensch mit schlechter Laune in einen Raum tritt, in dem du dich gerade noch ausgeglichen gefühlt hast, verändert sich dein Zustand. Ebenso kann ein Mensch, der in tiefer Freude und Offenheit präsent ist, die Atmosphäre mit seinem inneren Zustand regelrecht durchfluten. Wir kennen das aus dem Alltag: an der Supermarktkasse oder in der Bäckerei. Eine freundliche, zugewandte Kassiererin kann Kunden sichtbar aufblühen lassen – genauso wie eine gestresste oder mürrische Haltung eine gewisse Schwere in den Raum bringen kann.

Je enger die Beziehung, desto stärker dieser Effekt. Ob Partner:in, Kind oder Eltern – ihre emotionale Verfassung hat eine direkte Wirkung auf uns. Das ist ein Ausdruck eines zutiefst menschlichen Prinzips: Co-Regulation.

Der Mensch ist kein Einzelwesen. Unsere Spezies hat nicht deshalb überlebt, weil der oder die Einzelne besonders stark war, sondern weil wir in der Lage waren, uns aufeinander einzuschwingen, emotional zu synchronisieren, in Gruppen zu kooperieren.

Co-Regulation als evolutionärer Vorteil

Eine einflussreiche Theorie aus der Evolutionsforschung – bekannt als die »Social Brain Hypothesis« – besagt, dass die Fähigkeit zur sozialen und emotionalen Verbundenheit ein entscheidender Überlebensvorteil des Homo sapiens gegenüber dem Neandertaler war.[22] Diese Theorie wurde maßgeblich vom britischen Evolutionspsychologen Robin Dunbar entwickelt und geht davon aus, dass sich unser Gehirn vor allem deshalb so stark entwickelte, weil wir in immer komplexeren sozialen Gefügen lebten.

Während Neandertaler körperlich kräftiger waren – mit größeren Knochen, dichterer Muskulatur und insgesamt robusterem Körperbau –, scheinen sie in kleineren, weniger vernetzten Gruppen gelebt zu haben. Auch rein kognitiv gibt es keinen Grund zur Annahme, dass sie uns unterlegen waren. Die etwas kleineren, etwas schwächeren Homo sapiens hingegen waren bereits früh darauf spezialisiert, in dynamischen, kooperativen Gemeinschaften zu leben, sich aufeinander abzustimmen, emotionale Zustände gegenseitig zu regulieren und stabile soziale Beziehungen aufzubauen.

Laut dieser Theorie war es also weniger körperliche Stärke als vielmehr die Fähigkeit zur Co-Regulation, zur Empathie und zur sozialen Zusammenarbeit, die langfristig das Überleben sicherte. So entstand ein Menschentyp, der sich nicht nur durch kognitive Intelligenz, sondern vor allem durch soziale Intelligenz auszeichnete – und genau das dürfte einer der Gründe dafür sein, dass Homo sapiens bis heute existieren, während der Neandertaler ausstarb.

Die Wurzeln unserer inneren Sicherheit

Diese Fähigkeit zur Co-Regulation ist in keiner Lebensphase so entscheidend wie in der frühen Kindheit. Denn in diesen ersten Jahren wird der emotionale Boden bereitet, auf dem unser ganzes späteres Leben gedeiht – oder ins Wanken gerät.

Wenn wir als Kinder in einem Umfeld aufwachsen, in dem unsere inneren Zustände gespiegelt, gehalten und beruhigt werden, dann entsteht in uns eine erste innere Landkarte für Selbstregulation. Wir lernen: *Ich bin spürbar. Ich werde gehalten.*

Und aus dieser Erfahrung heraus wächst ein tiefes verkörpertes Vertrauen: *Ich kann mich selbst halten.*

Fehlen solche verlässlichen Spiegelungen – etwa weil unsere Bezugspersonen emotional abwesend, überfordert oder widersprüchlich waren –, übernimmt etwas anderes das Ruder. Das Nervensystem sucht sich dann eigene Wege, um mit Stress und Überforderung umzugehen. Diese Wege funktionieren oft kurzfristig – durch Rückzug, Kontrolle, Ablenkung oder Anspannung –, sind langfristig jedoch meist wenig hilfreich. Die Psychologie spricht in diesem Zusammenhang von maladaptiven Formen der Selbstregulation, also unbewussten Überlebensstrategien, die auf Dauer mehr kosten, als sie nützen.

Diese frühen Erfahrungen prägen auch, wie wir uns binden. Menschen, die in ihrer Kindheit eine konsistente, liebevolle Co-Regulation erleben durften, entwickeln meist eine sichere Bindung: Sie vertrauen darauf, dass Nähe trägt. Wer hingegen emotionale Instabilität oder emotionale Vernachlässigung erlebt hat, trägt oft einen unsicheren Bindungsstil in sich – und mit ihm ein ständiges inneres Ringen um Nähe, Distanz, Kontrolle oder Rückzug.

Interessanterweise zeigt sich im Erwachsenenalter eine Art Umkehrung dieses Prinzips: Wer keine gesunde Selbstregulation entwickeln konnte, tut sich auch mit echter Co-Regulation schwer. Denn wenn ich mich selbst nicht halten kann, werde ich von den emotionalen Zuständen anderer entweder überwältigt – oder ich verschließe mich, um mich zu schützen.

So entsteht ein Kreislauf: In der Kindheit befähigt uns positive Co-Regulation zur Selbstregulation. Und im Erwachsenenleben erlaubt uns reife Selbstregulation, in die Tiefe der Co-Regulation mit anderen einzutauchen. Selbstregulation und Co-Regulation bedingen einander. Sie sind zwei Seiten derselben inneren Bewegung.

Die Fähigkeit, uns selbst zu regulieren, hat ihre Wurzeln in den frühesten Momenten unseres Lebens. Denn als Neugeborene und Kleinkinder besitzen wir kaum Möglichkeiten, mit innerem Stress oder Überforderung eigenständig umzugehen. Wir sind auf unsere Bezugspersonen angewiesen – auf ihre Feinfühligkeit, ihre Reaktion, ihre emotionale Präsenz.

Unsere erste Form der Kommunikation ist schlicht – aber kraftvoll: das Weinen.

Ein Baby erlebt ein inneres Ungleichgewicht – Hunger, Müdigkeit, Schmerz, Reizüberflutung – und drückt diesen Zustand über das Weinen aus. Im Idealfall reagiert eine liebevolle, verbundene Mutter oder ein anderer feinfühliger Mensch. Sie spürt: *Ah, mein Kind braucht Nähe. Es ist müde. Es hat Hunger.* Und sie handelt entsprechend.

Durch diese immer wiederkehrende Erfahrung – *ich sende ein Signal aus, und jemand reagiert liebevoll darauf* – entsteht beim Kind ein inneres Muster: *Ich bin nicht allein mit meinem Schmerz. Ich werde gehalten. Mein Zustand kann sich verändern.*

Diese frühen Erfahrungen bilden das Fundament, auf dem sich die Fähigkeit zur Selbstregulation aufbaut. Sie prägen, wie wir mit Stress, Unruhe und emotionaler Überforderung umgehen – und ob wir das Gefühl entwickeln, in unserer inneren Welt sicher zu sein.

Im weiteren Verlauf der Kindheit verfeinert sich dieses Grundmuster. Wenn ein Kind immer wieder erlebt, dass es mit seinen unangenehmen Gefühlen nicht allein bleibt, sondern diese im Kontakt mit einer stabilen Bezugsperson verarbeitet und beruhigt werden, dann beginnt es allmählich, diese Funktion zu internalisieren.

Es entwickelt ein inneres Gegenüber. Eine Stimme, ein Gefühl, ein inneres Halten, das mit der Zeit unabhängiger vom äußeren Gegenüber wird – und doch immer aus dieser ersten Beziehung gespeist ist. Gleichzeitig ist dieser Prozess natürlich vielschichtig. Es geht nicht nur um einfache Reiz-Reaktionsmuster, sondern um feine Abstimmungen, um Resonanz, um Verkörperung. Um die vielen kleinen emotionalen Tänze zwischen Kind und Bezugspersonen, in denen Regulation nicht nur *geschieht*, sondern *gelehrt und gelernt* wird – durch Nähe, durch Beruhigung, durch das geteilte Atmen, das gemeinsame Schwingen.

Nähe und Distanz

Ein besonders prägendes Beispiel für diesen Lernprozess ist der Umgang mit Nähe und Distanz. Im Leben – selbst in den innigsten Beziehungen – ist es nicht möglich, dauerhaft in Nähe zu verweilen. Es gibt Momente der Trennung, des Alleinseins, des Rückzugs. Schon allein räumlich können wir nicht ständig bei unserem Partner, unserer Partnerin oder einem geliebten Menschen sein. Diese Wechsel zwischen Kontakt und Entfernung sind ein essenzieller Bestandteil menschlicher Beziehungserfahrung. Auch Kinder machen diesen

Übergang früh durch. Zunächst geschieht Co-Regulation fast ausschließlich durch körperliche Nähe zur Bezugsperson. Doch mit der Zeit kommt die Erfahrung hinzu: *Meine Mutter ist nicht immer da – aber sie kommt wieder.*

Diese Erfahrung ist grundlegend. Das Kind lernt: Nähe ist da. Dann geht sie – aber sie kehrt zurück. Dieses zyklische Erleben stärkt das Vertrauen, dass Beziehungen Verlässlichkeit haben, auch wenn sie nicht dauerhaft präsent sind.

Wenn ein Kind etwa in den Kindergarten kommt, erfährt es physische Trennung. Doch wenn die Rückkehr der Bezugsperson liebevoll, verlässlich und präsent geschieht, lernt das Kind: *Distanz bedeutet nicht Verlust.* Diese Fähigkeit, Nähe und Distanz auszuhalten und Übergänge zwischen beiden zu integrieren, bildet ein zentrales Element emotionaler Reife. Sie trägt dazu bei, ein stabiles Selbstbild und eine gesunde Fähigkeit zur Co-Regulation zu entwickeln.

Wir lernen, mit verschiedenen Zuständen umzugehen: mit Verbindung und Alleinsein. Wir erkennen, dass Distanz nicht bedrohlich ist – und Nähe nicht gefährlich. Dass wir beides halten können, ohne uns selbst zu verlieren.

Doch nicht alle von uns haben diese Erfahrung machen dürfen. Einige von uns wurden früh mit emotionaler Kälte oder inkonsistenter Nähe konfrontiert. Vielleicht haben wir als Babys geschrien – und wurden nicht gehört. Vielleicht haben wir als Kinder Nähe gesucht – und fanden Ablehnung. Oder vielleicht wurde der Übergang zwischen Nähe und Distanz nie sanft vermittelt, sondern war abrupt und überfordernd – etwa durch einen unbegleiteten Start in den Kindergarten oder durch emotionale Unverfügbarkeit in entscheidenden Momenten.

Solche Erfahrungen hinterlassen Spuren. Wenn Nähe plötzlich verschwindet oder wenn Distanz als existenzielle Bedrohung erlebt wurde, kann sich ein tiefes Gefühl von Unsicherheit in unserem System verankern. Diese Unsicherheit beeinflusst unsere Beziehungen im Erwachsenenleben – oft ohne dass wir es bewusst merken.

Wir beginnen dann, bestimmte Zustände zwanghaft zu vermeiden oder festzuhalten. Wir klammern an Nähe, weil Distanz uns ängstigt. Oder wir ziehen uns zurück, sobald Nähe entsteht – aus Angst, sie könnte wieder verloren gehen. Besonders schwerwiegend ist es, wenn wir gelernt haben, Nähe mit Verletzungen gleichzusetzen.

Dieses Vermeidungsverhalten führt häufig zu Blockaden im Bereich der Co-Regulation. Gerade in romantischen Beziehungen zeigt sich das: Wir wollen Nähe, aber sie überfordert uns. Wir sehnen uns nach Verbindung, aber sie konfrontiert uns mit alten Wunden.

Und genau hier begegnen wir einem tiefen menschlichen Paradoxon: dem Spannungsfeld zwischen Nähe und Schutz – zwischen unserem Bedürfnis nach Verbundenheit und unserem gleichzeitigen Drang nach Sicherheit.

Auf einer biologischen Ebene teilen wir mit allen Lebewesen einen grundlegenden Überlebensimpuls. Ob Fisch, Reptil, Vogel oder Säugetier – allen ist ein tief verwurzelter Reflex eigen, sich im Angesicht von Gefahr zurückzuziehen, Grenzen zu setzen, sich von der Umwelt abzugrenzen, um das eigene Überleben zu sichern. Auch wir Menschen tragen diesen archaischen Schutzmechanismus in uns.

Doch gleichzeitig besitzen wir eine Fähigkeit, die uns als Spezies besonders macht: die Fähigkeit zur bewussten, feinfühligen Verbindung. Wir sehnen uns nach Nähe, nach Resonanz, nach Zugehörigkeit. Wir brauchen Bindung – nicht nur für unser seelisches Wohlbefinden, sondern für unser physisches und psychisches Überleben.

Diese beiden Impulse – Schutz und Verbindung – sind keine Gegensätze im eigentlichen Sinne. Sie sind wie zwei Pole eines inneren Schwingungssystems. Wenn wir uns nicht sicher fühlen, können wir uns nicht wirklich verbinden. Und wenn wir uns tief verbunden fühlen, schwindet das Bedürfnis, uns zu schützen.

In einem sicheren, regulierten Zustand öffnet sich unser System von ganz allein. Wir entspannen unsere Schutzmauern. Unser Blick wird weich, unsere Stimme wird warm, unsere Körperhaltung empfänglicher. Doch wenn wir Gefahr wittern – sei sie real oder nur innerlich erlebt –, dann zieht sich das System reflexhaft zurück. Verbindung wird zur Bedrohung und das Bedürfnis nach Nähe kollidiert mit dem Instinkt, sich zu schützen.

Verstehen wir dieses Wechselspiel, beginnen wir, mit uns selbst und mit anderen milder umzugehen.

Denn so oft erleben wir genau das in unseren Beziehungen: dass wir uns nach Nähe sehnen – und zugleich zurückweichen. Dass wir Verbindung wünschen – und uns doch abschotten. Nicht, weil wir widersprüchlich oder beziehungsunfähig wären, sondern weil in uns zwei lebenswichtige Systeme aktiv sind, die in feiner Abstimmung stehen wollen. Diese Dynamik bildet die Grundlage für jede Form emotionaler Regulation. Denn in dem Maß, in dem wir uns sicher fühlen – körperlich, emotional, relational –, kann unser Nervensystem in die Verbindung gehen.

Sicherheit

Sie ist die Grundlage.
Nicht Sicherheit im Außen, sondern ein tief verkörpertes Empfinden von: *Ich bin sicher in mir. Ich bin willkommen in meiner Haut.* Denn wenn wir uns selbst unsicher fühlen, senden wir – meist unbewusst – Signale von Gefahr aus. Unser Nervensystem spricht lauter als unsere Worte.

Vielleicht kennst du das: Jemand sagt freundlich: *»Du bist hier willkommen«*, doch in dir zieht sich etwas zusammen. Etwas stimmt nicht. Der Körper spürt, was der Verstand noch nicht benennen kann. Und umgekehrt: Manchmal sagt jemand gar nichts – und du fühlst dich trotzdem zutiefst gesehen, gehalten, willkommen.

Co-Regulation geschieht auf dieser feinen, körperlich spürbaren Ebene. Nicht in erster Linie durch Worte, sondern durch Gestik, Mimik, Tonfall, Präsenz. Durch das, was nicht gesagt, sondern *ausgestrahlt* wird.

Wenn wir selbst in Sicherheit ruhen – wenn unser Nervensystem geerdet, reguliert, offen ist –, senden wir genau diese Signale aus. Ein Mensch, der sich in sich selbst sicher fühlt, wird auf natürliche Weise zu einem sicheren Hafen für andere. Menschen öffnen sich, vertrauen, lassen los in der Anwesenheit solcher Menschen. Das bedeutet, dass Sicherheit die zentrale Eigenschaft ist, welche die Co-Regulation überhaupt erst möglich macht. Ein Mensch, der Sicherheit im eigenen Inneren kennt, hat tausend Wünsche, aber ein Mensch, der sich in Unsicherheit befindet, hat nur einen einzigen: Sicherheit.

Wenn ein Mensch sich nicht sicher fühlt, kann er auch nicht wirklich in Beziehung treten. Zumindest nicht auf tiefer, authentischer Ebene. Was dann geschieht, ist vielmehr ein automatisiertes Abspielen von Überlebensmustern – Schutzstrategien, die das Nervensystem in Momenten wahrgenommener Gefahr aktiviert.

Ich selbst habe das sehr konkret erlebt. Zwischen 14 und 16 Jahren wurde ich in der Schule gemobbt. Mein Nervensystem hat damals auf Dauerstress umgestellt – auf ständige Wachsamkeit, Rückzug, Schutz. In einem früheren Kapitel habe ich bereits angedeutet, was in meinem familiären Umfeld los war. Doch mit diesem schulischen Erlebnis kam ein weiterer Bruch hinzu: Plötzlich war ich auch im Außen, in der Schule, nicht mehr sicher. Zum Glück hatte ich auch in dieser Zeit einige wenige Freunde, die zu mir gehalten haben.

Ich erinnere mich noch gut: Ich musste eine Klasse wiederholen – und obwohl ich in der neuen Klasse eigentlich neu hätte anfangen können, war mein innerer Zustand unverändert. Ich fühlte mich sofort wieder unsicher. Objektiv gab es dafür keinen Grund, einige der Mitschüler kamen auf mich zu, doch mein System war noch im alten Muster gefangen – in einem Zustand von Alarmbereitschaft und sozialem Rückzug.

Das führte dazu, dass es auch in der neuen Klasse zunächst schwierig war, Anschluss zu finden. Es hat fast ein Jahr gedauert, bis ich mich dort sozial wieder einfinden konnte. Bis ich anfing, Freundschaften zu schließen, Vertrauen aufzubauen, wirklich anzukommen. Ich war innerlich so sehr mit Schutzmechanismen beschäftigt, dass tieferer Kontakt kaum möglich war.

Und ich würde sogar sagen: Es hat noch viele weitere Jahre gebraucht, bis ich wieder ganz ohne Mauern auf Menschen zugehen konnte. Diese Schutzmuster – genährt durch meine Familiengeschichte, verstärkt durch schulische Ausgrenzung – hatten sich tief in mein Nervensystem eingeprägt. In meinem letzten Schuljahr lernte ich Menschen kennen, mit denen ich eine tiefere Verbindung erleben konnte und denen ich mich wirklich zugehörig fühlte. Ich baute enge Freundschaften auf und wurde beliebter. Ich erinnere mich gut daran, wie ich mich in diesen Beziehungen wieder wirklich sicher fühlte und dass das Gefühl zurückkam, dass ich mich auf sie verlassen konnte.

Glücklicherweise war meine erste mehrjährige Partnerin auch ein sicherer Bindungstyp. Ihre Verlässlichkeit und Präsenz haben mir sehr geholfen, alte Muster Stück für Stück umzuschreiben.

An diesem Beispiel wird deutlich, wie stark unser innerer Zustand – besonders das Gefühl von Sicherheit oder Unsicherheit – unsere Fähigkeit zur sozialen Interaktion beeinflusst.

Trigger

Ich glaube, es ist klar, wie stark vergangene Erlebnisse unseren inneren Zustand auf einer tiefen, oft globalen Ebene prägen können. Doch selbst wenn wir heute über eine grundsätzliche innere Sicherheit verfügen, gibt es immer wieder Momente, in denen wir plötzlich aus dem Gleichgewicht geraten – weil uns etwas triggert, weil alte Pfade im Nervensystem wieder aktiviert werden.

In Momenten der Hypererregung – wenn dein Herz rast, dein Atem flach wird, deine Muskeln sich anspannen – reagiert dein Gehirn nicht einfach nur auf Gefahr. Es tut, was es immer tut: Es versucht, deine inneren Empfindungen im Zusammenhang mit dem aktuellen Kontext zu verstehen.

Aber hier kommt der entscheidende Punkt:

Dein Gehirn wartet nicht ab, um zu sehen, was passiert – es *sagt vorher*, was passiert, basierend auf früheren Erfahrungen. Wenn du also (bewusst oder unbewusst) gelernt hast, dass ein drückendes Gefühl im Solarplexus + angespannte Stimmlage = Bedrohung bedeutet, dann könnte dein Gehirn vorhersagen: »Ich werde angegriffen« oder »Diese Person ist gegen mich«.

Nehmen wir das Beispiel Partnerschaft:

Wenn du als Kind erlebt hast, dass Konflikte mit lautem Streit und emotionalem Rückzug einhergingen, kann es sein, dass schon ein genervter Tonfall deines Partners oder deiner Partnerin ausreicht, um dein Nervensystem in Alarmbereitschaft zu versetzen. Dein Gehirn erkennt das Muster – angespannte Stimme, angespannter Solarplexus – und sagt voraus: *»Gleich kommt der Streit«* oder *»Ich werde verlassen«*.

Und plötzlich reagierst du mit Rückzug, Rechtfertigung oder Gegenangriff – nicht, weil die Situation tatsächlich gefährlich ist, sondern weil dein Gehirn sie auf der Basis deiner Vergangenheit so *interpretiert*. Und aus dieser Vorhersage entsteht eine emotionale Realität – vielleicht Wut, Angst oder Scham. Du sprichst oder handelst aus diesem inneren Zustand heraus, nicht weil er objektiv wahr ist, sondern weil dein Gehirn den Moment so interpretiert hat – sehr schnell und ohne dein bewusstes Zutun.

Obwohl dein Partner vielleicht einfach nur müde ist oder sich über etwas ganz anderes ärgert, das gar nichts mit dir zu tun hat. Obwohl objektiv keine

Gefahr besteht, erlebt dein Körper sie so – weil dein Gehirn blitzschnell eine alte Geschichte auf das Jetzt projiziert. Später, wenn dein Nervensystem sich beruhigt hat – dein Atem tief ist und der Körper sich sicher fühlt –, empfängt dein Gehirn andere Signale aus dem Inneren. Es gibt keinen Anlass mehr, Alarm zu schlagen oder sich zu verteidigen.

Und plötzlich erscheint dieselbe Situation in einem neuen Licht: »Er war einfach überfordert – es hatte nichts mit mir zu tun.« / »Ich habe überreagiert – da war altes Gepäck am Werk.«

Diese Verschiebung ist kein Zufall. Sie zeigt etwas Grundlegendes, das wir oft übersehen:

Deine emotionale Realität ist kein festes Faktum – sie ist ein Konstrukt. Sie entsteht aus den Signalen deines Körpers, deinen vergangenen Erfahrungen und dem Kontext, in dem du dich gerade befindest.

Wenn dein Körper in einem dysregulierten Zustand ist – etwa durch Stress, Übermüdung oder alte innere Muster –, dann sind die Vorhersagen deines Gehirns oft eher defensiv, verzerrt oder überholt. Das bedeutet nicht, dass mit dir etwas falsch ist. Im Gegenteil: Dein Gehirn versucht, dich zu schützen – mit dem besten Material, das es gerade zur Verfügung hat. Es arbeitet schnell, effizient, überlebensfokussiert – aber nicht immer weise.

Du handelst eher reaktiv, was oftmals zu weiteren Konflikten und Dramen führt.

Das bedeutet aber auch: Weil Emotionen Konstruktionen sind, können wir lernen, sie neu zu formen.

Unser Gehirn trifft emotionale Vorhersagen auf der Basis vergangener Erfahrungen und aktueller Körperempfindungen – doch diese Vorhersagen sind formbar. Praktiken wie bewusste Atmung, Achtsamkeit oder die Schulung der Körperwahrnehmung helfen uns, diese inneren Zustände flexibler zu interpretieren.

Dieselbe körperliche Erregung, die früher als Bedrohung empfunden wurde, kann – in einem Moment größerer Präsenz – als Lebendigkeit erkannt werden. Statt »Ich verliere die Kontrolle« kann die neue Deutung lauten: »Ich bin lebendig.«

Traumabewältigung bedeutet deshalb nicht nur, alte Gefühle zu erinnern oder loszulassen – sondern vor allem die Art, wie unser Gehirn emotionale Bedeutungen konstruiert, bewusst zu verändern.

Wir lernen, nicht nur anders über unsere Erfahrungen zu denken, sondern neu zu fühlen.

Indem wir die Sprache unseres Körpers neu lesen lernen, beginnen wir, auch die Geschichten, die wir über uns selbst und die Welt erzählen, neu zu schreiben. Der Atem kann dich hier auf drei Pfaden unterstützen. Kurzfristig, mittelfristig und langfristig.

Kurzfristig

Kurzfristig, also im Eifer des Gefechts, ist alter Rat hilfreich: »Atme tief durch.«

Ein einziger bewusster Atemzug kann eine deutliche physiologische Verschiebung herbeiführen: hin zu parasympathischer Dominanz. Damit ist ein Zustand gemeint, in dem das autonome Nervensystem vom beruhigenden, verbindungsfördernden Zweig gesteuert wird – jener Teil, der soziale Offenheit, emotionale Regulation und körperliche Erholung ermöglicht.

Ein langsamer, bewusster Atem – durch die Nase eingeatmet, kurz gehalten, durch den Mund ausgeatmet – aktiviert unmittelbar den Parasympathikus. Innerhalb weniger Atemzüge verlangsamt sich der Herzschlag, die Spannung in der Muskulatur nimmt ab, die Aktivität im präfrontalen Kortex stabilisiert sich – also in jenem Hirnareal, das für Impulskontrolle, Selbstreflexion und mitfühlende Entscheidungsfähigkeit verantwortlich ist.

Gleichzeitig wird die Aktivität in tieferliegenden Hirnstrukturen wie der Amygdala reduziert – dort, wo Angst, Bedrohung und alte Schutzreaktionen verarbeitet werden. So entsteht ein Zustand innerer Zentrierung und kognitiver Klarheit: Du fühlst dich ruhiger, dein Blick auf die Situation wird gedehnter, deine Stimme wird weicher – und alleine dadurch kann sich auch dein Gegenüber entspannen.

Mittelfristig

Natürlich stößt dieser einfache Tipp schnell an seine Grenzen, wenn tieferliegende Themen berührt werden – wenn nicht nur eine momentane Irritation im Raum steht, sondern alte Wunden, unbewusste Schutzmuster oder frühkindlich geprägte Beziehungserfahrungen aktiviert werden.

In solchen Momenten reichen bewusste Atemzüge allein oft nicht aus, um den inneren Zustand grundlegend zu verändern.

Diese Reaktionsmuster sind häufig das Ergebnis frühkindlicher, oft vorsprachlicher Erfahrungen, die im sogenannten impliziten prozeduralen Gedächtnis gespeichert sind. Das bedeutet: Der Körper erinnert sich – über Muskeltonus, Atemmuster, Herzfrequenz, Körperspannung – auch dann, wenn der bewusste Verstand keinen Zugriff auf das konkrete Ereignis hat.

In solchen Fällen braucht es mehr als akute Selbstregulation. Es braucht eine längerfristige, neurophysiologisch wirksame Praxis, die tiefgreifende neuronale Umlernprozesse ermöglicht – also eine Form der »Bottom-Up«-Integration, bei der das Nervensystem nicht durch Analyse, sondern durch direkte somatische Erfahrung neu strukturiert wird.

Wie bereits im ersten Teil dieses Buches erläutert, lassen sich durch gezielte Atemtechniken – sowohl beruhigende als auch aktivierende – spezifische physiologische Zustände herbeiführen, die die Erzeugung von neuen neuronalen Pfaden ermöglichen. Wenn diese Zustände immer wieder erzeugt werden, können sie zu Metazuständen werden. Sprich, sie beeinflussen deinen Baseline-Zustand.

Wie in diesem Buch bereits dargestellt, steht unsere Atmung in direkter Verbindung mit zentralen Steuerungseinheiten des Gehirns: dem Locus coeruleus, der HPA-Achse, dem Vagusnerv und den chemosensitiven Regelkreisen für CO_2 und O_2. Diese Strukturen formen gemeinsam ein dichtes Netzwerk, das unsere physiologische Erregung, unsere emotionale Reaktivität und unsere Fähigkeit zur sozialen Verbindung steuert.

Wenn wir bewusst langsam und tief atmen – insbesondere mit Fokus auf die Ausatmung –, senden wir über vagale Afferenzen beruhigende Signale an den Hirnstamm. Die Aktivität angstassoziierter Areale wie der Amygdala nimmt ab, die Cortisolausschüttung wird reguliert, während der Parasympathikus stärker aktiviert wird. Diese Veränderungen sind nicht nur objektiv messbar, sondern subjektiv erfahrbar – als sanfter Blick, weichere Stimme, innere Entspannung. Unser ganzes Wesen beginnt, Sicherheit auszustrahlen. Und genau diese Signale sind die Grundlage echter Verbindung.

Denn wie im vorherigen Kapitel beschrieben, ist Verbindung nur möglich, wenn unser Nervensystem nicht im Überlebensmodus ist. In Zuständen von Hypererregung oder Dissoziation ist tiefe Bezogenheit unmöglich – nicht aus Mangel an Willen, sondern weil das System signalisiert: »Es ist nicht sicher.« Hier setzt Atemarbeit an: Sie kann den Zustand unseres Nervensystems verändern. Durch gezielte Techniken lassen sich neue Grundzustände etablieren: weniger geprägt von Anspannung und Kontrolle, mehr von Weite, Regulation und Verbundenheit.

Dabei wirken beruhigende Atemtechniken (wie Zwerchfellatmung, 4-4-8-Muster oder verlängerte Ausatmung) über mehrere Ebenen gleichzeitig: Sie erhöhen den CO_2-Gehalt im Blut in einem moderaten, gesunden Maß, was durch den Bohr-Effekt die Sauerstoffabgabe an die Gewebe verbessert und eine beruhigende Wirkung auf das Gehirn entfaltet. Gleichzeitig aktivieren sie über die Barorezeptoren und vagalen Rückmeldeschleifen ein Netzwerk, das mit mehr Gelassenheit, erhöhter Impulskontrolle und emotionaler Stabilität einhergeht. Studien zeigen, dass regelmäßiges, langsames Atmen die GABA-Konzentration im Gehirn erhöht[21] – jener Neurotransmitter, der für Ruhe, emotionale Stabilität und Angstreduktion entscheidend ist. Auch Serotonin und Dopamin, die unsere Stimmung, Motivation und Bindungsfähigkeit beeinflussen, werden durch anhaltendes Atemtraining positiv moduliert.

Auf der anderen Seite können aktivierende Techniken – etwa rhythmisches, intensives Atmen mit kurzen Atempausen – ebenfalls regulierend wirken, allerdings über einen anderen Mechanismus: Sie erzeugen eine gezielte sympathische Aktivierung, einen hormonellen Stimulus (Ausschüttung von Adrenalin, Noradrenalin und Dopamin), der kurzfristig ein Gefühl von Energie und Klarheit schafft. Diese Techniken können besonders dann hilfreich sein, wenn ein System in chronischer Erstarrung, Antriebslosigkeit oder sozialem Rückzug steckt. Auch hier zeigt sich, wie differenziert Atemtechniken eingesetzt werden können: Je nachdem, ob ein Zustand von Übererregung oder Untererregung vorliegt, lassen sich gezielte Impulse setzen, die das System wieder in Balance bringen.

Langfristig

Langfristig gesehen führt die wiederholte Praxis regulierender Atemtechniken zu neuroplastischen Veränderungen. Das bedeutet: Die neuronalen Bahnen, die für Angst, Rückzug oder reaktive Schutzmuster zuständig sind, werden zunehmend gehemmt – und jene, die mit Sicherheit, Selbststeuerung und Verbindung assoziiert sind, werden gestärkt. Besonders im präfrontalen Kortex – jener Region, die für Selbstreflexion, Perspektivenwechsel und empathische Präsenz verantwortlich ist – lässt sich eine gesteigerte Aktivität nach regelmäßigem Atemtraining beobachten.[36] Dies unterstützt die Fähigkeit, auch in herausfordernden Momenten innerlich präsent zu bleiben, anstatt reflexhaft in alte Muster zurückzufallen.

Diese neuronale Umbauarbeit geschieht allerdings nicht über Nacht. Sie benötigt Wiederholung. Wiederholung von Zuständen, in denen Sicherheit, Reguliertheit und Verbundenheit erfahrbar werden – körperlich, emotional, relational. Genau darin liegt die tiefere Bedeutung regelmäßiger Atempraxis: Sie erzeugt immer wieder mikrobiologische Momente von »Ich bin sicher«, »Ich bin hier«, »Ich bin verbunden« – und diese Momente hinterlassen Spuren im Nervensystem. Mit der Zeit werden sie zu einem neuen inneren Boden, auf dem unser System ruht.

Natürlich können diese Veränderungen auch ohne Atemarbeit, zum Beispiel durch Visualisation, erzeugt werden, allerdings sind die hormonellen Effekte, die unter anderem beim zyklischen Hyperventilieren auftreten, enorm vorteilhaft, weil die vermehrte Ausschüttung von Adrenalin, Noradrenalin und Dopamin mit erhöhter Neuroplastizität einhergeht.

In diesem Zustand erhöhter Plastizität werden Erfahrungen, die mit inneren Bildern und gezielten Suggestionen verknüpft werden, besonders nachhaltig gespeichert. Dieser Prozess geschieht auch deutlich schneller, als wenn nur Visualisierung benutzt werden würde. Visualisierungen – insbesondere emotional signifikante, ressourcenorientierte Bilder – können so als »neuronale Marker« dienen, die mit physiologisch sicheren Zuständen verknüpft werden. Dies ermöglicht es, frühere belastende Schemata nicht nur mental zu hinterfragen, sondern durch wiederholte neuronale Reorganisation *körperlich zu überschreiben*. Auf diese Weise entsteht, durch regelmäßige, bewusst gestaltete Atempraxis, ein innerer Anker von Sicherheit – kein rein gedankliches Konzept, sondern ein verkörperter Zustand, den das Nervensystem zunehmend als neue Baseline erkennt.

Wenn wir auf einer noch tieferen Ebene ansetzen wollen, kommen wir an der persönlichen Arbeit mit einem erfahrenen Therapeuten nicht herum. Denn deutlich stärker als ein visualisiertes Sicherheitserleben ist ein tatsächlich erfahrenes. In einem sicheren, regulierten Beziehungsraum – wie er in professioneller Breathwork entsteht – werden neue somatische Erfahrungen möglich, die das autonome Nervensystem auf einer präverbalen Ebene erreichen und langfristig umstrukturieren können. Hierbei werden die bereits genannten Effekte, die Neuroplastizität fördern, noch einmal verstärkt.

Co-Regulation ist dabei der Schlüsselmechanismus. In einer professionell gehaltenen Session spiegelt das Nervensystem der Begleitperson einen Zustand von Sicherheit, Präsenz und Regulation. Diese Signale – vermittelt über Stimme, Atmung, Mimik, Körperspannung – werden von deinem System unbewusst empfangen, interpretiert und beantwortet.

Ein Zustand, der nicht davon abhängt, wie ruhig es im Außen ist, sondern davon, wie stabil du in dir selbst verankert bist. Und genau das ist das Ziel einer modernen traumasensiblen Arbeit mit dem Atem: die nachhaltige Kultivierung eines verinnerlichten Gefühls von Sicherheit, das nicht reaktiv, sondern tragfähig ist – inmitten von Beziehung, Wandel und Herausforderung.

In diesen tiefergehenden Sitzungen wird, anders als bei Gesprächstherapien, dein somatisches Erleben der Situation wieder erfahren. Du fühlst die gleichen Empfindungen, Gefühle und Gedanken wie in deiner Kindheit, hast aber jetzt die Möglichkeit, anders damit umzugehen, und vor allem auch die, dass du andere Co-Regulation erfährst.

Neue Erfahrungen heilen alte Wunden

Ich erinnere mich sehr gut an einen eigenen Durchbruchmoment, der in meiner Jugend mit am stärksten zu einem tiefsitzenden Misstrauen beigetragen hatte. Es war dieser bestimmte Tag auf dem Schulhof. Ein paar Kinder hatten etwas Abwertendes über mich gesagt – nichts, was mir neu war. Aber was alles veränderte, war die Reaktion meines damals besten Freundes. Er stand direkt neben mir, ich spürte seine Nähe … und dann – stellte er sich auf ihre Seite. Einfach so. Ohne Vorwarnung. Ohne Erklärung. Ich blieb allein zurück, innerlich wie weggeschleudert. In diesem Moment ist etwas in mir zerbrochen. Diese Szene tauchte Jahre später in einer tiefen Breathwork-Session mit einer Wucht auf, die mich überrollte. Plötzlich war ich nicht mehr im Raum, sondern wieder genau dort – auf diesem Pausenhof. Und mein Körper erinnerte sich. Ich spürte es wie einen brennenden, schweren Stich in der Brust. Dieses Gefühl von Verrat, von Isolation, von Verlust und wortloser Ausgrenzung. Und zugleich geschah etwas Entscheidendes: Ich war nicht allein. Der Raum war gehalten. Mein Gegenüber – ruhig, präsent, verbunden – gab mir ein neues Erleben. Da war kein Urteil, kein Wegdrehen. Nur Präsenz. Sicherheit. Wärme. Diese verkörperte Co-Regulation hat es mir ermöglicht, nicht nur über den Schmerz zu sprechen, sondern ihn durch das Nervensystem hindurch neu zu schreiben. Nicht in Worten, sondern im Spüren. Mein System konnte erstmals fühlen: Ich bin sicher. Ich bin verbunden. Ich werde gehalten. Und genau in diesem Moment begann sich mein inneres Bild zu verändern – nicht durch Überlegung, sondern durch Erfahrung.

Diese neue Erfahrung wird vom Gehirn nicht als Theorie, sondern als gelebte Realität gespeichert. In einem Zustand erhöhter Plastizität – wie er durch bewusst gestaltete Atemzustände erzeugt werden kann – sind die neuronalen Schaltkreise besonders empfänglich für Reorganisation. Gefühle von Gehaltensein, Gesehenwerden, Unterstützung erfahren können so als korrigierende emotionale Erfahrung wirken.

Sie werden zum Anker für neue emotionale Realitäten – und nach einiger Zeit zu einem neuen inneren Zustand.

Diese Form von Integration geht tiefer als jedes Gespräch. Denn während Sprache oft an der Oberfläche der Erfahrung bleibt, wirkt verkörperte Atemarbeit *von unten nach oben*: Sie verändert nicht nur, *was* wir denken, sondern *wie* wir fühlen, spüren, in Beziehung treten. Sie wirkt direkt im autonomen Nervensystem – dort, wo Sicherheit entstehen muss, damit sich der Mensch öffnen kann. Deshalb ist begleitete, somatisch orientierte Atemarbeit kein Add-on, sondern ein zentrales Werkzeug moderner, traumasensibler Entwicklungsarbeit. Sie schafft Erfahrungsräume, in denen Heilung nicht erklärt, sondern verkörpert wird. In denen Sicherheit nicht gedacht, sondern gefühlt wird. Und in denen das Nervensystem – in Beziehung, in Resonanz, im Atem – lernen darf, wieder zu vertrauen.

So kannst du auf zwei Ebenen mit dem Atem arbeiten:

Erstens: durch regelmäßige selbstregulative Praxis Sicherheit im Alltag kultivieren – bis sie sich in deinem Nervensystem als Grundzustand verankert.

Zweitens: durch tiefere, verkörperte Prozesse mit professioneller Begleitung alte Beziehungsmuster transformieren, neu erfahren und auf einer tieferen Ebene verarbeiten.

Natürlich ergänzen sich die beiden Ebenen auch.

Somit kann aus bewusst erfahrenen Zuständen langsam eine innere Landschaft heranwachsen, in der sich dein Nervensystem sicher fühlt. Ein innerer Ort, der nicht abhängig ist vom Verhalten anderer, von äußeren Umständen oder einem perfekten Leben, sondern der in dir wächst – durch Wiederholung, durch Verkörperung, durch Erfahrung. Denn das Ziel ist nicht, nie wieder getriggert zu werden. Das Ziel ist nicht, in jeder Situation vollkommen reguliert zu bleiben. Das Ziel ist, früher wieder zurückzukehren. Weniger lange im Überlebensmodus zu verharren. Freundlicher zu dir selbst zu werden, wenn alte Muster sich zeigen. Und vor allem: Dein Nervensystem so weit zu stabilisieren, dass es nicht mehr bei jeder Unsicherheit mit Schutzreaktionen antworten muss – sondern differenzieren kann. Zwischen jetzt und damals. Zwischen realer Gefahr und innerer Erinnerung. Zwischen Beziehung und Bedrohung.

Entwicklung metakognitiver Intelligenz

Metakognitive Intelligenz ist die zweite große Säule, um entwicklungsbasiertes Trauma erfolgreich zu bewältigen.

Der Begriff klingt zunächst ein wenig abstrakt oder gar außerirdisch – doch mit einem kurzen Blick hinter die Kulissen wird schnell deutlich, worum es geht.

»Meta« bedeutet so viel wie »jenseits« oder »drüber«. Metakognitive Intelligenz beschreibt daher die Fähigkeit, unsere eigenen kognitiven Prozesse aus einer übergeordneten Perspektive zu beobachten und zu reflektieren.

Klassischerweise wurde das als das Denken über den eigenen Denkprozess definiert.

Man könnte jetzt sagen: Klingt nach einem klassischen Mindfuck. Und ja – so könnte man es nennen. Aber in Wahrheit geht es um etwas sehr Fundamentales.

So wie ich metakognitive Intelligenz verstehe, gehört sie zu den entscheidendsten Fähigkeiten, die wir entwickeln können. Es bedeutet, dass ich über mein eigenes Denken nachdenke. Ich bin nicht vollständig mit meinen Gedanken identifiziert, sondern ich kann einen Gedanken haben – und im nächsten Moment hinterfragen: *Ist das wirklich wahr?*

Genau hier entsteht der Raum für Relativität. Ich nehme meine Gedanken nicht mehr automatisch für bare Münze. Nur weil ich etwas denke, heißt das noch lange nicht, dass es so ist.

Ein Mensch, bei dem metakognitive Fähigkeiten nicht stark ausgeprägt sind, denkt etwas – und hält es sofort für die absolute Wahrheit. 100 Prozent ist das so – und nicht anders.

Stell dir vor: Jemand sieht, dass vor seiner Haustür regelmäßig Hundekot liegt. Der Gedanke schießt ein: *»Das war sicher der Nachbar mit seinem Hund – der macht das doch mit Absicht.«* Und zack – dieser Gedanke wird zur gefühlten Realität. Keine Prüfung, kein Zweifel.

Doch metakognitive Intelligenz schafft Raum für eine andere Haltung: *»Okay, vielleicht war es der Nachbar. Vielleicht aber auch nicht. Vielleicht war es ein streunender Hund, vielleicht ein anderer Anwohner. Wer weiß?«*

Metakognitive Intelligenz ist also für klassische Reflexion zuständig, doch sie geht darüber hinaus.

Während sie klassischerweise mit dem Denken über das Denken in Verbindung gebracht wird, kann metakognitive Intelligenz auch auf Zustände angewandt werden.

Interessanterweise werden metakognitive Kapazitäten, die über Denken und Zustände operieren, von unterschiedlichen Gehirnarealen gesteuert. Während der linke präfrontale Kortex vor allem mit exekutiven Funktionen, sprachlich-logischem Denken und reflektierter Urteilsbildung assoziiert ist – also dem »klassischen« Denken über das Denken –, zeigen neurowissenschaftliche Studien, dass bei der Wahrnehmung und Reflexion von Zuständen andere Regionen dominieren.

So sind rechte posteriore und mediale Areale wie der posteriore cinguläre Kortex und der rechte Parietallappen besonders aktiv, wenn es um selbstbezogene Bewusstheit, Körper-Geist-Integration und ein Gefühl von räumlicher Weite und Offenheit geht. Diese Regionen scheinen eine Art inneren Raum zu schaffen, in dem Erfahrungen nicht nur gedacht, sondern auch *gefühlt* reflektiert werden – ohne dass sofort ein Urteil gefällt wird. Man könnte sagen: Während der linke präfrontale Kortex fragt: »Was denke ich über diesen Gedanken?«, beschäftigt der rechte sich damit, wie ich mich mit der Erfahrung fühle, die ich gerade mache. Diese Form der metakognitiven Intelligenz erlaubt nicht nur Distanz zum eigenen Denken, sondern auch zum eigenen *Erleben*. Sie schafft die Fähigkeit, nicht sofort in Bewertungen zu verfallen – sondern den Zustand selbst als veränderlich, als Teil eines größeren Kontinuums zu erkennen.

Oft verwechseln wir unsere inneren Zustände mit der Realität.

Ich fühle mich abgelehnt – und glaube, dass ich tatsächlich abgelehnt wurde.

Ich fühle mich emotional taub – und glaube, ich habe mich vom Leben abgeschnitten.

Ich merke, dass ich mich zurückziehe – und bin überzeugt, dass mit mir etwas nicht stimmt.

All das sind innere Zustände. Sie sind real – aber sie sind nicht die *Realität.*

Gefühle, Gedanken und Körperempfindungen sind Momentaufnahmen. Sie zeigen etwas in uns – aber sie *sind* nicht die Welt da draußen.

Vielleicht kennst du das: An einem schlechten Tag fühlt sich plötzlich alles düster an.

Die Projekte, die dir sonst am Herzen liegen, erscheinen dir sinnlos. Deine Beziehungen fühlen sich brüchig an. Deine Ziele verlieren ihren Glanz. Es wirkt, als hätte sich ein grauer Schleier über dein ganzes Leben gelegt. Und dann – vielleicht nur einen Tag später, nach etwas Ruhe, einer guten Nacht Schlaf oder einem Moment echter Verbindung – blickst du auf genau dieselben Dinge … und plötzlich fühlst du Hoffnung. Klarheit. Zuversicht. Die Projekte leuchten wieder. Die Beziehungen fühlen sich lebendig an. Das Leben wirkt voller Möglichkeiten. Was davon ist die Wahrheit?

Das Dunkle – oder das Helle? *Beides. Und keins von beidem.*

Es sind Zustände. Stimmungen. Innere Landschaften, die sich verschieben.

Und genau das erkennt metakognitive Intelligenz:

»Ich sehe, dass ich mich gerade in einem Zustand befinde – aber ich bin nicht dieser Zustand. Und er ist nicht die ganze Wahrheit.« Metakognitive Intelligenz bedeutet also: Ich kann fühlen, denken, glauben – ohne mich komplett damit zu verwechseln. Ich kann im Kontakt bleiben, ohne gefangen zu sein.

Dissoziation und Assoziation

Im Kontext von metakognitiver Intelligenz werden zwei Richtungen besonders wichtig: Dissoziation und Assoziation.

Dissoziation wird oft mit etwas sehr Negativem verbunden – zum Beispiel im Sinne von *»Ich bin dissoziiert, ich stehe neben mir, ich bin nicht mit mir verbunden«*. Der Begriff stammt jedoch aus dem Lateinischen *dissociare*, was einfach *trennen* bedeutet. Es geht also in erster Linie um eine Trennung. Eine extreme Form der Trennung – bei der Gedanken, Gefühle und das Selbst so weit voneinander entfernt erscheinen, dass keine Verbindung mehr spürbar ist – kann tatsächlich sehr maladaptiv, also wenig hilfreich, sein.

Was jedoch viel seltener thematisiert wird, ist, dass auch eine extreme Assoziation maladaptiv sein kann. Assoziation bedeutet, sich mit etwas zu verbinden – zum Beispiel mit sich selbst. Auch das kann sowohl hilfreich (adaptiv) als auch hinderlich (maladaptiv) sein. Ein Beispiel für eine maladaptive Assoziation ist die starke Identifikation mit negativen Mustern.

Ein besonders kraftvolles Beispiel hierfür ist die Identifikation mit der Opferrolle. Wenn Menschen schwere, schlimme Erfahrungen machen – etwa Verletzungen, Verluste oder traumatische Ereignisse –, kann es passieren, dass sie sich mit diesen Erfahrungen so stark identifizieren, dass daraus eine innere Haltung entsteht: *»Mir passiert immer so was«*, *»Ich bin das Opfer«*, *»Ich habe keine Kontrolle«*. Was vielleicht als verständliche Reaktion auf Schmerz beginnt, kann sich so zu einer tiefen, unbewussten Selbsterzählung verdichten, die Entwicklung, Heilung und Handlungsspielraum einschränkt. Diese Narrative sind oftmals auch unbewusst.

Assoziation kann man auch als Identifikation bezeichnen. Wenn ich mit Dingen identifiziert bin, die ich vielleicht gar nicht bin – etwa mit alten Mustern –, und nicht mehr erkennen kann, dass es sich um Muster handelt, dann ist das ein Zeichen für starke Assoziation. Typisch ist der Gedanke: »So bin ich eben« – obwohl es sich lediglich um ein konditioniertes Verhalten handelt.

In solchen Fällen kann Dissoziation tatsächlich sehr positiv sein. Sich von etwas zu trennen, kann einen heilsamen Abstand schaffen. Genau hier setzt metakognitive Intelligenz an: Sie hilft uns, Abstand zu gewinnen – sei es zu Gefühlen, Gedanken oder Selbstbildern. Durch diese Distanz können wir die Dinge klarer erkennen. Wenn wir etwa Abstand zur Trauer gewinnen, *sind* wir nicht mehr die Trauer, sondern wir *fühlen* Trauer. Oder wie beim letzten Beispiel, wir erkennen: *»Ah, da nehme ich die Opferrolle ein!«*

Eine noch tiefere Form der Identifikation ist die Validierung – sei es durch andere oder durch uns selbst. Und eine intensivere Form der Dissoziation kann das Hinterfragen sein. Beide Prozesse – Validieren und Hinterfragen – sind Ausdruck metakognitiver Intelligenz.

Metakognitive Intelligenz ermöglicht es uns, Bewusstseinsinhalte entweder als real oder als weniger real wahrzunehmen. Wenn wir uns selbst validieren oder von anderen validiert werden – etwa wenn jemand sagt: »Ja, das macht Sinn, was du sagst« oder »Ich kann dich nur zu gut verstehen« – dann stärkt das die Verbindung zu unserer eigenen Geschichte. In bestimmten Momenten kann das enorm hilfreich sein, besonders wenn wir mit verletzlichen oder traumatischen Anteilen in Kontakt kommen.

Hier spielt der Aspekt der Präsenz eine entscheidende Rolle. Wenn wir mit traumatischem Material konfrontiert sind, kann Validierung ein erster wichtiger Schritt sein: Wir nehmen unsere Erfahrungen ernst, wir nehmen unsere Gefühle ernst. Wir erlauben ihnen, vollständig in unserem Körper gefühlt und durchlebt zu werden – wir lassen sie sich durch uns hindurch bewegen.

Doch irgendwann folgt ein Moment der Erweiterung. Wir erkennen: *»Das ist nicht die ganze Geschichte.«* Es gibt noch mehr – etwas, das darüber hinausgeht. An diesem Punkt beginnt das Hinterfragen: Unsere Gefühle, Gedanken und bisherigen Erkenntnisse werden relativiert, ergänzt, neu eingeordnet. Dadurch entsteht ein umfassenderes Bild.

So können sowohl Validieren und Hinterfragen zentrale Qualitäten im Umgang mit inneren Zuständen sein. Metakognitive Intelligenz bedeutet also nicht nur, sich zu dissoziieren oder Abstand zu nehmen – sie bedeutet vor allem, in jedem Moment bewusst entscheiden zu können: *»Brauche ich gerade mehr Verbindung mit mir selbst – oder darf ich ein wenig Abstand nehmen, um klarer zu sehen?«*

Breathwork und Metakognition

Was am Atem wirklich interessant ist: dass wir ihn sowohl nutzen können, um uns selbst zu validieren und in Verbindung mit unserem Inneren zu treten, als auch, um Abstand zu unseren inneren Themen, Mustern und Gefühlen zu gewinnen. Der Atem kann also beides: Er kann uns tiefer mit unseren Gefühlen und Empfindungen in Kontakt bringen – und gleichzeitig kann er uns helfen, diese mit etwas Abstand zu betrachten.

Das funktioniert auf verschiedene Weisen. Der Atem dient als eine Art Fokuspunkt. Wenn wir uns auf ihn konzentrieren, entsteht automatisch ein Kontrast zur gefühlten oder gedachten Erfahrung. Und sobald es zwei Bezugspunkte gibt – den Atem und das innere Erleben –, entsteht Raum dazwischen. Dieser Raum ermöglicht Distanz, die wir nicht hätten, wenn wir nur in einem einzigen Punkt verhaftet wären.

Ein klassisches Beispiel: Wenn wir uns schlecht fühlen und einfach beginnen, uns auf den Atem zu fokussieren, entsteht oft ein bisschen mehr Weite, mehr Raum, mehr Abstand zu den schwierigen Gefühlen. Aber der Atem kann noch mehr. Gerade wenn Menschen sich abgeschnitten fühlen – von ihren Gefühlen, von sich selbst –, kann der Atem helfen, die Verbindung wiederherzustellen. Diese Verbindung führt immer über den Körper. Viele Menschen berichten, dass sie sich selbst nicht richtig spüren, dass sie keinen Zugang zu ihren Gefühlen haben. In solchen Momenten kann der Atem ein Türöffner sein. Sobald wir uns auf ihn konzentrieren, kommen wir automatisch stärker mit unserem Körper in Kontakt. Und über den Körper bekommen wir auch Zugang zu unseren Gefühlen – weil Gefühle immer eine körperliche Komponente haben. Der Atem hilft uns also, beides zu kultivieren: Nähe und Distanz. Durch Atemarbeit entsteht somatisches Bewusstsein – wir spüren genauer, wo im Körper sich Enge zeigt, wo wir festhalten oder innere Schutzmauern aufgebaut haben. Gleichzeitig ermöglicht der Atem auch etwas, das man kognitive Diffusion nennt: Wir identifizieren uns weniger stark mit dem, was wir denken oder fühlen, weil wir durch den Atem einen externen Fokuspunkt haben. Dieser Fokuspunkt schafft Abstand – und mit Abstand entsteht Freiheit. Das bedeutet: Mit dem Atem ist sowohl Assoziation als auch Dissoziation möglich. Wir können uns stärker mit uns selbst verbinden – und wir können uns gleichzeitig auch von unseren inneren Prozessen lösen, wenn es notwendig ist.

Breathwork fördert metakognitive Intelligenz, indem es uns ermöglicht, innere Zustände bewusst zu erleben und deren schnelle Veränderbarkeit direkt zu erfahren. Diese bewusste Erfahrung des Wandels ist ein zentraler Schlüssel zur Entwicklung metakognitiver Fähigkeiten. Wenn wir einen bestimmten inneren Zustand bewusst wahrnehmen und er sich durch unsere Atmung rasch verändert, erkennen wir seine Wandelbarkeit.

Anstatt also Gedanken oder Gefühle für feststehende Wahrheiten oder unser unausweichliches Schicksal zu halten, erkennen wir sie als dynamische Zustände. Diese Erkenntnis ist eine Kernkompetenz metakognitiver Intelligenz: Ich beobachte nicht nur, was ich erlebe, sondern ich stelle gleichzeitig fest, dass auch das ein wandelbarer Zustand ist. Je häufiger diese Erfahrung gemacht wird, desto weniger fest und unveränderlich erscheinen emotionale und mentale Phänomene.

Mit wachsender metakognitiver Intelligenz entsteht eine neue Perspektive: Innere Zustände tauchen auf – und gleichzeitig ist da ein stilles Wissen, dass es *nur* Zustände sind. Sie kommen, gehen und können beeinflusst werden. Je stärker metakognitive Intelligenz ausgeprägt ist, desto flüchtiger und durchlässiger wirken diese inneren Zustände. Sie verlieren ihre Schwere und ihre scheinbare Endgültigkeit.

Neurowissenschaftlich

Diese Fähigkeit, innere Zustände als formbar und vergänglich zu erleben, führt uns direkt zu einem weiteren faszinierenden Aspekt unseres geistigen Innenlebens: den neuronalen Grundlagen unseres Selbstbildes. Während Breathwork die direkte Erfahrung innerer Wandlungsfähigkeit fördert, zeigen neurowissenschaftliche Studien, wie stark unsere alltägliche Selbstwahrnehmung durch tief verankerte Hirnnetzwerke geprägt wird – allen voran durch das sogenannte Default Mode Network (DMN), auf Deutsch häufig als »Ruhezustandsnetzwerk« oder «Werkeinstellungsnetzwerk« bezeichnet. Dieses Netzwerk besteht aus mehreren miteinander verbundenen Hirnregionen, darunter der mediale präfrontale Kortex, der posteriore cinguläre Kortex sowie Teile des medialen Temporallappens. Er ist typischerweise aktiv, wenn wir nicht auf äußere Aufgaben fokussiert sind – also beim Tagträumen, inneren Monolog, autobiografischen Erinnern und gedanklichen Planen der Zukunft.

Eine der zentralen Funktionen des DMN besteht darin, ein kohärentes Selbstbild aufrechtzuerhalten. Es erzeugt und stabilisiert narrative Konstrukte darüber, wer wir sind, woher wir kommen und wohin wir gehen – kurz: unser autobiografisches Selbstverständnis. Diese »Ich-Geschichte« vermittelt uns Kontinuität und Identität, kann uns aber auch in gedanklichen Schleifen und selbstbezogenen Grübeleien gefangen halten. Interessanterweise zeigt sich in der Forschung[18], dass das DMN bei Menschen mit bestimmten psychischen Erkrankungen, insbesondere bei Depression, eine überdurchschnittlich hohe Aktivität aufweist. Dies wird mit anhaltendem Grübeln (Rumination), negativen Selbstbildern und einer verstärkten Fixierung auf das eigene Selbst in Verbindung gebracht. Man könnte daher sagen: Ein überaktives Default Mode Network verfestigt die identitätsbasierte Selbstwahrnehmung und erschwert den Zugang zu gegenwärtiger Erfahrung, Offenheit und kognitiver Flexibilität.

Langzeitstudien[19] mit erfahrenen Meditierenden zeigen: Die Aktivität des sogenannten Default-Mode-Networks nimmt bei regelmäßiger Meditationspraxis signifikant ab. Besonders bei achtsamkeitsbasierten Techniken wie der offenen Gewahrseinsmeditation oder der transzendentalen Meditation wurde diese Reduktion immer wieder in funktionellen MRT-Studien belegt.

Doch es gibt noch eine andere, oft unterschätzte Tür zu diesem inneren Zustand der Stille: den Atem. Bestimmte Formen der Atemarbeit – insbesondere zyklische Hyperventilation oder tiefes verbundenes Atmen, wie es im *Conscious Connected Breathing* praktiziert wird – können ebenfalls zu einer temporären Herunterregulierung des Default-Mode-Networks führen, und das sehr unmittelbar.

Während Meditation häufig Jahre der kontinuierlichen Praxis benötigt, um tiefgreifende neuronale Umstrukturierungen herbeizuführen, erzeugt Atemarbeit oftmals einen unmittelbaren Effekt: Der präfrontale Kortex tritt in den Hintergrund, die selbstbezogene Gedankenaktivität beruhigt sich. Dies erfordert keine lange Praxis. Untersuchungen[20] legen nahe, dass bereits kurze Atemsitzungen messbare Veränderungen im Ruhezustandsnetzwerk bewirken können. Bei intensiveren, länger geführten Atemprozessen – wie sie in der traumasensiblen Atemtherapie eingesetzt werden – berichten Menschen nicht nur subjektiv, sondern auch objektiv messbar von einer anhaltend reduzierten Aktivität im DMN, teilweise über mehrere Tage hinweg.

Dieser temporäre Ausstieg aus dem gewohnten Gedankenkreislauf, aus der endlosen Selbst-Erzählung, kann entscheidend sein: Er öffnet ein inneres Fenster – hin zu einem Erleben jenseits der gewohnten Konditionierungen.

Ich bin kein Mensch, der Heilversprechen abgibt. Aber ich habe in meiner Arbeit immer wieder erlebt, wie kraftvoll Atemarbeit auf psychische Zustände wirken kann – insbesondere bei Menschen mit Depressionen oder emotionaler Erschöpfung.

In der Praxis

Ein Beispiel aus meiner Praxis: Ich arbeitete mit einer Frau, die seit Jahren unter einer schweren depressiven Episode litt. Obwohl es ihr materiell an nichts fehlte – sie stammte aus einer sehr wohlhabenden Familie –, war sie innerlich vollkommen erschöpft. Sie verließ ihr Haus nicht mehr, verspürte keine Motivation, keine Freude. Alles erschien ihr sinnlos.

Nach nur einer einzigen Atemsession war dieses Gefühl – zumindest für einen Moment – wie weggewischt. Sie konnte plötzlich ihr Haus verlassen und spürte eine subtile, stille Freude. Natürlich habe ich sie auch verbal begleitet, aber entscheidend war für sie die direkte Erfahrung: *Mein Zustand kann sich verändern.*

Nach etwa drei Tagen kehrte der depressive Zustand zurück – und mit ihm der Zweifel. Sie fragte sich, ob das Erlebte nur ein kurzer Rausch war, eine Illusion, die wieder verfliegt. Doch ich ermutigte sie, es erneut zu versuchen. Und tatsächlich: Das Muster wiederholte sich. Drei Tage mit mehr Präsenz, Energie und emotionaler Offenheit – dann der Rückschlag. Doch diesmal war etwas anders. Zunächst kaum spürbar, dann klarer: Der Rückfall war nicht mehr so total, nicht mehr so absolut.

Diese Erfahrung – dass depressive Zustände nicht statisch sind, sondern sich durch körperlich-emotionale Prozesse beeinflussen lassen – wurde für sie zum Wendepunkt. Sie begann, auch unabhängig von unseren Sitzungen, mit dem Atem zu arbeiten. Täglich fünf Minuten – einfach, machbar, wiederholbar. Und selbst in diesen kurzen Einheiten spürte sie: *Etwas verändert sich.*

Mit der Zeit wurde deutlich: Dieses Gefühl von Sinnlosigkeit ist kein fester Bestandteil ihrer Identität. Es ist ein Zustand – und Zustände sind veränderbar.

Genau das ist oft der entscheidende Moment: Wenn ein Mensch erkennt, dass innere Zustände nicht unverrückbar sind, entsteht Hoffnung. Hoffnung, weiterzugehen. Hoffnung, dass Veränderung möglich ist.

Neurobiologisch lässt sich dieser Effekt teilweise über das Default-Mode-Network erklären. Wenn dieses Netzwerk – das stark mit selbstbezogenem Denken, Grübeln und innerem Monolog verknüpft ist – durch intensive Atemarbeit moduliert wird, entsteht ein Zustand reduzierter Selbstfokussierung. Das kann Betroffenen ermöglichen, sich kurzfristig von belastenden Denk- und Gefühlsschleifen zu lösen. Dadurch entsteht ein Raum, in dem neue Perspektiven, ein verändertes Körperempfinden und erste Schritte aus der Starre möglich werden.

Nachnähren von Qualitäten, die gefehlt haben

Kommen wir nun zum letzten Aspekt jener Qualitäten, die essenziell sind, um entwicklungsbedingtes Trauma zu bewältigen: das Nachnähren – also das bewusste Nachholen jener Erfahrungen und Qualitäten aus der Kindheit, die damals gefehlt haben.

Zur Erinnerung: Für unsere gesunde Entwicklung brauchen wir nicht nur körperliche Nahrung, sondern müssen auch emotional, sozial und geistig gefüttert werden. Ohne diese Nahrung bleiben bestimmte Entwicklungsschritte unvollständig. Stell dir folgendes Bild vor: Ein Kind wächst in einem Umfeld auf, in dem nie Sport getrieben wird und körperliche Betätigung keinen Ausdruck findet. Selbst wenn in ihm ein großes sportliches Talent schlummert, wird es kaum eine Chance haben, sich zu entfalten – schlicht weil die nötigen Impulse fehlen. Potenziale brauchen einen nährenden Boden, um sich entfalten zu können.

Genauso verhält es sich mit bestimmten Qualitäten, die ein Mensch für seine gesunde Entwicklung benötigt. Diese Qualitäten helfen uns dabei, unser ideales Selbst zu entfalten – ein Selbst voller Ressourcen, Lösungskompetenz und Potenzialentfaltung. In der Theorie würde sich dieses ideale Selbst dann entwickeln, wenn all diese entwicklungskritischen Qualitäten in idealer Dosis in jeder Phase der Entwicklung vorhanden gewesen wären. Doch das ist natürlich ein Idealbild. Kaum jemand wächst mit vollkommen bewussten Eltern auf – geschweige denn in einer wachen, traumasensiblen oder gar erleuchteten Gesellschaft. Und dennoch kann uns das Konzept des idealen Selbst dabei helfen, den Prozess des Nachnährens zu verstehen. Ich meine damit die Praxis, die uns hilft, in späteren Lebensphasen das nachzuholen, was uns in der Kindheit gefehlt hat. Denn ob diese grundlegenden Qualitäten in der Kindheit vorhanden waren oder nicht, prägt uns auf tiefster Ebene.

Wenn Sicherheit in unserer Kindheit nur unzureichend vorhanden war, hinterlässt das Spuren: Unser inneres Sicherheitsgefühl bleibt brüchig, begleitet von einer tiefen, oft schwer greifbaren Unsicherheit.

Wurden wir nie wirklich gesehen, gehört oder verstanden, wirkt sich das direkt auf unsere Beziehungsfähigkeit aus. Wir vermeiden Nähe, weil sie sich bedrohlich anfühlt – oder wir klammern uns an Beziehungen in der Hoffnung, endlich wahrgenommen zu werden.

Und wenn unsere Eltern uns nie vertraut haben, fällt es uns oft schwer, eigene Erfahrungen zu machen. Statt auf unsere innere Stimme zu hören, bitten wir sie vielleicht noch mit 30 Jahren um ihre Meinung, weil wir emotional immer noch abhängig sind. Das alles zeigt: Ob eine Qualität da war oder nicht – es hat tiefgreifende Auswirkungen auf unser Leben. Ein zentraler und ermutigender Punkt ist: Das Selbst ist kein starres Gebilde. Wie wir in früheren Kapiteln bereits gesehen haben, ist unser Selbstbild konstruiert, formbar, veränderlich und im ständigen Wandel.

Das bedeutet: Auch wenn bestimmte Qualitäten in der Kindheit gefehlt haben, sind sie nicht für immer fort. Sie können nachträglich integriert werden. Was damals nicht genährt wurde, kann heute – durch bewusste Zuwendung, Beziehungserfahrungen und innere Arbeit – Stück für Stück nachgereift werden. Nicht alle Ressourcen, die wir zum Wachstum brauchen, kommen von unseren Eltern. Auch andere Bezugspersonen können eine zentrale Rolle spielen – etwa liebevolle Großeltern, die uns das Gefühl von Sicherheit und Beständigkeit gaben, das wir bei den Eltern vielleicht vermisst haben. Auch Lehrer:innen, Mentor:innen oder Bezugspersonen im weiteren sozialen Umfeld können uns natürlich Qualitäten vermitteln, die uns prägen.

Gleichzeitig dürfen wir nicht unterschätzen, dass auch andere Beziehungen – jenseits der Familie – tief prägende Spuren hinterlassen können. Die An- und Abwesenheit von frühen Freundschaften, ersten Liebesbeziehungen oder intensiven Bindungen in der Jugendzeit können ebenso entwicklungsbasiertes Trauma verursachen, wenn sie mit Ablehnung, emotionaler Instabilität oder Missbrauch verbunden sind. Das unterstreicht, wie komplex unser

Entwicklungssystem ist – und wie vielfältig die Orte sein können, an denen wir entweder verletzt oder genährt werden. Und genauso vielfältig sind die Wege, wie *Nachnähren* geschehen kann.

Ein Beispiel: Eine Person, die in ihrer Kindheit kaum gesehen oder emotional wahrgenommen wurde, kann im Erwachsenenalter eine korrigierende Erfahrung machen – etwa in einer nährenden Partnerschaft, in einer therapeutischen Beziehung oder durch eine besonders präsente, mitfühlende Bezugsperson.

Und: Man kann sich diese Qualitäten selbst ebenfalls nachträglich geben.

Auch wenn in der Kindheit niemand da war, der uns gehalten, gespiegelt oder beschützt hat – wir können lernen, diese Rolle heute selbst einzunehmen. Das bedeutet nicht, dass wir alles alleine schaffen müssen. Aber es heißt, dass in uns die Fähigkeit wachsen kann, für uns da zu sein, mit uns in Kontakt zu treten, uns zu nähren und uns jene Haltung entgegenzubringen, die wir damals gebraucht hätten.

Ein Weg, sich fehlende Qualitäten nachträglich zu geben, besteht darin, das eigene Leben bewusst so auszurichten, dass diese Qualitäten präsenter werden. Doch oft sind sie im Alltag nicht ausreichend verfügbar – oder innere Blockaden hindern uns daran, sie wirklich anzunehmen.

Visualisierung ist ein weiterer, viel genutzter und prinzipiell auch effektiver Weg, um sich nachträglich mit den Ressourcen zu verbinden, die einst gefehlt haben. Unser Gehirn unterscheidet nicht grundlegend zwischen Erfahrungen, die tatsächlich gemacht werden, und solchen, die man sich vorstellt.

Neurowissenschaftliche Studien zeigen, dass mental vorgestellte Erfahrungen viele der gleichen neuronalen Netzwerke aktivieren wie reale Erlebnisse, vor allem dann, wenn sie mit emotionaler Tiefe verbunden sind.[17]

Doch Breathwork geht über die rein imaginative Ebene hinaus – nicht nur durch die emotionale Tiefe der Erfahrung, sondern insbesondere durch seinen direkten Einfluss auf neuroplastische Prozesse im zentralen Nervensystem.

Während intensiver Atemsessions, insbesondere in Atemsitzungen, die *Concsious Connected Breathing* benutzen (beispielsweise holotropes Atmen), kommt es zu einer Veränderung der kortikalen Erregbarkeit und funktionellen Konnektivität. Diese Zustände sind neurophysiologisch mit Phasen erhöhter Theta- und Gamma-Aktivität assoziiert – Muster, die auch während des REM-Schlafs*, tiefer Meditation oder psychedelischer Erfahrungen auftreten. In diesen Phasen ist das Gehirn besonders empfänglich für neue Reizkonfigurationen und affektiv aufgeladene Reprogrammierung.

Was das praktisch bedeutet: Qualitäten wie Sicherheit, Gesehenwerden oder emotionale Resonanz können unter diesen Bedingungen nicht nur erlebt, sondern im impliziten Gedächtnis und in subkortikalen Strukturen nachhaltig encodiert werden. Anders als im rein kognitiven Zustand – etwa während einer therapeutischen Gesprächstherapie oder Visualisation – wird hier das autonome Nervensystem direkt involviert. Diese Kombination aus somatischer Aktivierung, emotionaler Zugänglichkeit und erhöhter neuroplastischer Offenheit schafft ein hochwirksames Fenster für emotional korrektive Erfahrungen, die nicht nur intellektuell verstanden, sondern verkörpert und integriert werden können. Breathwork ist somit nicht bloß eine Methode zur Emotionsregulation – es ist ein neurobiologisch fundiertes Werkzeug zur tiefgreifenden Restrukturierung von Bindungs- und Selbstbeziehungsdynamiken. Während es bereits enorm hilfreich ist, sich allgemein mit den Ressourcen zu verbinden, die in der eigenen Entwicklung gefehlt haben – wie Sicherheit, Gesehenwerden oder Verbundenheit –, entfaltet sich die eigentliche transformative Kraft erst dann, wenn diese Qualitäten gezielt einem bestimmten inneren Anteil zugänglich gemacht werden.

Wirklich tiefgreifende Transformation entsteht nicht durch allgemeines »Ressourcen geben«, sondern durch die tiefe, achtsame Verbindung mit dem inneren Anteil, der am meisten danach hungert.

Denn selbst in einem Zustand höchster neuroplastischer Offenheit – also wenn das Gehirn besonders empfänglich für neue emotionale Erfahrungen ist – kommt es vor allem darauf an, welcher innere Anteil gerade präsent ist. Es reicht nicht aus, Sicherheit, Liebe oder Gesehenwerden einfach in den Raum zu stellen. Entscheidend ist, wer sie im Inneren empfängt.

Denn so hilfreich es ist, das Gefühl von Sicherheit grundsätzlich zu stärken, wird echte Heilung erst dann möglich, wenn der Teil in uns, dem Sicher-

---

* Der REM-Schlaf ist eine Schlafphase mit schnellen Augenbewegungen, in der das Gehirn besonders aktiv ist, intensive Träume auftreten und wichtige Prozesse wie emotionale Verarbeitung und Gedächtnisbildung stattfinden.

heit gefehlt hat, tatsächlich anwesend ist – und die Ressource im Moment des Erlebens auch wirklich empfangen kann.

Man kann sich das so vorstellen: Wenn ein Kind im Regen steht und friert, wird es ihm nicht helfen, wenn ich einer anderen, bereits geschützten Person eine warme Decke gebe. Die Decke muss genau dorthin – zu dem, der friert.

Genauso verhält es sich im Inneren. Es reicht nicht, einem stabilen, gut versorgten Anteil noch mehr Sicherheit zu geben – es muss der Teil erreicht werden, der sie nie bekommen hat.

In uns wohnen viele Stimmen, die gegeneinander ringen, Anteile, die sich schützen, verstecken oder verzweifelt nach Verbindung strecken. Manche sprechen laut, andere flüstern nur in Träumen. Doch sie alle tragen Teile unserer Geschichte, unserer Wahrheit. Bevor wir also lernen, was es heißt, ihnen das zu geben, was einst fehlte, müssen wir sie überhaupt erst erkennen.

Es ist Zeit, ihnen zu begegnen.

Innere Anteile

Die Idee, dass der Mensch nicht einfach nur ein festes »Ich« ist, sondern aus verschiedenen inneren Anteilen besteht, ist uralt. Schon vor Hunderten von Jahren haben Menschen erkannt und beschrieben, dass in ihnen unterschiedliche Kräfte wirken – mal widersprüchlich, mal ergänzend.

Im 20. Jahrhundert war es vor allem Carl Gustav Jung, der dieses Denken stärker psychologisch gefasst hat. Er sprach von Persönlichkeitsanteilen wie dem *Schatten*, der *Anima* oder dem *inneren Kind* – inneren Kräften, die jeweils eine eigene Geschichte, Perspektive und Energie mitbringen.

Zu einer noch klareren, strukturierteren Form fand dieses Modell dann durch Richard Schwartz, den Begründer des Internal Family Systems (IFS). In seinem Ansatz wird die Psyche wie ein inneres Familiensystem betrachtet – mit verletzten Anteilen, beschützenden Anteilen, kritischen Anteilen und einem inneren Selbst, das heilend und verbindend wirken kann.

Im Kern meint ein *innerer Anteil* also nichts anderes als einen bestimmten Aspekt unserer Persönlichkeit – einen Teil von uns, der in bestimmten Momenten besonders aktiv wird. Und wenn wir mit inneren Anteilen arbeiten, dann wenden wir uns genau diesen aktiven, oft unbewussten Kräften in uns zu.

Wichtig dabei ist: Wenn wir von inneren Anteilen sprechen, meine ich keine pathologischen Zustände. Es geht nicht um multiple Persönlichkeiten oder Schizophrenie. Vielmehr ist es etwas ganz Alltägliches und zutiefst Menschliches. Innere Anteile sind einfach verschiedene Seiten von uns – Facetten unserer Persönlichkeiten, die in unterschiedlichen Kontexten aktiviert werden. Wir verhalten uns im Beruf anders als zu Hause. In der Rolle als Elternteil agieren wir anders als in der Rolle als Partner:in oder Freund:in. Und auch innerlich gibt es Stimmen, Bedürfnisse und Haltungen, die manchmal in unterschiedliche Richtungen gehen. All das sind innere Anteile. Manche sind reif und reflektiert, andere eher kindlich oder impulsiv. Einige tragen Freude und Kraft, andere Schmerz, Schutz oder Rückzug. Und gleichzeitig ist wichtig zu verstehen: Das Modell der inneren Anteile ist genau das – ein *Modell.* Es ist eine Landkarte, kein Territorium. Eine hilfreiche Art, unser Inneres besser zu verstehen und in Beziehung zu treten mit dem, was in uns wirkt.

Aber: Ultimativ existieren diese Anteile nicht als eigenständige Wesen oder feste Einheiten. Sie sind Ausdruck von Zuständen, Mustern, Erfahrungen – keine real getrennten Persönlichkeiten.

Das Modell hilft uns also, mit mehr Klarheit, Mitgefühl und Orientierung auf unsere innere Welt zu blicken. Und genau deshalb nutzen wir es hier – nicht als Wahrheit, sondern als Werkzeug. Je nachdem, in welcher Situation wir uns befinden, kann ein ganz bestimmter Anteil in den Vordergrund treten – er übernimmt dann sozusagen das Steuer oder rückt ins Rampenlicht. Deshalb ist es auch keine Seltenheit, dass Menschen, die in bestimmten Lebensbereichen extrem selbstsicher und souverän wirken, in anderen Bereichen plötzlich Unsicherheit, Angst oder starke innere Komplexe erleben. Das Bewusstsein über innere Anteile verabschiedet sich von der Idee, dass wir »so sind, wie wir sind«. Stattdessen öffnet es eine Tür zu einem differenzierteren Verständnis von uns selbst – dass wir viele verschiedene Seiten in uns tragen, die je nach Kontext aktiviert werden.

Was uns in diesem Zusammenhang besonders interessiert, sind die verletzten Anteile – also Anteile, die traumatisiert oder emotional überfordert wurden.

Ein einfaches Beispiel: Stell dir vor, in dir lebt ein innerer Anteil, der gerne singt – ein kindlicher, freier Teil, der voller Freude seine Stimme erklingen lässt. Vielleicht hast du als Kind oft vor dich hin gesungen, bis eines Tages ein Elternteil sagte: »Das klingt ja furchtbar.«

In diesem Moment entstand vielleicht Scham, Schmerz, das Gefühl, nicht richtig zu sein – und dieser singende Anteil zieht sich zurück, er hat gelernt: »*Wenn ich mich zeige, kommt Schmerz.*«

Solche Erfahrungen führen dazu, dass bestimmte Anteile in uns unterdrückt oder sogar abgespalten werden. Die Qualität, die sie in sich tragen – in diesem Fall Kreativität, Ausdruck, Lebensfreude –, wird dadurch im Alltag nicht mehr richtig zugänglich.

Es kann aber auch andersherum sein: Manchmal übernehmen äußere Stimmen einen Platz in unserem Inneren. Ein streng urteilender Vater zum Beispiel, der in der Kindheit präsent war, lebt innerlich als »innerer Kritiker« weiter – selbst dann, wenn wir längst ausgezogen sind und unser eigenes Leben führen. Es gibt unfassbar viele innere Anteile und diese leben nicht isoliert voneinander – sie stehen in ständiger Beziehung zueinander. Manchmal wirken sie wie ein eingespieltes Team, manchmal wie ein innerer Konflikt, der uns ganz schön herausfordern kann. Oft ist es nur eine Kleinigkeit im Alltag – ein Moment, in dem du dich nicht gesehen, nicht gehört, nicht wirklich wahrgenommen fühlst. Vielleicht reagiert dein/e Partner/in abwesend auf etwas, das dir wichtig ist. Oder jemand übergeht deine Bedürfnisse. Und obwohl es auf der Oberfläche harmlos wirken könnte, spürst du innerlich eine starke Reaktion. Warum? Weil diese Situation einen alten Schmerz berührt – das Gefühl, in deiner Kindheit nicht wirklich gesehen oder ernst genommen worden zu sein. In solchen Momenten tritt oft ein verletzter Anteil in dir in den Vordergrund. Ein Teil, der sich zutiefst nach Anerkennung und emotionalem Kontakt sehnt – und gleichzeitig noch immer die Wunde des »Übersehenwerdens« in sich trägt. Dieser Schmerz kann so intensiv sein, dass er kaum auszuhalten ist. Und dann übernimmt oft ein anderer Anteil – einer, der versucht, diesen Schmerz zu betäuben. Vielleicht durch Essen, Social Media, Alkohol, Arbeit – oder andere Strategien, die kurzfristig Erleichterung verschaffen.

Doch kurz darauf meldet sich häufig ein dritter Anteil: der innere Kritiker. Er verurteilt den Anteil, der betäubt, dafür, dass du »schwach« warst, dich wieder abgelenkt oder betäubt hast. Plötzlich steckst du in einem inneren Konflikt: verletzt, betäubt, beschämt. Was dabei oft übersehen wird: Dem inneren Kritiker ist meist gar nicht bewusst, dass der betäubende Anteil eigentlich nur helfen wollte – dass er versucht hat, einen tiefen Schmerz zu regulieren, den sonst niemand halten konnte.

Doch anstatt dieses Bemühen zu erkennen, entstehen neue innere Strategien: scheinbar wohlwollende Anteile übernehmen das Ruder. Sie wollen »es endlich richtig machen«, »die Kontrolle zurückgewinnen« – und kommen zu dem Schluss, dass das Problem der betäubende Anteil selbst ist. Die innere Logik wird dann: »Wenn dieser Teil endlich weg wäre, dann würde es mir gut gehen.«

Aber genau *das* ist der nächste Irrtum. Denn der betäubende Anteil hat eine wichtige Funktion. Er ist nicht das Problem, sondern ein Beschützer – einer, der in Zeiten großer Not versucht hat, das System irgendwie zu stabilisieren. Vielleicht ist seine Strategie nicht gesund, vielleicht ist sie nicht nachhaltig – aber sie war logisch aus seiner Sicht. Sie war oft das Einzige, was in dem Moment möglich war.

Statt ihn zu verstoßen, braucht es also etwas ganz anderes: Verständnis. Beziehung. Und neue Möglichkeiten. Wenn dieser Anteil merkt, dass er nicht mehr kämpfen oder betäuben muss, dann kann er beginnen, sich zu entspannen. Seine angespannte Schutzhaltung darf sich lösen.

Seine überforderte Verantwortung darf abgegeben werden. Und in dieser Entspannung geschieht etwas Tieferes: Wir kommen wieder in Kontakt mit dem verletzten Anteil, den er all die Jahre beschützt hat.

Der Teil in uns, der vielleicht vergessen war.

Der so tief verletzt wurde, dass wir ihn kaum noch fühlen konnten.

Der so zart ist, dass er jahrelang im Schatten leben musste. Und plötzlich spüren wir ihn.

Die Traurigkeit, die er trägt. Die Einsamkeit. Vielleicht auch die ursprüngliche Sehnsucht nach Liebe, Anerkennung, Gesehenwerden.

Und genau hier kommt der Atem ins Spiel. Denn mithilfe von tiefen Atemprozessen – wie sie in geführten Atemsessions möglich sind – können wir auf besonders direkte Weise mit diesen verletzten inneren Anteilen in Kontakt kommen.

Der Atem öffnet Räume, die Worte oft nicht erreichen.

Er bringt uns in einen Zustand, in dem diese zarten, verletzlichen Seiten wieder fühlbar werden – ohne dass wir in ihnen untergehen. Und mehr noch: In diesen Zuständen können sich verletzte Anteile auch mit anderen Anteilen verbinden – mit jenen, die Kraft, Mitgefühl, Geborgenheit oder Klarheit tragen.

So entsteht etwas völlig Neues: nicht nur das Erkennen des Schmerzes – sondern eine innere Beziehung, die trägt. Eine Verbindung, in der alte Wunden gehalten, gewürdigt und verarbeitet werden können. Durch bewusste Atemarbeit – insbesondere in tiefen Atemsessions – entsteht ein veränderter Bewusstseinszustand, in dem die Schutzmechanismen des präfrontalen Kortex vorübergehend heruntergefahren werden. Neurobiologisch betrachtet handelt es sich hierbei um einen Zustand, in dem die Top-Down-Inhibition des präfrontalen Kortex vorübergehend reduziert wird. In einfachen Worten: Die kognitiven Kontrollinstanzen, die unser Erleben normalerweise strukturieren, bewerten und filtern, treten einen Schritt zurück. Dadurch kann sich etwas zeigen, das im Alltagsbewusstsein oft verborgen bleibt: die darunterliegende emotionale und somatische Wirklichkeit.

Erfahrungen, die zu schmerzhaft waren, um sie vollständig zu fühlen. Empfindungen, die wir irgendwann abgespalten haben, weil es damals keinen sicheren Raum dafür gab.

Anteile in uns, die nicht willkommen waren – weil niemand da war, um sie mit uns zu halten.

In diesem veränderten Zustand – der einem halb tranceartigen, aber gleichzeitig hoch präsenten Bewusstsein gleicht – beginnen sich diese tiefen Schichten zu öffnen. In genau diesem Moment geschieht oft etwas sehr Feines, fast Heiliges: Ein innerer Anteil, der sich jahrzehntelang versteckt hat – weil es zu schmerzhaft war, sich zu zeigen –, tritt vorsichtig ins Licht. Ein kleines Mädchen vielleicht, das weinen wollte, aber gelernt hat, tapfer zu sein. Ein Junge, der Wärme und Schutz suchte und stattdessen Kälte empfing. Ein innerer Teil, der gelernt hat, dass es sicherer ist, sich nicht zu fühlen. Der große Unterschied zum damaligen traumatischen Ereignis ist: Das kleine Mädchen oder der kleine Junge in dir ist diesmal nicht allein. Denn die Atemarbeit aktiviert nicht nur verdrängte Emotionen – sie integriert sie in einen neuen Erfahrungsraum.

Einen Raum, in dem du nicht mehr Kind bist, ausgeliefert und machtlos, sondern ein erwachsener Mensch, eine verkörperte Präsenz, die – optimalerweise mit professioneller und mitfühlender Begleitung – den inneren Anteil heute so halten kann, wie es damals niemand konnte. In diesem Zustand kann der verletzte Anteil neu lernen, wie es ist, gehalten zu werden. Nicht zurückgewiesen. Nicht korrigiert. Nicht analysiert. Sondern einfach:

gesehen, gespürt, bezeugt. Das geschieht nicht durch Denken, sondern durch Erfahrung. Durch das Erleben von Sicherheit inmitten von Emotion. Durch das Zulassen, ohne überflutet zu werden. Durch das Fühlen, während gleichzeitig ein anderer Teil in uns präsent bleibt – haltend, zugewandt, erwachsen. Der verletzte Anteil ist nicht mehr isoliert. Der beschützende Anteil kann sich endlich entspannen. Ein innerer Raum entsteht – ein Raum, in dem das, was einst zu viel war, nun gehalten werden kann.

Das ist der Moment, in dem der Atem nicht mehr nur Luft ist. Sondern Beziehung. Eine Beziehung zu dem, was in uns lebt – und was vielleicht zum ersten Mal wirklich gesehen wird.

Reparenting

All das führt letztlich dazu, dass du in Kontakt mit deinem inneren Kind kommst – und damit die Möglichkeit erhältst, selbst zur Ressource für diese verletzten inneren Anteile zu werden. Und genau hier liegt ein weiterer spannender Punkt: Es fällt uns oft erstaunlich schwer, uns selbst als Erwachsene das zu geben, was wir brauchen. Liebe, Fürsorge, Schutz – das sind Dinge, die wir anderen oft mühelos schenken, uns selbst aber versagen. Warum? Weil tief verankerte Glaubenssätze, Selbstzweifel oder alte Muster im Weg stehen.

Doch wenn du beginnst, dich auf dein inneres Kind zu beziehen, wird etwas Entscheidendes leichter. Denn in dem Moment, in dem du dich deinem inneren Kind zuwendest – mit Mitgefühl, mit Wärme, mit Schutz –, entsteht eine neue Qualität der Beziehung zu dir selbst. Du wirst weich, zugänglich, zugewandt. Und das innere Kind, das einst allein war, beginnt, sich gehalten zu fühlen.

Es geht dabei nicht um Selbstoptimierung, nicht um Kontrolle oder Strenge – sondern um eine tiefe, ganzheitliche Selbstunterstützung. Wenn du beginnst, dich selbst mit den Augen eines liebevollen inneren Elternteils zu sehen, entsteht Heilung. Emotionale Wunden beginnen, sich zu schließen. Innere Sicherheit wird möglich. Und aus dieser Sicherheit wächst nicht nur ein stabileres Selbstgefühl, sondern auch eine gesündere Beziehung zu anderen Menschen.

Auch die Beziehung zu deinen eigenen Kindern verändert sich, wenn du lernst, dich selbst zu halten. Denn die impliziten Bindungsmuster – jene tiefen, oft unbewussten Vorlagen, nach denen wir Nähe erleben und gestalten – beginnen, sich zu verändern. Wenn du als Kind einen sehr strengen oder abwesenden Elternteil hattest, und du heute beginnst, dich selbst liebevoll zu sehen, dir Geborgenheit zu schenken, dich selbst wahrzunehmen – dann schreibst du diese inneren Schablonen um.

Beruhigen und beleben – wie Mutter und Vater unser Nervensystem prägen

Die ersten Lebensjahre eines Kindes sind nicht nur von unzähligen Erfahrungen geprägt – sie sind auch der Boden, auf dem sich das autonome Nervensystem formt. Dabei sind Mutter und Vater weit mehr als nur Versorger oder emotionale Begleiter. Sie sind, neurobiologisch betrachtet, zwei Pole eines fein abgestimmten Systems der Co-Regulation.

Es geht nicht um starre Rollenbilder, sondern um funktionale Rollen, die idealerweise durch beide Elternteile erfüllt werden, aber durchaus auch von anderen Bindungspersonen übernommen werden können, wenn die Bedingungen stimmen. Auch andere nahestehende Bezugspersonen – Großeltern, ältere Geschwister, Tageseltern oder enge Freund:innen der Familie können regulativ wirksam werden. Entscheidend ist nicht die biologische Zugehörigkeit, sondern die emotionale Qualität der Beziehung und die Fähigkeit zur feinfühligen Resonanz. Das kindliche Nervensystem orientiert sich nicht an Begriffen wie *Elternteil* – sondern an emotionaler Sicherheit, Verlässlichkeit und Präsenz.

Auch in gleichgeschlechtlichen oder nicht-traditionellen Familienstrukturen können diese beiden Pole vollständig präsent sein – in anderen Formen, aber mit derselben Wirkung. Ich werde im folgenden Abschnitt trotzdem die Begriffe »Mutter« und »Vater« wählen, um die flüssige Lesbarkeit zu bewahren.

Mütter, so zeigt eine Vielzahl von Studien,[34] sind in der frühen Kindheit meist diejenigen, die dem Kind helfen, übererregte, unangenehme Zustände zu regulieren – etwa nach einem Schreck, bei Überforderung oder innerer Unruhe. Über ihre Stimme, Mimik, Berührung und Präsenz senden sie Signale aus, die direkt mit dem parasympathischen Nervensystem verbunden sind. Mütter helfen typischerweise nicht nur dabei, negativ erlebte Zustände wie Angst, Stress oder Unruhe herunterzuregulieren, sondern auch, positiv entspannte Zustände wie Nähe, Geborgenheit und Zärtlichkeit zu vertiefen und zu stabilisieren. Sie begleiten das Kind also nicht nur aus der Übererregung heraus – sondern führen es in jene feinen, regenerativen Zustände, in denen Sicherheit verkörpert wird. Das bedeutet konkret: Die Mutter lehrt das Kind – meist unbewusst –, wie man den Parasympathikus reguliert. Wie man sich selbst beruhigt, wie man von Anspannung in Weichheit übergeht, wie man tiefer in eine Erfahrung von »Ich bin sicher« eintaucht. Für viele Kinder ist diese mütterliche Präsenz die erste tief verkörperte Erfahrung von innerer Sicherheit.

Väter oder andere aktivierende Bezugspersonen hingegen öffnen eine andere Tür zum Nervensystem des Kindes. Studien[37] zeigen, dass Vater-Kind-Interaktionen vor allem darauf ausgerichtet sind, positiv erregte Zustände zu fördern und zu halten – also das Kind in seinen sympathisch aktivierten Zuständen zu begleiten: Aufregung, Spannung, Spielfreude, Wagemut.

Das geschieht häufig durch spielerischen Kampf, Kitzeln, Hochwerfen, kleine Herausforderungen oder gemeinsame Abenteuer – all das sind Reize, die den sympathischen Anteil des autonomen Nervensystems aktivieren. Das Kind lernt vom Vater also, die Erregung zu halten und bestenfalls konstruktiv zu nutzen. Die väterliche Bezugsperson bringt dem Kind also bei, wie man mit hoher Erregung sicher in Verbindung bleiben kann, ohne die Kontrolle zu verlieren, ohne zu kollabieren oder zu dissoziieren. Die väterliche Bezugsperson ist also zuständig dafür, dass Kinder lernen können, ihren Sympathikus zu regulieren.

Der Neuropsychologe Allan Schore, einer der Vordenker auf dem Gebiet der affektiven Neurobiologie, beschreibt dieses Spannungsfeld als grundlegendes Prinzip der emotionalen Entwicklung: »Die mütterliche Figur ist typischerweise in die Regulation niedrig erregter positiver und negativer Zustände eingebunden … die väterliche Figur hingegen ist stärker involviert in Interaktionen, die höher erregte positive Zustände stimulieren.« Man könnte sagen: Die Mutter bringt das Nervensystem zur Ruhe – der Vater bringt es in Bewegung, ohne dass es die Balance verliert.

Diese beiden Achsen – Beruhigung und Belebung, Einsinken und Aufrichten, Innehalten und Losgehen – bilden das Fundament einer gesunden autonomen Regulation. Sie ermöglichen dem Kind nicht nur, mit sich selbst in Kontakt zu sein, sondern auch mit der Welt in Beziehung zu treten. Ein fein austariertes Nervensystem ist kein Zufall, sondern das Ergebnis von gelebter Beziehung. Kinder, die sowohl beruhigende als auch aktivierende Co-Regulation erfahren, entwickeln ein flexibleres, resilientes Nervensystem. Sie lernen, mit innerem Aufruhr ebenso wie mit herausfordernden Situationen umzugehen. Sie lernen, sich selbst zu halten – und sich selbst zu entfalten. Die zuvor beschriebene Polarität von mütterlicher Beruhigung und väterlicher Aktivierung lässt sich nicht nur relational, sondern auch funktional in der Atemarbeit gezielt ansprechen.

Denn jede bewusste Atemtechnik erzeugt ein spezifisches autonomes Antwortmuster, das entweder der mütterlichen oder der väterlichen Regulationsachse entspricht – nicht symbolisch, sondern neurophysiologisch präzise.

Doch Atemarbeit ist nicht nur eine Praxis der Regulation – sie kann auch eine Praxis der Integration und Nachreifung sein. Denn nicht jedes Nervensystem hat in seiner frühkindlichen Prägung beide Achsen gleichermaßen erleben dürfen. Nicht jede Biografie ist zwischen Gehaltensein und Ermutigung oder zwischen Weichheit und Kraft ausbalanciert.

Herunterregulierende Atemmuster aktivieren den Parasympathikus, und zwar exakt jene Netzwerke im Hirnstamm und im Vagus-Komplex, die für soziale Sicherheit, Rückbindung und Stressabbau verantwortlich sind. In einer sicheren, warmen Atempräsenz – weich, rhythmisch, empfangend – verkörpert der Atem die mütterliche Funktion der Regulation: Er sagt dem System: »Du darfst loslassen. Du wirst gehalten.«

Hochregulierende Atemmuster aktivieren den Sympathikus – und zwar gezielt jene neuronalen Bahnen, die mit Mobilisierung, Wachheit und fokussierter Handlungskraft verbunden sind. In einer kraftvollen, rhythmischen Atemführung – klar, fordernd, durchlässig – verkörpert der Atem die väterliche Funktion der Regulation: Er sagt dem System: »Du darfst dich zeigen. Du darfst Spannung halten, ohne zu kippen. Du bist bereit.«

Wenn wir beginnen, unseren Atem als Tor zum autonomen Nervensystem zu nutzen, lohnt es sich, innezuhalten und unsere eigene Geschichte mit Co-Regulation zu befragen: Wurde ich getröstet, wenn ich traurig war – oder ignoriert? Wurde ich ermutigt, mich zu zeigen – oder kleingehalten? Gab es jemanden, der mich beruhigte, wenn ich überfordert war – oder war ich allein mit meinem Erregungszustand? Wurde Erregung als Lebensenergie willkommen geheißen – oder als Gefahr unterdrückt?

Solche Fragen wirken nicht nur intellektuell. Sie sprechen die impliziten Schichten unseres Nervensystems an – jene vorsprachlichen Muster, die im Körper gespeichert sind und sich oft unbewusst im heutigen Leben ausdrücken: in unseren Reaktionen auf Nähe. In der Art, wie wir Spannung halten – oder vermeiden. In unserem Verhältnis zu Stille, Bewegung, Intensität, Rückzug.

Die Atempraxis kann hier zu einem wirksamen Werkzeug der Nachbeelterung werden.

Sie bietet uns die Möglichkeit, gezielt mit den Zuständen zu arbeiten, die in unserer frühen Entwicklung entweder übererfüllt, unterversorgt oder verzerrt waren. Ein Mensch, dessen Kindheit von Reizüberflutung, Unsicherheit oder emotionaler Unverfügbarkeit geprägt war, dessen System kaum Beruhigung erfahren hat, wird oft ein Nervensystem mitbringen, das schnell in Alarmzustände kippt oder mit Süchten, Impulskontrollproblemen und einem chronischen Gefühl innerer Unruhe zu kämpfen hat. In solchen Fällen wird oft versucht, durch äußere Reize – Leistung, Konsum, Beziehungen – jene Regulation zu kompensieren, die das System nie ausreichend lernen konnte. Hier können parasympathisch regulierende Atemtechniken nachträglich jene Erfahrungen von Gehaltensein vermitteln, die damals fehlten. Nicht kognitiv, sondern verkörpert. Wiederholt. Mit Zeit.

Ein anderer Mensch hat vielleicht eine Kindheit erlebt, in der viel Sicherheit, Fürsorge und Unterstützung vorhanden war – aber gleichzeitig war vielleicht eine Stimme präsent, die immer wieder sagte: »nicht so wild« oder »Sei nicht so laut«, »Nimm nicht so viel Raum ein«. Auch das hinterlässt Spuren – aber andere. In solchen Fällen entstehen oft subtilere Spannungsmuster: Eine tiefe Zurückhaltung, ein inneres Zögern, sich ganz zu zeigen. Ein Gefühl, dass Lebendigkeit irgendwie »zu viel« ist, dass Ausdruck gefährlich oder unerwünscht sein könnte. Die Folge ist nicht unbedingt ein nervöses, überreiztes System – sondern eher ein gedämpftes, angepasstes. Ein System, das gelernt hat, seine Impulse zu kontrollieren, noch bevor sie ganz ins Bewusstsein kommen. Die Atmung dieser Menschen ist oft flach, zurückgenommen, kontrolliert. Auch hier bietet die Atempraxis eine Einladung zur Nachbeelterung – aber mit einem anderen Fokus: nicht Beruhigung, sondern Erlaubnis. Nicht Halten, sondern Ermutigung. Durch hochregulierende Atemtechniken kann das System lernen, sich selbst in größerer Intensität zu erleben, ohne Angst. Ohne Scham. Ohne sich sofort zurückziehen zu müssen. Der Atem sagt in solchen Momenten: Du darfst da sein. Du darfst groß sein. Du darfst dich spüren, in aller Kraft, ohne dich dafür rechtfertigen zu müssen. Der Atem wird zur inneren Mutter, wenn wir lernen, uns in der Ausatmung selbst zu halten. Und er wird zum inneren Vater, wenn wir lernen, Erregung willkommen zu heißen – ohne sie zu vermeiden oder zu bekämpfen.

Der Atem ersetzt keine reale Bezugsperson – aber er kann das körperliche Erleben einer fehlenden Qualität so weit stabilisieren, dass wir beginnen, uns selbst jene Beziehung zu geben, die wir gebraucht hätten. Hier liegt die tiefste Intelligenz somatischer Atempraxis: nicht darin, einen idealen Zustand zu erzeugen – sondern einen inneren Raum aufzubauen, in dem all das, was früher gefehlt hat, endlich nachreifen darf. Nicht rückwirkend – aber gegenwärtig. Nicht als Konzept – sondern als Körperzustand.

So entsteht durch Atemarbeit, was in einer gesunden, frühkindlichen Beziehung angelegt wird: ein Nervensystem, das weiß, wie man hochfährt, ohne zu überdrehen, und herunterfährt, ohne zu kollabieren.

Achillesferse und entwicklungsbasiertes Trauma als Superkraft

Die meisten Menschen verbringen ihr Leben damit, ihre Stärken zu pflegen.

Sie investieren Zeit, Energie und Aufmerksamkeit in das, was funktioniert, was ihnen leichtfällt, was bewundert wird. Sie bauen aus, was bereits tragfähig ist, und fühlen sich dort am meisten zu Hause, wo sie Kontrolle, Kompetenz und Erfolg erleben können. Daran ist nichts falsch – im Gegenteil. Die Pflege der eigenen Stärken schenkt Selbstvertrauen und Wirkung. Sie ist Teil jedes gesunden Wachstums. Doch wer ausschließlich in seinen Stärken lebt, der bleibt oft stehen, bevor das Eigentliche beginnt. Denn wirkliche Entwicklung beginnt dort, wo wir unsicher werden. Dort, wo wir nicht mehr wissen, wie es geht.

Die griechische Mythologie erzählt von Achilles, dem unbesiegbaren Helden, der nur eine einzige Schwachstelle hatte: seine Ferse. Getaucht in den Fluss der Unverwundbarkeit, wurde er an dieser einen Stelle gehalten – und gerade dort traf ihn später der tödliche Pfeil. Diese Geschichte ist uralt, doch ihr Symbolismus bleibt zeitlos: Jeder Mensch hat eine Achillesferse. Einen Punkt, der besonders empfindlich ist. Eine Stelle, an der wir verwundbar bleiben – egal, wie stark wir sonst erscheinen.

Die meisten Menschen bleiben ihr Leben lang im Kreis ihrer Fertigkeiten. Sie lernen, zu glänzen – aber nicht, zu reifen. Sie werden besser – aber nicht tiefer. Weil sie glauben, dass Entwicklung etwas mit Optimierung zu tun hat. Doch Entwicklung hat auch mit Hingabe zu tun. Mit der Bereitschaft, dort zu bleiben, wo es schwerfällt. Dort, wo der Impuls lautet: »nicht dort entlang.« Die Achillesferse ist der Ort, an dem wir am stärksten in Kontakt kommen mit dem, was roh, ungeschützt, echt ist. Mit der Seite in uns, die wir selbst am liebsten übergehen würden.

Und genau deshalb ist sie unser Wegweiser. Ein inneres Leitsystem, das uns nicht dorthin führt, wo wir schon glänzen – sondern dorthin, wo wir noch wachsen können. Wenn wir anfangen, wirklich hinzuschauen, dann wird aus dem verletzlichen Punkt ein Lehrer. Ein Prüfstein. Eine Schwelle zur Verkörperung.

Meine eigene Achillesferse

Ich habe an vielen Stellen in meinem Leben gespürt, wie tief dieser Prozess reicht.

Meine persönliche Achillesferse trägt den Namen Dissoziation.

In diesem Buch habe ich schon an verschiedenen Stellen beschrieben, dass meine Reaktion auf Schmerz, Überforderung und Trigger selten laut, panisch oder impulsiv war. Stattdessen war sie leise – fast unmerklich. Ich dissoziiere. Ich entkopple mich von mir selbst, verlasse mein Inneres, während ich äußerlich funktioniere. Ich bleibe scheinbar ruhig, aber tief in mir zieht sich etwas zurück. Ich bin da – und gleichzeitig nicht. Diese Tendenz zur Dissoziation hat nicht nur in akuten Momenten gewirkt, sie hat sich in mein ganzes Leben eingewebt. Schon in meiner Kindheit hörte ich immer wieder den Satz *»Träum nicht so viel«*. Ich war oft abwesend, nicht greifbar – verloren in inneren Welten. Was wie Fantasie aussah, war häufig Schutz.

Später bekam diese Entkopplung konkretere Formen: Mediensucht war die erste Strategie. Serien, Videospiele, Filme – ich konsumierte sie exzessiv, wie ein Betäubungsmittel. Als diese Phase nachließ, kam der Alkohol. Kurzfristig. Dann entdeckte ich Cannabis – und es wurde zu einer langjährigen Sucht. Anfangs half mir diese Droge, sie entspannte mich, schenkte mir Ruhe. Doch mit der Zeit wurde klar: Es tat mir nicht gut. Und dennoch war es schwer, sie loszulassen. Immer, wenn etwas in mir zu laut, zu viel, zu nah wurde, griff ich danach. Ich wollte nicht fühlen. Ich wollte fliehen.

Als ich endlich aufhörte zu konsumieren, blieb die Tendenz bestehen. Sie wurde subtiler, raffinierter. Ich war clean – doch mein YouTube-Konsum stieg ins Unermessliche. Ich löschte die App – und versank in Social Media. Ich legte das Handy weg – und das nächste kam: Fast jeden Tag trudelten meine

Bestellungen von Amazon bei mir ein. Die Muster blieben gleich. Nur die Formen wechselten. Oft war es sehr, sehr schmerzhaft, wenn ich zurückfiel.

Wenn es, nachdem ich scheinbar den Absprung geschafft hatte, plötzlich doch wieder nach mir griff. Diese Rückfälle waren selten laut, aber innerlich tobten sie. Es war nicht nur der Konsum, der wehtat. Es war das Danach. Das Aushalten meiner selbst.

Dann kamen sie – die Urteile. Die Stimmen in mir, die flüsterten: *»Du lernst es nie.«* Die Scham, die sich wie ein schwerer Vorhang über alles legte. Die Enttäuschung – über mich selbst, über meine Schwäche, über mein Menschsein. Es waren genau diese Momente, in denen ich am liebsten verschwunden wäre. Nicht wegen der Substanz – sondern wegen des Gefühls, mir selbst nicht genügen zu können. In diesen Momenten begann ich, meinen Atem zu beobachten. Wie er flacher wurde, fast verschwand. Und wie er – wenn ich blieb, wenn ich nicht flüchtete – langsam zurückkam. Tiefer. Wahrhaftiger. Es war, als würde mein Körper selbst den Weg zurück kennen. Der Atem wurde mein Zeuge. Mein stiller Verbündeter. Er verurteilte nicht. Er zählte nicht, wie oft ich gefallen war. Er war einfach da. Und dann begann langsam, eine neue Haltung zu wachsen. Eine, die nicht verharmlost – aber auch nicht verurteilt. Eine, die bleibt. Die hinschaut. Die sagt: *»Auch das bist du. Und auch hier darfst du lernen.«*

Auch heute noch kann ich diese Muster in mir entdecken, wenn mir meine Frau schmerzlich den Spiegel vorhält, oder wenn ich mich überfordert fühle, dann entsteht er, dieser Sog in die Flucht. Der Unterschied ist, dass ich ihn heute kenne. Manchmal ist er zu stark, aber immer öfter kann ich durch dieses Erkennen und das Atmen wieder zurückkommen und präsent werden und tiefer mit dem, was wehtut, in Kontakt treten. Daher glaube ich, dass wir meistens eine Sucht nicht *besiegen*, wir wachsen über sie hinaus.

Es war, als ob jedes Loslassen – so mühsam es auch war – eine neue Schicht freilegte. Eine, die darunter schon lange gewartet hatte. Nicht auf Perfektion. Sondern auf Kontakt.

Im Kern dieses Weges begannen sich Fähigkeiten zu formen, die man nicht erlernen kann wie Vokabeln oder Formeln. Sie wachsen nur dort, wo man bleibt, obwohl alles in einem fliehen will.

So wuchs Resilienz – nicht als heroische Widerstandskraft, sondern als leises Wiederaufstehen. Selbstmitgefühl, ausgedrückt als gelebte Entscheidung, mich auch im Scheitern nicht zu verlassen. Emotionale Differenzierungsfähigkeit ist die Kunst, Gefühle weder zu unterdrücken noch unkontrolliert auszuleben, sondern sie klar zu benennen, bewusst zu halten und tief zu verstehen.

Impulskontrolle entsteht nicht durch inneren Zwang, sondern durch eine bewusste Entscheidung – aus dem Wissen heraus, dass selbst im Moment großer Anspannung ein Moment des Innehaltens möglich ist.

Tiefe in Beziehungen wächst dort, wo ich den Mut gefunden habe, auch meine Schatten zu zeigen, und andere dadurch einlade, sich ebenfalls in ihrer Ganzheit zu zeigen.

Diese Fähigkeiten kamen nicht aus dem Licht. Sie kamen aus der Reibung. Aus dem Ringen mit Scham, mit Selbstverurteilung, mit Rückfällen. Sie sind geboren aus einem inneren Raum, in dem es nicht mehr darum geht, stark zu wirken, sondern echt zu sein. Und jeder dieser Rückschritte, jedes vermeintliche »Wieder-nicht-geschafft«, war in Wahrheit ein Teil des Reifens. Denn jedes bewusste Scheitern, das ich ausgehalten habe, hat mein Nervensystem etwas gelehrt: Ich kann fallen – und in Verbindung bleiben. Ich kann mich verlieren – und wieder zurückfinden.

Entwicklungsbasiertes Trauma als Superkraft

Wir beginnen zu erkennen: Trauma ist nicht einfach ein lästiges Übel, das uns blockiert oder unseren Weg versperrt. Es ist – in seiner Tiefe – eine Einladung. Eine Einladung, uns selbst näherzukommen, unser Wesen zu erforschen und über das hinauszuwachsen, was wir bisher für möglich hielten. In jedem Trauma liegt nicht nur Schmerz, sondern auch Potenzial. Nicht nur eine Wunde, sondern auch ein Wegweiser.

Trauma zwingt uns, hinzuschauen. Es führt uns an die Ränder dessen, was wir halten können. Dort liegt der Schatz – schwer zugänglich, verborgen in der Tiefe der Geschichte, die wir mit uns tragen.

In meinem eigenen Beispiel – meine Neigung zur Dissoziation, mein Drang, in innere oder digitale Welten zu flüchten, war lange mein Schutz. Doch zugleich war diese Fähigkeit auch eine Gabe. Sie erlaubte es mir, mich vollständig in Themen zu versenken. Mich so sehr einer Sache hinzugeben, dass ich sie nicht nur verstand, sondern verkörperte. Ich habe gelernt, nicht oberflächlich zu bleiben, sondern tief zu tauchen – bis auf den Grund. Und das verdanke ich jener Wunde, die mich einst in die Flucht trieb. So ist es oft. Das Mädchen, das in seiner Kindheit stets die emotionale Lage der Eltern lesen musste – aus Angst vor Eskalation oder Gewalt –, entwickelt nicht selten eine feine, fast übermenschliche Empathie. Ihre Antennen sind geschärft. Sie spürt, was andere fühlen, noch bevor es ausgesprochen wird. Was einst Überlebensstrategie war, ist heute Beziehungsintelligenz. Oder der Junge, der nie jemandem zur Last fallen durfte, der früh gelernt hat, seine Bedürfnisse zurückzustellen, um geliebt zu werden – er wird vielleicht zu einem Menschen, der Räume für andere hält. Oder die Person, die, gerade weil sie weiß, wie es sich anfühlt, nicht gesehen zu werden, heute andere sieht – tiefer als viele.

Traumata machen uns nicht automatisch weise. Aber wenn wir uns auf den Weg der Bewältigung machen – wenn wir lernen, uns selbst zu halten, unsere Muster zu durchschauen, unsere Schutzstrategien zu würdigen und dann behutsam zu wandeln –, dann beginnt sich etwas zu zeigen: eine Kraft, die aus der Tiefe kommt. Eine Schönheit, die nicht glatt und perfekt ist, sondern rau, echt und durchdrungen. Diese Transformation ist keine romantische Verklärung von Leid. Sie ist eine Anerkennung dessen, was möglich wird, wenn wir dem Schmerz mit Bewusstheit begegnen. Nicht, um ihn zu glorifizieren – sondern um ihm seine Macht zu nehmen. Denn was uns einst gebrochen hat, kann zu dem werden, was uns trägt.

Heilung oder Bewältigung?

Wenn wir über Trauma sprechen, begegnen uns immer wieder zwei Begriffe, die oft gleichgesetzt werden: Heilung und Bewältigung. Auf den ersten Blick scheinen sie austauschbar – beide beschreiben einen Weg, mit erlittenem Schmerz umzugehen, sich dem Vergangenen zuzuwenden, einen Umgang mit inneren Verletzungen zu finden. Doch bei genauerem Hinsehen offenbart sich ein feiner, tiefgreifender Unterschied.

Trauma hinterlässt Spuren – nicht nur in unseren Erinnerungen, sondern im Körper, im Nervensystem, im Erleben von Gegenwart. Und die Wege, mit diesen Spuren zu leben, sind so verschieden wie die Menschen, die sie tragen. Doch immer wieder zeigen sich dabei drei Bewegungen, drei Ausdrucksformen innerer Verarbeitung, die nicht hierarchisch sind, sondern einander ergänzen – wie Wellen, die sich überlagern.

Manches heilt. Vollständig.

Eine innere Verletzung integriert sich so tief ins Gewebe des Selbst, dass sie keine Symptome mehr hinterlässt. Der Schmerz wird still. Die Bilder verlieren ihre Schärfe. Der Körper reagiert nicht mehr mit Alarm. Das Nervensystem findet zurück in ein Grundmuster von Vertrauen. Die Vergangenheit bleibt, aber sie färbt das Jetzt nicht mehr. Es ist, als sei das Erlebte verwandelt – nicht gelöscht, sondern neu verortet, getragen von Sinn. Diese Form der Heilung ist ein Geschenk. Eine Integration, die Tiefe und Weite schenkt.

Heilung meint einen Zustand, in dem eine seelische Wunde vollständig integriert ist – so tief eingebettet in das eigene Sein, dass sie keine offenen Symptome mehr hinterlässt.

Das Nervensystem findet wieder in ein reguliertes Grundmuster zurück.

Der Körper vertraut sich selbst wieder.

Die Psyche hat einen neuen Sinn gefunden, der das Vergangene mit dem Heute verbindet.

Doch nicht jede Wunde heilt in diesem Sinne vollständig – und das ist kein Scheitern, sondern Realität. Manche Erfahrungen hinterlassen Spuren, auch wenn sie nicht mehr offen bluten. Manche Verletzungen heilen nicht glatt – sondern mit einer Narbe, die sichtbar bleibt, spürbar, empfindlich.

Hier kommt die Bedeutung von Bewältigung ins Spiel. Bewältigung heißt nicht, dass alles »wieder gut« ist – sondern dass es *haltbar* geworden ist.

Dass ich mit dem, was geblieben ist, leben kann.

Dass ich mich nicht mehr in den alten Mustern verliere, sondern sie erkenne.

Dass ich Wege kenne, um mich zu halten, zu beruhigen, zu verankern.

Vielleicht ist da noch eine innere Enge, wenn ich bestimmte Stimmen höre. Vielleicht ein Flattern in der Brust, wenn Nähe entsteht. Vielleicht ziehe ich mich zurück, bevor ich weiß, warum – aber ich merke es früher. Ich kann zurückkehren. Manchmal besser, manchmal schlechter. Bewältigung ist kein Trostpreis. Sie ist gelebte Kompetenz. Verkörperte Reife. Eine Form von Würde, die nicht darin besteht, unverwundbar zu sein, sondern verletzlich und zugleich handlungsfähig. Bewältigung lässt uns wachsen. Sie schenkt uns Einsicht in unsere Grenzen – und in unsere Kraft. Sie macht uns nicht hart, sondern durchlässig. Nicht schneller, sondern tiefer. So wie eine körperliche

Wunde manchmal vollständig heilt – und manchmal eben nur so weit, dass sie nicht mehr gefährlich ist, aber eine gewisse Achtsamkeit braucht – so bleiben auch seelische Wunden manchmal empfindlich. Und gerade in dieser Empfindlichkeit kann ein neuer Zugang zum Leben entstehen: mehr Mitgefühl. Mehr Feingefühl. Mehr Tiefe. Nicht trotz, sondern aufgrund dessen, was wir durchlebt und gehalten haben. Heilung ist wunderbar. Bewältigung vertieft unsere Menschlichkeit. Beides ist möglich – und beides verdient Anerkennung.

Und dann, irgendwann, oft unerwartet, geschieht etwas Neues. Wenn Bewältigung tief im Leben verankert ist, wir aufgehört haben die Momente von Hoffnung und die Rückschläge zu zählen, öffnet sich eine tiefere Ebene von Heilung. Nicht aus der Hoffnung, dass es besser wird – sondern aus dem Mut, dageblieben zu sein, als es nicht besser wurde. Nicht als Lösung, sondern als *Verwandlung durch gelebte Beziehung zur Wunde*. Diese späte Form der Heilung ist nicht lauter, nicht besser, nicht endgültiger. Aber sie ist durchdrungener. Durch die gelebten Jahre. Die Rückschläge. Die kleinen Fortschritte. Die wiederholte Entscheidung, präsent zu bleiben. In dieser Reife beginnt etwas, das sich nicht mehr nach Arbeit anfühlt, sondern nach Verkörperung. Die Strategien werden weich. Die Schutzmuster durchlässiger. Es entsteht eine Tiefe, die nicht geplant, nicht gemacht werden kann. Diese Form der Heilung zeigt sich als ein Gewebe aus allem, was war. Aus Kraft und Schmerz. Aus Mut und Erschöpfung. In ihr wird klar: Nicht, dass wir unversehrt sind, macht uns ganz – sondern dass wir mit offenen Augen und offenem Herzen durch unsere Versehrtheit hindurch lieben können. Was früher Strategie war, wird nun Natürlichkeit. Sie lässt uns sehen: Die Narben auf unserer Seele sind nicht die Orte, an denen wir zerbrochen sind, sondern die Stellen, an denen das Leben tiefer geworden ist. Wie Risse in einer Schale, durch die das Licht fällt. Nicht trotz der Brüche – sondern durch sie. Und vielleicht ist das die tiefste Form von Heilung: nicht, dass alles ganz wird – sondern dass wir es ganz *fühlen* können.

Ehrliche Schatten von Atemarbeit

In den letzten Jahren hat sich Breathwork in vielen Kontexten etabliert – von spirituellen Retreats über psychotherapeutische Settings bis hin zu persönlichen Entwicklungsprozessen. Es verspricht Zugang zu verdrängten Emotionen, zur inneren Weisheit, zu tiefer Verbundenheit mit dem Selbst. Doch inmitten dieses verheißungsvollen Potenzials liegt auch eine Schattenseite: das Risiko der Retraumatisierung.

Was bedeutet Retraumatisierung eigentlich?

Retraumatisierung ist kein neues Trauma im engeren Sinne. Es ist das Wieder-Eintauchen in eine traumatische Erfahrung ohne ausreichende innere oder äußere Ressourcen, um sie reguliert zu verarbeiten. Das Nervensystem wird überfordert. Schutzmuster greifen erneut. Die Person fühlt sich ausgeliefert – nicht selten mit dem Gefühl, etwas sei »kaputtgegangen«, was vorher zumindest stabil war. In der Atemarbeit geschieht Retraumatisierung oft unbeabsichtigt. Gut gemeinte Räume, die mit dem Versprechen emotionaler Befreiung werben, unterschätzen nicht selten die Tiefe dessen, was der Atem öffnen kann. Dabei ist nicht die Technik selbst das Problem – sondern der Kontext, in dem sie angewendet wird.

Jede tiefgreifende Atemarbeit braucht ein stabiles Sicherheitsnetz und sollte vor allem für die ersten Erfahrungen professionell begleitet werden. Außerdem sollte klar sein, dass sich diese tiefere Form von Atemarbeit nur für Menschen mit weitgehend stabiler Psyche eignet. Hier noch mal eine ganz klare Unterscheidung zwischen selbstregulativen Einheiten oder mild transformativen Sitzungen, die 20 bis 25 Minuten dauern; solche, die von den allermeisten Menschen problemlos alleine zu Hause ausgeführt werden können, sowie intensiveren Sitzungen, die oftmals eine Stunde oder länger gehen können.

Breathwork und Retraumatisierung

Der Atem ist eines der wenigen autonomen Körpersysteme, die wir willentlich beeinflussen können – und gerade darin liegt seine Kraft. Durch bewusste Atemmuster können wir das Nervensystem regulieren, emotionale Zustände verändern, alte Muster aufbrechen. Doch der Atem ist auch direkt gekoppelt an unser implizites Gedächtnis – an Erfahrungen, die jenseits des sprachlich Fassbaren gespeichert sind. Gerade traumatische Erinnerungen sind oft nicht kognitiv zugänglich, sondern leben weiter in der Physiologie, in der Muskulatur, im Atem selbst.

In Momenten intensiver Atemarbeit – vor allem bei hochaktivierenden Techniken wie der verbundenen Atmung oder zyklischer Hyperventilation – kann es passieren, dass genau diese gespeicherten Erlebnisse an die Oberfläche treten. Nicht sanft und langsam, sondern heftig und mit voller Wucht. Dann wird nicht nur gefühlt, sondern *wieder-erlebt* – mit allen Symptomen, die ein Trauma auszeichnen: Dissoziation, Kontrollverlust, Überflutung, Erstarrung.

Wenn diese Dinge nicht in einem sicheren, gut gehaltenen Raum aufgefangen werden, entsteht das, was man als *Retraumatisierung* bezeichnet. Es ist kein Fortschritt in der Verarbeitung, sondern ein Rückfall in alte Überwältigung. Die Person befindet sich erneut in einem Zustand, in dem das Nervensystem keine Wahl hat außer Schutz: Es flüchtet, es kämpft, es erstarrt. Das innere Erleben wird unhaltbar – und oft folgt danach nicht Erleichterung, sondern Erschöpfung, Orientierungslosigkeit, Scham, manchmal sogar ein Bruch im Vertrauen in sich selbst oder in die Methode. Gerade in einem wachsenden Feld wie Breathwork, das zunehmend auch von absolut unerfahrenen Menschen ohne Erfahrung und Hintergrund in teils viel zu großen Gruppen ausgeführt wird, ist diese Dynamik hochrelevant. Denn es reicht nicht aus, zu wissen, wie man Menschen in intensive Prozesse führt, es ist auch wichtig, zu wissen, wie man sie darin begleitet und auch wieder herausführt.

Die Qualität eines Breathwork-Raumes zeigt sich nicht in der Intensität der Erfahrungen, sondern in der Tiefe der Integration. Eine kraftvolle Atemreise ist dann gelungen, wenn sie den Menschen nicht überflutet, sondern berührt. Wenn sie nicht retraumatisiert, sondern Kontakt ermöglicht – mit sich selbst, mit verborgenen Anteilen, mit einer tieferen Wahrheit, die nicht auf Drama angewiesen ist.

Das bedeutet nicht, dass emotionale Prozesse vermieden werden sollen. Im Gegenteil: Viele Menschen brauchen Räume, in denen Tränen fließen dürfen, in denen Wut ihren Ausdruck findet, in denen alte Schmerzen spürbar werden. Doch dieser Prozess muss dosiert sein. Nicht jeder Mensch profitiert von maximaler Aktivierung. Manchmal ist weniger mehr. Manchmal ist der erste Schritt nicht die Öffnung, sondern die Stabilisierung.

Ist Breathwork sicher?

Ist Leben sicher? Jeder, der dir verspricht, dass du dich, ohne Risiken einzugehen, verändern kannst, verkauft dir keine Transformation – sondern Komfort. Und Komfort ist nicht dasselbe wie Heilung.

Wachstum ist niemals sicher. Wirkliche Veränderung kommt nicht auf leisen Sohlen. Sie fordert dich heraus. Sie bringt dich an Grenzen, die du nicht kanntest. Und manchmal bringt sie dich darüber hinaus. Wer den Atem nutzt, um sich selbst zu begegnen, öffnet Türen. Nicht alle davon führen ins Licht. Manche führen durch Schatten. Und manche führen dorthin, wo du dich selbst vergessen hast. Der Atem ruft dich dorthin zurück. Wer nach absoluter Sicherheit fragt, hat die Natur von Transformation nicht verstanden. Sicherheit ist kein Versprechen, das dir jemand geben kann – sie ist ein innerer Zustand, den du lernen musst zu halten, selbst dann, wenn nichts sicher ist. Breathwork ist keine Wohlfühlmassage. Es ist keine Wellness-Technik. Es ist ein Werkzeug – und wie jedes mächtige Werkzeug kann es bauen oder zerstören. Nicht, weil es böse ist. Sondern weil es echt ist.

Intensive Atemtechniken können traumatische Erinnerungen reaktivieren, alte Überlebensstrategien durchbrechen oder Menschen in Zustände führen, in denen sie sich selbst verlieren. Nicht jede Erfahrung, die stark ist, ist heilsam. Nicht jedes Zittern ist ein Durchbruch. Nicht jede Träne ein Zeichen von Lösung. Es braucht einen differenzierten Blick. Ein Bewusstsein dafür, *wann* eine Öffnung geschieht – und *wie* sie gehalten wird.

Ein sicherer Breathwork-Raum entsteht nicht durch Musik, Mantras oder Räucherstäbchen. Er entsteht durch die Fähigkeit, Nervensysteme zu lesen. Dysregulation zu erkennen. Co-regulierend präsent zu bleiben. Und im Zweifel nicht tiefer zu gehen, sondern langsamer. Weniger ist oft mehr – wenn das Weniger bewusst und beziehungsfähig ist.

Sicherheit bedeutet nicht die Abwesenheit von Intensität. Sicherheit bedeutet, dass Intensität willkommen ist – in einem Raum, der sie halten kann.

Das erfordert Kompetenz. Und Demut.

Und seien wir radikal ehrlich:

Ja, Breathwork kann retraumatisierend wirken – auch dann, wenn es achtsam begleitet wird, von Menschen mit fundiertem Wissen, Erfahrung und Präsenz. Doch das gilt nicht nur für Breathwork. Jede Methode echter Veränderung birgt dieses Risiko. Therapie kann retraumatisieren. Eine Meditation kann Flashbacks auslösen. Ein Retreat kann ein System überfordern. Eine tiefe Begegnung, eine Trennung, sogar eine Geburt – alles, was das Nervensystem wirklich berührt, kann Wunden aufreißen, die lange verborgen lagen.

Also, nein – Breathwork ist nicht sicher. Aber was wäre die Alternative? Flach atmen. Täglich etwas weniger spüren. Langsam abstumpfen. Am Leben sein – ohne lebendig zu sein. Diese warnenden Worte vorweg – nicht um Angst zu machen, sondern um etwas klarzustellen: Echte Sicherheit entsteht nicht durch Vermeidung von Tiefe, sondern durch Kompetenz, Beziehung und Klarheit.

Und unter diesen Voraussetzungen gilt: Breathwork ist – richtig angewendet – eine der sichersten, zugänglichsten und zugleich wirksamsten Methoden zur Selbstregulation, emotionalen Integration und Bewusstseinsentwicklung, die wir kennen.

Warum? Weil der Atem nichts Fremdes ist. Kein Medikament, keine Maschine, kein äußeres Mittel. Er ist immer da. Er ist dein direktester Zugang zu deinem autonomen Nervensystem.

Mit ihm kannst du Spannungszustände lösen, Emotionen verarbeiten, dich in Sicherheit bringen – *von innen heraus*. Ohne Nebenwirkungen. Ohne Abhängigkeit. Der Atem arbeitet nicht gegen dich, sondern mit dir. Er ist immer so ehrlich, wenn du bereit bist, ihn zu hören.

Was Breathwork so sicher macht, ist seine *Skalierbarkeit.*

Du kannst mit einem einzigen bewussten Atemzug beginnen.

Du kannst dich über Wochen, Monate oder Jahre langsam an intensivere Muster herantasten.

Du kannst jederzeit aufhören.

Du kannst jederzeit zurückkehren zum Einfachsten: *Einatmen. Ausatmen. Spüren, dass du da bist.*

In einem gut gehaltenen Setting – mit Präsenz, Vorgespräch, Integration und einem klaren Verständnis für Kontraindikationen – ist Breathwork *eine der sichersten Möglichkeiten*, mit tiefen inneren Prozessen in Kontakt zu treten. Viel sicherer als unbegleitete Meditation bei Trauma. Viel regulierbarer als intensive Körpertherapie. Viel körpernäher als Gesprächstherapie allein.

Abgesehen davon sind die größten Risiken vermeidbar. In all den Jahren, in denen ich intensiv mit Breathwork arbeite – als Begleiter, Lehrer, Raumhalter und Praktizierender –, habe ich nur sehr wenige Fälle erlebt, in denen in meiner Präsenz eine Retraumatisierung stattgefunden hat. Und fast immer war es ein Faktor, der im Zentrum stand: Ungeduld – auf meiner Seite. Es gab Momente, in denen ich nicht genau genug hingehört habe. In denen ich zu sehr an einem Ablauf hing, statt im Moment präsent zu sein. Zu sehr im Konzept, zu wenig im Kontakt. Und dennoch: Selbst in diesen wenigen Fällen haben sich im Nachhinein Wege der Integration geöffnet.

Etwas, das sich häuft und zu dem ich auch immer wieder Nachrichten bekomme, sind Berichte von Menschen, die sich durch Breathwork in großen Gruppen nicht aufgefangen, nicht gesehen oder nicht gehalten fühlten. Die emotional aufbrachen – und dann alleingelassen wurden.

Nicht der Atem war das Problem. Sondern das Fehlen von Beziehung. In manchen dieser Settings wird mehr geräuchert als reguliert. Mehr versprochen als begleitet. Da ist Klang, aber kein Raum. Da ist Intensität – aber keine Integration.

Deshalb gilt: Meide große Events, die keine echte Begleitung bieten. Ein guter Richtwert ist: *maximal acht Teilnehmende auf eine regulierende, ausgebildete Person*. Bei meinen Veranstaltungen liegt der Schlüssel sogar oft bei 1:5 – weil ich weiß, wie schnell ein Raum kippen kann, wenn Co-Regulation fehlt.

Welche Art von Angebot für dich?

Wäre eine 1:1-Session noch traumasensibler? Natürlich.

In einem ideal begleiteten Einzelsetting kann noch präziser auf individuelle Prozesse, Körpersignale und Grenzen eingegangen werden. Es entsteht mehr Raum für Feinheit, für Stille, für das Tempo, das der eigene Organismus vorgibt.

Doch auch das hat seine Begrenzungen – und nicht jede*r fühlt sich dort automatisch sicherer. Für manche Menschen ist das Einzelsetting emotional zu direkt, zu exponierend. Sie haben in der Vergangenheit möglicherweise negative oder sogar grenzverletzende Erfahrungen in therapeutischen Beziehungen gemacht – und empfinden die Gruppe als Schutzraum, weil sich dort der Blick verteilt, weil Verbindung entstehen kann, ohne dass sie im Zentrum stehen.

Außerdem ist ein 1:1-Setting nicht für alle zugänglich. Es ist kostspieliger, weniger flexibel und gerade für Menschen mit wenig Vorerfahrung oft eine zu große Schwelle. Gut strukturierte Gruppenräume – mit einer klaren Begleitung, mit einer guten Quote zwischen Teilnehmenden und Raumhaltenden – können hier dienlicher sein. An der Stelle sei erwähnt, dass nicht alle Menschen, die in intensive Atemprozesse gehen, intensive Begleitung benötigen. Oftmals können Menschen sich auch sehr gut selbst halten oder fühlen sich alleine durch die vertiefte Verbindung zum Atem getragen.

Der gleiche Gedanke gilt auch für Onlineangebote. Natürlich kann dort – je nach Format – weniger oder gar keine Co-Regulation stattfinden. Besonders bei aufgezeichneten Sessions fehlt der zwischenmenschliche Kontakt völlig, und selbst in Liveangeboten bleibt die Präsenz oft begrenzt, fragmentiert durch Technik, Distanz, Bildschirm. Lange habe ich solche Formate abgelehnt. Ich hielt sie für unzureichend, für potenziell gefährlich – und in gewissem Maße stimmt das auch: Sie können intensive Prozesse anstoßen, ohne die Möglichkeit, unmittelbar aufgefangen zu werden. Doch mit der Zeit habe ich verstanden: Für manche Menschen ist ihr eigenes Wohnzimmer der einzige sichere Ort, den sie betreten können. Nicht, weil sie keine Räume finden – sondern weil sie aufgrund früherer Verletzungen keinen Menschen vertrauen können, egal, wer dort sitzt. Sie sind von der Gruppe überfordert. Das Einzelsetting löst Panik aus. Und selbst der freundlichste Blick kann wie ein Eindringen wirken, wenn Beziehungserfahrungen von Misstrauen, Ohnmacht oder Übergriff geprägt waren.

Für diese Menschen ist ein Onlineangebot – besonders ein sanftes, gut erklärtes, klar strukturiertes – nicht der zweitbeste Weg, sondern vielleicht der erste. Es gibt ihnen Raum. Es gibt ihnen Kontrolle. Sie können stoppen, pausieren, zurückspulen, sich bewegen, sich verstecken – und dabei doch atmen.

Auch hier gilt: Es geht nicht darum, bestimmte Formate zu verurteilen oder zu glorifizieren, sondern darum, klar zu benennen, was ein Angebot leisten kann – und auch, was nicht.

Teilnehmende haben ein Recht darauf, zu wissen, worauf sie sich einlassen. Ob Co-Regulation möglich ist oder nicht. Ob es Begleitung gibt – oder ob sie auf sich allein gestellt sind. Ob das Setting sicher genug ist, um tiefe Prozesse zu halten, oder eher zur sanften Selbstregulation einlädt. Am Ende führt alles auf einen Punkt zurück: Selbstverantwortung. Nicht als Last, sondern als Einladung. Nicht im Sinne von »Du bist selbst schuld, wenn etwas passiert« – sondern in dem tieferen Sinn, dass innere Prozesse niemals delegiert werden können. Kein Setting, kein Raumhalter, keine Methode kann dir die Verantwortung für deinen eigenen Weg abnehmen.

Du darfst und sollst dir Unterstützung suchen. Räume, die dich tragen. Menschen, die dich begleiten. Doch du wirst immer selbst spüren müssen: *Bin ich bereit? Fühlt sich das stimmig an? Was brauche ich – wirklich?*

Professionalität der Arbeit

Sollten nur ausgebildete Psychotherapeut:innen solche tiefen Prozesse begleiten dürfen?

Wenn es um schwerwiegende psychische Erkrankungen geht, sollte die Begleitung selbstverständlich ausschließlich in die Hände approbierter Fachpersonen gelegt werden. Therapeutische Diagnostik, Behandlung und Heilung im engeren Sinne gehören in professionelle, klinisch geschulte Hände.

Doch gleichzeitig erleben wir in der Praxis, dass nicht alle inneren Prozesse diese Art von Fachwissen benötigen– viele sind menschlich, entwicklungsbezogen, körperlich verankert oder spirituell motiviert.

Die Realität zeigt: Es gibt zu wenige Psychotherapeut:innen – und noch weniger, die fundiertes Wissen über Körperarbeit, Somatik oder traumasensible Atemarbeit mitbringen. Zugleich betrifft Trauma heute viele Menschen – nicht immer in klinischer Ausprägung, aber oft spürbar im Alltag, in Beziehungen, im Körper. Die exklusive Zuständigkeit einer kleinen Berufsgruppe wird dieser Breite nicht gerecht.

Was mich darin bestärkt: Viele approbierte Therapeut:innen haben meine Ausbildungen durchlaufen und integrieren Atemarbeit heute sinnvoll in ihre Praxis – nicht als Therapieersatz, sondern als Erweiterung. Gleichzeitig habe ich erlebt, wie Menschen ohne therapeutische Approbation – aber mit fundierter Ausbildung – sehr wohl sichere, klare Räume halten können, in denen sehr tiefe Prozesse möglich werden.

SPUREN IM WIND

Atem und Aufmerksamkeit

Wir haben uns nun intensiv mit Trauma beschäftigt – und damit, wie uns der Atem bei der Bewältigung und sogar Heilung unterstützen kann. Doch tiefes Wohlbefinden bedeutet nicht nur die Abwesenheit von Trauma, sondern vor allem die Anwesenheit von positiven, nährenden Zuständen. Und genau darauf möchte ich jetzt den Blick richten: Wie kann uns der Atem dabei helfen, ein tiefes, nachhaltiges Wohlbefinden zu kultivieren?

Dafür müssen wir zunächst klären, was Wohlbefinden überhaupt ist. In unserer heutigen Welt ist der Begriff *Hedonismus* weit verbreitet – damit ist das Streben nach Lust und Genuss durch äußere Reize gemeint, also durch Konsum. Doch obwohl Konsum kurzfristig Freude bringt, führt er selten zu einem anhaltenden Gefühl der Erfüllung. Denn alles, was wir konsumieren, verliert mit der Zeit an Reiz. Wir gewöhnen uns daran. Und so ist der hedonistische Weg letztlich eine Einbahnstraße – eine, die niemals zu nachhaltigem Wohlbefinden führen kann.

Dem gegenüber steht ein weniger bekannter, aber wesentlich tiefgreifender Begriff aus der griechischen Philosophie: *Eudaimonie*. Eudaimonie beschreibt nicht ein Glück, das wir durch äußere Dinge erfahren, sondern ein inneres Aufblühen, das aus der Kultivierung tugendhafter geistiger Zustände entsteht. Es ist ein Zustand psychischen Wohlstands, der unabhängig ist von äußeren Umständen – weil er von innen kommt.

Es ist eine tief verwurzelte Erfüllung, die entsteht, wenn ein Mensch im Einklang mit seinen inneren Werten lebt, wenn er seine Potenziale entfaltet und seinem Dasein einen Sinn verleiht, der über das bloße Ich hinausgeht.

Eudaimonie ist kein Ziel, das man konsumiert, sondern ein Weg, den man verkörpert. Es ist das gute Leben – *to eu zên* – wie Aristoteles es nannte: Ein Leben, das von Weisheit, Mut, Mäßigung und Gerechtigkeit getragen wird. Wer sich selbst erkennt und in diesem Erkennen eine Form findet, sich dem Leben aufrichtig hinzugeben, erfährt eine Zufriedenheit, die nicht vom Außen abhängt. Auch wenn das Leben herausfordernd bleibt, trägt es doch den Geschmack von Sinn und Stimmigkeit. Eudaimonie ist die leise Kraft der Selbstverwirklichung – nicht im Sinne des Höher-schneller-Weiter, sondern als Beitrag zum Ganzen, als Ausdruck des Menschseins in seiner reifsten Form. Eudaimonisches Wohlbefinden wächst aus dem, was wir geben, nicht aus dem, was wir bekommen. Es entspringt dem gelebten Ausdruck von Tugenden – also von Eigenschaften wie Mitgefühl, Mut, Ehrlichkeit oder Geduld. Und jede dieser Tugenden hat ihren Ursprung in einem bestimmten inneren Zustand. Deshalb ist der Weg zu echtem Wohlbefinden weniger ein Hangeln nach einem bestimmten äußeren Ziel, sondern vielmehr ein Prozess der inneren Kultivierung. Tugenden sind keine altmodischen Konzepte – sie sind psychologische Qualitäten, die es uns ermöglichen, zum Wohl des Ganzen zu denken und zu handeln. Sie sind wertvoll, unabhängig davon, ob sie zu konkreten Ergebnissen führen. Wo ein tugendhafter Mensch lebt, blüht meist auch seine Umgebung. Denn Tugenden nähren sowohl das Selbst als auch das Feld, in dem sie wirken. Manche Kulturen legen besonderen Wert auf die Praxis von Tugenden – in der Anthropologie spricht man in diesem Zusammenhang von sogenannten Hochkulturen. Man denke etwa an die Blütezeit des griechisch-römischen Reiches. Dort galten Tugenden wie Tapferkeit, Gerechtigkeit, Mäßigung und Weisheit als Grundpfeiler eines gelungenen Lebens.

Ähnliche Muster finden sich auch in anderen Hochkulturen: im Konfuzianismus Chinas, im Vedanta Indiens, in der Ethik des frühen Islam oder in der afrikanischen Ubuntu-Philosophie. Die Inka lebten nach dem Prinzip der *Ayni* – dem Ausgleich von Geben und Nehmen, einer Art gelebten Gegenseitigkeit, die das soziale Gefüge zusammenhielt. Werte wie Respekt, Dankbarkeit und Dienst an der Gemeinschaft waren tief im Alltag verankert.

Hochkultur ist nicht nur ein technologischer oder architektonischer Begriff – sie spiegelt sich auch in der Frage, welche inneren Qualitäten ein Mensch entwickeln soll, um als vollständig, als würdevoll, als weise zu gelten. Auch die moderne psychologische Forschung beschäftigt sich intensiv mit Charakterstärken – also mit jenen inneren Haltungen, die sowohl uns selbst als auch unsere Gemeinschaft gedeihen lassen.

Ein zentrales Element dieses inneren Wachstums ist Aufmerksamkeit. Sie ist die Mutter aller Tugenden – das Fundament, auf dem alles Weitere ruht. Ohne wache Präsenz ist es kaum möglich, Tugenden bewusst und konsequent zu leben. Aufmerksamkeit befähigt uns, unser Innenleben zu beobachten, Impulse wahrzunehmen, bevor wir ihnen folgen – und dadurch eine bewusste Wahl zu treffen. Wichtig ist, zwischen Aufmerksamkeit und Achtsamkeit zu unterscheiden. Achtsamkeit ist nur ein Teilbereich – eine bestimmte Qualität – der umfassenderen Aufmerksamkeitsintelligenz. Während Achtsamkeit eine offene, empfangende Haltung beschreibt, ist Konzentration eine gezielte, fokussierte Form der Aufmerksamkeit.

In vielen spirituellen und philosophischen Traditionen – ob buddhistisch, stoisch oder christlich-kontemplativ – wird die Aufmerksamkeit als der zentrale Nährboden innerer Entwicklung beschrieben. Wenn Aufmerksamkeit verloren geht, wenn wir uns zerstreuen, reaktiv oder abgelenkt werden, bricht oft das gesamte innere Gleichgewicht zusammen. Und dennoch wird der Aufmerksamkeit in unserer modernen Welt – ironischerweise – viel zu wenig Aufmerksamkeit geschenkt. Aufmerksamkeit ist eine stille Königin unter den menschlichen Fähigkeiten. Sie entscheidet darüber, ob wir in der Tiefe verstehen oder nur an der Oberfläche streifen. Ob wir im Gespräch wirklich zuhören, ob wir lernen, erinnern, wachsen können. Und doch: In der westlich geprägten Welt bleibt sie weitgehend ungeschult – eine kostbare Ressource, der kaum jemand systematisch Beachtung schenkt. Zwar richtet sich zunehmend der Blick auf Aufmerksamkeitsdefizite – auf ADHS, auf Zerstreuung, auf die Symptome einer überforderten inneren Welt. Doch die eigentliche Frage wird selten gestellt: Wie lässt sich Aufmerksamkeit kultivieren? Wie stärken wir diese Fähigkeit, die nicht nur unsere kognitive Leistungsfähigkeit prägt, sondern auch unsere emotionale Tiefe, unsere Beziehungsfähigkeit, ja – unser ganzes Dasein?

Die vorherrschende Annahme: Aufmerksamkeit sei angeboren, starr, unveränderlich. Man hat sie – oder eben nicht. Doch das ist ein Irrtum. Aufmerksamkeit ist plastisch. Sie lässt sich formen, trainieren, vertiefen – wie ein Muskel, der durch bewusste Übung Kraft gewinnt.

Der Preis der Ablenkung

Gerade im 21. Jahrhundert ist diese Fähigkeit bedroht wie nie zuvor.

In der modernen Welt gilt Aufmerksamkeit nicht als kostbares Gut, sondern als zu monetarisierende Ressource. Wer viel erlebt, wer ständig erreichbar ist, wer immer produktiv scheint, wird bewundert – und oft beneidet. Doch dieser Kult um Stimulation und Produktivität hat einen kaum beachteten Preis: die Zersplitterung des Geistes. Unsere Kultur hat eine Praxis der Zerstreuung etabliert – systematisch, allgegenwärtig und tiefgreifend. Während an dieser Stelle klar sein sollte, dass jeder Mensch Achtsamkeit trainieren sollte, machen wir kulturell oft das Gegenteil. Wir werden zur Ablenkung trainiert. Nicht aus Bosheit, sondern weil unsere Systeme – wirtschaftlich, sozial, technologisch – genau davon leben. Die ständige Verfügbarkeit, das gleichzeitige Bearbeiten von Nachrichten, Terminen und Gedanken, die pausenlose Reizflut durch Bildschirme, Apps und Feeds – all das fragmentiert unser Bewusstsein. Die Fähigkeit, bei einer Sache zu bleiben, wird zur Seltenheit. Tiefe Kommunikation weicht flüchtigen Reaktionen. Multitasking wird zur Norm, nicht zur Ausnahme.

In unserer modernen Gesellschaft werden wir zur Ablenkung erzogen. Und dann wundern wir uns, warum wir so gestresst, unglücklich und innerlich leer sind. Ablenkung ist keine harmlose Nebenwirkung eines digitalen Zeitalters – sie ist ein Symptom und zugleich eine Ursache unserer inneren Unruhe. Ein abgelenkter Geist wird in die Vergangenheit gezogen – in Grübelschleifen, in schmerzhafte Erinnerungen. Oder er wird in die Zukunft katapultiert – in Sorgen, Pläne, Erwartungen. Neurobiologisch betrachtet verstärkt diese allgegenwärtige Ablenkung die Aktivität des sogenannten *Default Mode Network* (DMN) im Gehirn – jenes Netzwerk, das für Selbstbezug, Gedankenkreisen und Tagträumerei zuständig ist. Wird das DMN dauerhaft aktiviert, fällt es uns immer schwerer, gegenwärtig zu sein.

Ein abgelenkter Geist ist ein unglücklicher Geist.

Er wird reaktiv statt schöpferisch, getrieben statt ausgerichtet, fremdgesteuert statt intentional. In diesem Sinne ist Ablenkung nicht neutral – sie ist eine Form inneren Leidens. Sie zerschneidet die Kohärenz des Bewusstseins, unterminiert unsere Willenskraft und lässt uns die Kontrolle über unser inneres Erleben verlieren. Der Preis dieser Fragmentierung ist hoch – seelisch, sozial und spirituell. Wir verlieren den Zugang zu Tiefe, zu Sinn, zu echter Verbindung – sowohl zu uns selbst als auch zu anderen. Unsere Fähigkeit zur Präsenz, zur Konzentration, zur Intimität wird untergraben von einer Kultur, die Schnelligkeit über Tiefe stellt und Quantität über Qualität.

In einer Welt voller Information wird Fokus zur wahren Form von Intelligenz.

In einer Welt, in der Wissen nicht mehr knapp, sondern allgegenwärtig ist, entscheidet nicht mehr allein, *was* wir wissen – sondern *wie tief* wir uns mit etwas verbinden können. Nicht die Informationsmenge, sondern die Aufmerksamkeitstiefe wird zum entscheidenden Unterscheidungsmerkmal.

Aufmerksamkeit ist der Engpass unserer Zeit – und zugleich der Schlüssel zu innerer Freiheit. Wer seine Aufmerksamkeit nicht selbst führt, wird geführt. Von Algorithmen, von äußeren Reizen, von unbewussten Mustern. Doch wer sie kultiviert, wer sie bündelt und schützt, der gewinnt nicht nur geistige Klarheit, sondern auch emotionale Tiefe und spirituelle Weite. Gerade deshalb ist der Atem ein so machtvolles Werkzeug. Er ist der vielleicht unmittelbarste Zugang zur Aufmerksamkeit – ein innerer Anker, immer verfügbar, stets im Jetzt verortet. Wer lernt, dem Atem zu folgen – ohne ihn zu kontrollieren, ohne ihn zu manipulieren –, beginnt, sich selbst zu spüren: nicht in Form von Konzepten oder Selbstbildern, sondern als gegenwärtiges Erleben.

In der bewussten Hinwendung zum Atem geschieht etwas Urtümliches: Die Zersplitterung beginnt sich zu ordnen. Aufmerksamkeit sammelt sich. Der Geist wird weniger kommentierend, mehr beobachtend. Gedanken verlieren an Lautstärke, der Körper rückt ins Zentrum der Wahrnehmung.

Aufmerksamkeit und Neurobiologie

Neurobiologisch lässt sich dieser Wandel differenziert beschreiben: Die Praxis des *Sich-des-Atmens-bewusst-Sein* moduliert nachweislich die funktionelle Konnektivität innerhalb zentraler Netzwerke des Gehirns. Insbesondere führt Aufmerksamkeit auf den Atem zu einer verstärkten Aktivierung des sogenannten *Salienznetzwerks* – eines neuronalen Schaltkreises, der wesentlich daran beteiligt ist, relevante von irrelevanten Informationen zu unterscheiden, um die Aufmerksamkeit flexibel auf bedeutsame Reize umzulenken. Dieses Netzwerk fungiert gewissermaßen als Schaltstelle zwischen innerer Selbstwahrnehmung und äußerer Umweltorientierung.

Gleichzeitig zeigen funktionelle Bildgebungsstudien eine reduzierte Aktivität im *Default Mode Network* (DMN), einem Netzwerk, das mit selbstreferenziellem Denken, mentalem Abschweifen, prospektiver Selbstsimulation und ruminativen Gedankenschleifen assoziiert ist. Eine übermäßige Aktivierung des DMN steht in engem Zusammenhang mit Stress, Angstzuständen und depressiven Symptombildern. Die bewusste Lenkung der Aufmerksamkeit auf den Atem wirkt diesem neurokognitiven Autopiloten entgegen – und schafft stattdessen ein neurophysiologisches Milieu, das Präsenz, emotionale Regulierung und kognitive Kohärenz begünstigt.

So verschiebt sich – messbar und erfahrbar – das funktionale Gleichgewicht des Bewusstseins: Weg von automatisierten, selbstbezogenen Prozessen – hin zu einer erhöhten sensomotorischen Einbettung im Hier und Jetzt.

Und doch: So einfach es klingt, so herausfordernd kann es sein. »Einfach nur den Atem spüren« – das wirkt auf den ersten Blick banal, fast enttäuschend simpel. Aber viele Menschen, die es versuchen, bemerken schnell: Der Zugang zum Atem ist oft verstellt. Er scheint flach, unruhig, kaum wahrnehmbar. Oder er wird regelrecht vermieden – als wäre da eine unsichtbare Schranke zwischen Bewusstsein und Körper.

Bei einer noch größeren Anzahl zeigt sich ein anderes Phänomen: Kaum sitzt man in Stille, beginnt das Gedankenkarussell. Die Aufmerksamkeit springt von einem inneren Bild zum nächsten, greift nach Erinnerungen, plant Gespräche, analysiert, bewertet, verliert sich. Der Körper sitzt still, aber der Geist rast weiter – oft noch schneller als zuvor. Gerade auf dem Meditationskissen wird vielen bewusst, wie tief der Automatismus der Ablenkung verankert ist. Selbst mit geschlossenen Augen, fernab von äußeren Reizen, greift das Gehirn nach Beschäftigung, weil es genau dazu trainiert wurde.

Was hier geschieht, ist die Folge jahrelanger Konditionierung. In einer Kultur, die Aufmerksamkeit auslagert, Fragmentierung normalisiert und innerer Stille kaum Raum gibt, erscheint es paradox schwer, einfach *zu sein*. Die äußere Reizüberflutung hat längst Spuren in unserem Innern hinterlassen. Unser Nervensystem ist oft so daran gewöhnt, im Modus der Reaktion zu leben, dass es Stille nicht als Erholung, sondern als Irritation empfindet. Während dieser Anstieg im Bewusstsein von Gedankenaktivität beim anfänglichen Meditieren sicherlich dazugehört – und das *Immer-wieder-Zurückkehren-zur-Atemwahrnehmung* über längere Zeit hinweg die eigentliche Praxis darstellt –, zeigt die Erfahrung doch: Viele Menschen profitieren zunächst von »gröberen« Atemtechniken, bevor sie überhaupt in der Lage sind, stille Achtsamkeit auf den Atem zu entwickeln.

Ein dysreguliertes Nervensystem ist nicht fit für Meditation. So einfach das stille Spüren des Atems erscheinen mag, ist es in Wahrheit eine fortgeschrittene Praxis. Es braucht ein gewisses Maß an innerer Sicherheit, an verkörperter Regulation, um der feinen Bewegung des Atems wirklich lauschen zu können, ohne sofort in Gedanken oder Spannungen zu entgleiten.

Im Gegensatz dazu wirken intensivere Techniken – etwa zyklisches Hyperventilieren – oft spektakulär, kraftvoll, fortgeschritten. Sie regulieren auf einer gröberen Ebene. Sie helfen dem Nervensystem, Spannung abzugeben. Sie entladen angestaute Energie, unterbrochene Reaktionen, eingefrorene Impulse. Sie bringen Bewegung in das, was starr geworden ist – und schaffen damit Raum.

Deshalb ist es kein Widerspruch, sondern eine sinnvolle Abfolge: Zuerst das Grobe regulieren – dann das Feine kultivieren. Erst wenn der Körper sich sicher fühlt, kann der Geist still werden. Erst wenn die grobe Spannung aus dem System gewichen ist, wird die feine Wahrnehmung des Atems möglich. Was laut beginnt, bereitet oft die Stille vor.

Oszillierender Atem

Interessanterweise bereiten gerade diese »gröberen« Atemtechniken – also Hochregulierende und herunterregulierende – nicht nur das Nervensystem vor, sondern auch den Geist. Sie trainieren ihn darin, den inneren Schalter zwischen Sympathikus und Parasympathikus überhaupt wahrzunehmen – und schließlich bewusst zu nutzen. Das Prinzip, welches vorher oftmals auf einer groben Ebene ausgeführt wurde, wird bei der Atemmeditation wieder verwertet, auf einer subtileren Ebene. Viele Menschen stellen sich Aufmerksamkeitstraining oder Atemmeditation zunächst wie eine Art fokussierten Kraftakt vor: einen ständigen, eng gebündelten Strom der Konzentration, der sich willentlich auf einen Punkt – etwa den Atem – richtet und dort unbeweglich verweilt.

Dieses Verständnis entspringt oft einer leistungsorientierten Haltung: »Ich muss es schaffen, konzentriert zu bleiben.« Doch diese Vorstellung von Meditation als ununterbrochener mentaler Disziplin ist nicht nur unrealistisch – sie ist auch energetisch extrem ineffizient. Wer versucht, die Aufmerksamkeit durch reinen Willen festzuhalten, überfordert sich schnell. Die Energie brennt aus, Frustration stellt sich ein und das, was eigentlich nährend sein sollte, wird zum inneren Kampf.

Stattdessen eröffnet uns der Atem eine ganz andere, freundlichere Perspektive: Aufmerksamkeit als Oszillation. Kein starrer Fokus, sondern ein rhythmisches Wechselspiel – ganz im Einklang mit unserer Biologie. Denn mit jedem Einatmen wird der Sympathikus aktiviert, der uns fokussiert und wach macht. Mit jedem Ausatmen übernimmt der Parasympathikus, bringt Weite, Entspannung, Loslassen.

Wenn wir diesen inneren Rhythmus bewusst begleiten, ändert sich alles. Dann wird Meditation kein Kraftakt, sondern ein Fluss. Der Atem führt uns – mit dem Einatmen in die Sammlung, mit dem Ausatmen in die Hingabe. So wird jeder Atemzyklus zu einer Mikro-Meditation: Mit jedem Einatmen wird der Geist klarer, wacher, mit dem Ausatmen entspannen wir. Es ist ein Spiel zwischen Anspannung und Entspannung, zwischen Kontrolle und Hingabe, zwischen Klarheit und Weichheit. Als lebendige Polarität, die sich im Atem harmonisch verbindet. Statt Aufmerksamkeit als statischen Kraftakt zu begreifen, wird sie zur wellenartigen Bewegung – getragen vom Atem, genährt durch Regulation, verankert in Verkörperung. Jeder Atemzug wird zur Einladung, den Geist auszurichten und zugleich zu entlasten.

Diese feine Oszillation führt nicht nur zu mehr Präsenz – sie führt uns tiefer. Sie bringt den Geist in einen Zustand, der gleichzeitig entspannter und wacher wird. Diese paradoxe Kombination – Gelassenheit und Wachheit – bildet das Fundament für echte meditaTiefe.

Wir hören auf, gegen uns zu arbeiten. Und beginnen, mit dem Leben zu atmen. Hier beginnt sich ein neues Muster einzuschreiben: ein adaptives, dem Leben zugewandtes Muster, das nicht gegen die Natur unseres Nervensystems arbeitet, sondern mit ihr. »Gröbere« Atemarbeit, also die bewusste Steuerung des Atems, wird an dieser Stelle nicht überflüssig, sondern kann wunderbar komplementär genutzt werden. Die Aufmerksamkeitspraxis kann als Anamnesetool genutzt werden um gröbere Disbalancen im Nervensystem zu erkennen.

Wenn du beispielsweise beim Meditieren regelmäßig bemerkst, dass du in einen dumpfen, müden Zustand kippst, kann das ein Hinweis darauf sein, dass dein Parasympathikus dysreguliert ist. Der Körper zieht sich zurück, das System schaltet in eine Art funktionalen Rückzug. In solchen Fällen kann es hilfreich sein, auf der gröberen Ebene anzusetzen, also aktivierende Atemtechniken zu praktizieren, die den Parasympathikus gezielt ansprechen und rekalibrieren. Umgekehrt kann es vorkommen, dass du auf dem Meditationskissen eine starke innere Unruhe spürst – viele Gedanken, impulsives Grübeln, körperliche Nervosität oder ein Gefühl von Überforderung. In diesen Fällen ist meist ein überaktiver Sympathikus verantwortlich. Du kannst in dem Moment, in dem du die Disbalance wahrnimmst, einfach dein verkörpertes Wissen über den Atem nutzen, zum Beispiel bei Hypererregung mehr Fokus auf das Ausatmen legen und diesen verlängern. Bei hypoerregten Zuständen kannst du das Einatmen stärker fokussieren.

Wenn du erkennst, dass dein Nervensystem durch systemische Disbalancen aus dem Gleichgewicht geraten ist – etwa weil der Sympathikus dauerhaft überaktiv oder der Parasympathikus unteraktiv ist –, lohnt es sich, gezielt mit Atemtechniken zu üben, die dem entgegenwirken und das Gleichgewicht wiederherstellen, also beispielsweise bei einem dysregulierten Sympathikus vermehrt Techniken anzuwenden, die diesen beruhigen.

Stabilisierung der Aufmerksamkeit

Die Fähigkeit, den eigenen Zustand zu lesen, und dann angemessen zu intervenieren, ist gelebte Selbstregulation. Atemarbeit wird so nicht zur isolierten Methode, sondern zum dynamischen Dialog zwischen deinem Nervensystem und deiner Aufmerksamkeit – zwischen Regulation und Bewusstheit. Auf dieser Grundlage zeigt sich – insbesondere in fortgeschrittener Meditationspraxis – eine weitere subtilere Ebene der Differenzierung. Während die groben Zustände auf der Ebene des autonomen Nervensystems sichtbar werden, treten im Prozess der Stabilisierung der Aufmerksamkeit vier klassische Hindernisse auf, wie sie besonders im tibetisch-buddhistischen Shamatha-System beschrieben sind:

1. **Stumpfheit** – ein Zustand innerer Trägheit: Der Geist bleibt zwar beim Meditationsobjekt, verliert jedoch an Klarheit. Er wird dumpf, schwer, neblig. Neurophysiologisch ist dies häufig mit einem hypoerregten Zustand, einem dysregulierten Parasympathikus verbunden – einem funktionalen Rückzug, wie er etwa im Freeze- oder Kollapsmodus vorkommt.

2. **Aufregung** – eine Form kognitiver Überaktivität: Der Geist springt von Gedanken zu Gedanken, lässt sich nicht stabilisieren, greift nach inneren Inhalten. Diese Form der Unruhe ist neurobiologisch klar dem sympathischen Aktivierungsmodus zuzuordnen – zu viel davon führt dazu, dass das System mobilisiert, aber nicht zentriert ist.

3. **Kombination von Stumpfheit und Aufregung** – eine instabile Mischform, bei der der Geist unklar und gleichzeitig unruhig ist. Man schwankt zwischen Dumpfheit und Hyperaktivität, zwischen Absacken und Fluchtimpulsen. Diese Form ist typisch für ein dysreguliertes Nervensystem, das zwischen Erregung und Abschaltung oszilliert – häufig traumaassoziiert.

4. **Zu viel/zu wenig Regulation** – ein feinerer Fehler auf der Ebene der metakognitiven Selbststeuerung: Entweder es fehlt die angemessene Korrektur (Selbstregulation), oder es wird zu viel Regulation eingesetzt (Überregulation), was zu Verkrampfung und Reaktivität führt. Hier wird auch klar, dass Selbstregulation auch balanciert sein darf.

Diese vier Hindernisse markieren keine groben Störungen, sondern feine Disbalancen im attentionalen Gleichgewicht. Sie zeigen, wie tief das Zusammenspiel von Atem, Aufmerksamkeit und Nervensystem reicht – bis in die feinsten Ebenen innerer Steuerung. Je differenzierter wir diesen Zusammenhang begreifen, desto präziser können wir meditieren – mit den natürlichen Rhythmen des Körpers, den neurokognitiven Dynamiken des Geistes und dem lebendigen Strom des Atems, der beides verbindet.

An diesem Punkt kommt eine Qualität hinzu, die wir in vorherigen Kapiteln ausführlich behandelt haben: die metakognitive Intelligenz – also jene Fähigkeit, nicht nur auf ein Objekt gerichtet zu bleiben, sondern auch die

Beschaffenheit der Aufmerksamkeit selbst zu erkennen. Ist sie klar oder dumpf? Offen oder klammernd? Stabil oder reaktiv?

Diese Form der inneren Selbstbeobachtung ist essenziell für tiefere Ebenen der Praxis. Denn in ihr zeigt sich die Fähigkeit zur balancierten Selbstregulation: jene Mitte zwischen Passivität und Zwang, zwischen zu viel Eingreifen und zu wenig Halten.

Wer das lernt, entwickelt nicht nur eine stabile meditative Basis, sondern legt zugleich den Grundstein für ein Leben in bewusster Präsenz. Denn dieselben Prinzipien, die auf dem Kissen lebendig werden, gelten auch in der Beziehung, in der Arbeit, im Alltag:

Wann greife ich zu früh ein?

Wann reagiere ich zu spät?

Wann lasse ich los, obwohl ich noch halten sollte?

Wann klammere ich, obwohl die Zeit des Loslassens längst gekommen ist?

Meditation wird so zum Spiegel der Lebensführung – und Atem und Aufmerksamkeit werden zu Instrumenten der inneren Integration. Was als stille Praxis beginnt, wird zum gelebten Ethos: ein Leben in Balance.

In diesem Sinne ist die Schulung der Aufmerksamkeit keine bloße geistige Disziplin. Sie ist ein Weg zurück zu einem Zustand von Kohärenz – in Körper, Geist und Beziehung. Dort beginnt, was die antike griechische Philosophie Eudaimonie nannte: Ein Leben, das von innen getragen wird. Ein Leben, das nicht nur funktioniert – sondern aufblüht.

Atem als Tor zur Seele

In allen großen Weisheitstraditionen wird der Atem als Schlüssel zur Verbindung zwischen Körper, Geist und Seele betrachtet.

Dass diese Erkenntnis eines Tages meine persönliche Wirklichkeit werden sollte, hätte ich nie für möglich gehalten. Doch dann kam Indien – und mit Indien begann jene tiefe, geheimnisvolle Begegnung mit dem Atem, die alles verändern sollte.

Es war eine lange Reise, reich an inneren und äußeren Landschaften, an Pfaden durch die stillen, flüsternden Höhen des Himalajas und an magischen, kraftvollen Orten, die mich immer tiefer zu mir selbst führten. Doch der eigentliche Wendepunkt, der Moment meiner tiefsten Verbindung mit dem Atem, wartete geduldig auf mich unter einem alten, heiligen Banyanbaum.

Der Banyanbaum ist in Indien nicht einfach nur ein Baum – er gilt als eine Verkörperung des Ewigen. Seine mächtigen Zweige, die zur Erde zurückkehren, dort neue Wurzeln schlagen und zu neuen Stämmen werden, erzählen vom ewigen Tanz des Lebens, von Wiedergeburt und Transformation. Jeder Ast ist eine Erinnerung daran, dass das Leben nicht endet, sondern sich beständig erneuert. Seit jeher suchen Yogis, Weise und Heilige Zuflucht unter dem schützenden Dach des Banyanbaums, um dort tiefe Meditation zu erfahren und spirituelle Erkenntnisse zu erlangen. An jenem Tag lag ich in seinem Schatten, geborgen wie in den Armen eines uralten weisen Wesens, das mich mit tiefer Stille und ehrfurchtsvoller Präsenz umgab.

Ich begann, bewusst und tief zu atmen – mit jener Technik, die man *Conscious Connected Breathing* nennt. Ein Atemzug verband sich mit dem nächsten zu einer lebendigen, pulsierenden Kette, die nach und nach meinen Körper und mein Bewusstsein öffnete. Ich kannte bereits Zustände tiefer Bewusstseinserweiterung von meinen Erfahrungen mit psychedelischen Substanzen und Pflanzenmedizin. Ich hatte bereits zuvor Räume betreten, in denen die Grenzen meines Ichs verschwammen und neue Wahrheiten sich zeigten. Doch was nun geschah, war auf eine ganz andere, klarere Art und Weise mystisch, unmittelbar und natürlich.

Plötzlich weitete sich mein Bewusstsein und ich fühlte mich sanft über meine bisherigen Grenzen hinausgetragen. Die Konturen meines Körpers lösten sich auf – ich wurde eins mit dem Kosmos, eins mit dem Sternenmeer, eins mit allem, was existierte. In dieser überwältigenden Erfahrung spürte ich eine unbeschreibliche tiefe Liebe, eine Präsenz, die so echt und unmittelbar war, dass ich keinen Zweifel an ihrer Wahrheit haben konnte. Das Universum, dessen Teil ich war, offenbarte sich als reine Liebe, eine Liebe, die in jeder Zelle, in jedem Atemzug lebendig war. Alles, was mir je widerfahren war, erschien plötzlich in einem neuen Licht. Jeder Schmerz, jedes scheinbare Hindernis – sie waren alle Ausdruck ebendieser grenzenlosen, unterstützenden Liebe. Ich wusste tief in mir, dass ich niemals allein gewesen war, dass jeder Moment meines Lebens von dieser liebevollen Präsenz durchdrungen war. Doch diese mystische Offenbarung war erst der Anfang. Als ich langsam zurückkehrte, mich wieder in meinem Körper und meiner eigenen Geschichte verankerte, blieb mein Bewusstsein offen für eine Welle klarer Eingebungen und Inspirationen. Visionen, Worte, Orte – konkrete Hinweise darauf, welche Schritte ich als Nächstes gehen sollte, was ich verändern musste, wen ich aufsuchen und was ich sagen sollte. Die Klarheit dieser Eingebungen war so deutlich, als flüstere mir das Leben selbst sanft ins Ohr. Ich erhob mich schließlich von diesem heiligen Ort mit dem Gefühl tiefer Dankbarkeit und beseelter Klarheit. Der Atem hatte sich mir offenbart – nicht als bloße Technik, sondern als Schlüssel zu einer universellen Wahrheit. Es war offensichtlich, dass mein Weg nun ganz dem Atem gewidmet sein musste. Von diesem Moment an wurde der Atem nicht nur zu meiner Leidenschaft, sondern zu meinem ständigen Begleiter, meinem Lehrer und dem fehlenden Puzzlestück, nach dem ich unbewusst mein Leben lang gesucht hatte.

Bewusstseinserweiternde Zustände wissenschaftlich erklärt

Dass ich mit meinen Erlebnissen nicht allein bin, zeigt mir die Tatsache, dass ich inzwischen mehrere Tausend Menschen auf ihrem Weg durch ähnliche Bewusstseinszustände begleitet habe. Diese tiefen, transformativen Erfahrungen sind nicht bloß subjektive Einzelfälle, sondern werden zunehmend auch durch wissenschaftliche Untersuchungen bestätigt. Eine bemerkenswerte Studie[12] begleitete über einen Zeitraum von zwölf Jahren rund 11 000 Patienten einer psychiatrischen Klinik in den USA, die wöchentlich an Sitzungen des holotropen Atmens (nutzt dasselbe Atemmuster wie ich in meinem Bericht) teilnahmen. Die Auswertung von 482 aufeinanderfolgenden Erfahrungsberichten offenbarte, dass etwa 82 Prozent der Teilnehmenden während der Atemsessions transpersonale, »mythopoetische« Erlebnisse machten. Solche Erfahrungen umfassen spirituelle Einheitserlebnisse, ekstatische Zustände und tiefgreifende Bewusstseinserweiterungen. Hier sei erwähnt, dass die Patienten in dem Zeitraum mehrere Atemsitzungen hatten. Bei etwa zehn Sitzungen hatten acht von zehn Teilnehmern eine mystische Erfahrung.

Eine weitere Studie bestätigte diese Verbindung: Sie zeigte, dass die durch intensive Atemtechniken ausgelösten Erfahrungen denen nach mittleren Dosen Psilocybin* verblüffend ähnlich sind.[13]

Die Autoren betonten dabei besonders, dass diese Atemsitzungen mystische Erfahrungen induzierten. Diese Erkenntnisse bekräftigen eindrucksvoll, dass bewusst geführtes Atmen nicht nur transformative Prozesse anstößt, sondern uns unmittelbar mit jener mystischen Dimension verbindet, nach der Menschen seit jeher suchen.

Wie ist es möglich, dass Menschen allein durch den bewussten Umgang mit ihrem Atem in derart tiefe und mystische Zustände gelangen können? Der Schlüssel zu diesem faszinierenden Phänomen liegt in der komplexen Wechselwirkung zwischen unserer Physiologie, dem autonomen Nervensystem und unserem Bewusstsein. Neueste neurobiologische Studien enthüllen

---

* Psilocybin ist ein natürlich vorkommender psychoaktiver Wirkstoff aus bestimmten Pilzen, der tiefgreifende Veränderungen im Bewusstsein, in der Wahrnehmung und in der emotionalen Verarbeitung auslösen kann und zunehmend in der Therapie von Depression, Trauma und Angst erforscht wird.

hierbei bemerkenswerte Zusammenhänge, welche das scheinbare Mysterium der Atemarbeit wissenschaftlich entschlüsseln helfen.

Im Mittelpunkt dieser Erkenntnisse steht ein Prozess, der als intermittierende Hypoxie bezeichnet wird – also Phasen einer bewusst herbeigeführten kurzfristigen Sauerstoffunterversorgung. Diese Zustände können durch intensives, rhythmisches Atmen oder gezielte Atemanhaltephasen erzeugt werden. Obwohl Sauerstoff allgemein als unverzichtbarer Lebensspender angesehen wird, zeigt die Forschung überraschenderweise, dass moderate kontrollierte Sauerstoffdefizite im Körper nicht nur toleriert werden, sondern sogar in bedeutendem Maße regenerative und leistungsfördernde Prozesse aktivieren können. Bereits in den 1960er-Jahren machten sowjetische Wissenschaftler diese Entdeckung für den Leistungssport nutzbar, indem sie Athleten mithilfe von gezieltem Hypoxietraining auf Spitzenleistungen vorbereiteten. Heute findet die gleiche Technik ihre Anwendung in der modernen Medizin – beispielsweise bei der Behandlung schwerer Wirbelsäulenverletzungen, wo Patienten durch intermittierende Hypoxie verblüffende Fortschritte machen konnten. Der Mechanismus dahinter ist beeindruckend: Durch die gezielte Sauerstoffreduktion im Gewebe werden spezifische Wachstumsfaktoren wie der Vascular Endothelial Growth Factor (VEGF) und der Brain-Derived Neurotrophic Factor (BDNF) ausgeschüttet.[14] Diese Proteine unterstützen nachweislich die Angiogenese – also die Neubildung von Blutgefäßen – und fördern zusätzlich die Neurogenese, die Bildung neuer Nervenzellen und Synapsen. Beide Vorgänge tragen erheblich zur körperlichen Heilung sowie zur neuronalen Regeneration bei und eröffnen damit ganz neue Perspektiven für therapeutische Interventionen.

Auf der Ebene des Gehirns entfaltet intermittierende Hypoxie eine weitere tiefgreifende Wirkung: Sie verändert das neurochemische Gleichgewicht und beeinflusst das Netzwerk neuronaler Aktivität, wodurch eine außergewöhnliche Bewusstseinsveränderung hervorgerufen werden kann. Besonders spannend ist dabei die Rolle von endogen produziertem Dimethyltryptamin (DMT), einem körpereigenen Neurotransmitter, der unter anderem in der bewusstseinserweiternden Pflanzenmedizin Ayahuasca zu finden ist. Unter hypoxischen Bedingungen steigt die Ausschüttung von DMT im Gehirn an, was wiederum stark mit visionären, mystischen und transzendentalen Bewusstseinszuständen in Verbindung gebracht wird. Diese Zustände, die denen psychedelischer Erfahrungen verblüffend ähnlich sind, bieten dem Einzelnen oft einen Zugang zu tief verborgenen Schichten seines Unbewussten und eröffnen damit Wege zu innerer Transformation und Heilung.

Eine Studie[15] untersuchte die Wirkung von DMT auf menschliche kortikale Neuronen unter hypoxischen Bedingungen. Die Ergebnisse zeigten, dass DMT die Zellüberlebensrate signifikant erhöhte, was auf eine neuroprotektive Funktion hinweist. Auch die Gehirnwellenaktivität spielt eine entscheidende Rolle bei der tiefgreifenden Wirkung bewusst geführter Atemarbeit. Spezifische Atemtechniken beeinflussen nachweislich das EEG-Muster des Gehirns: Dabei verschieben sich die neuronalen Aktivitätsmuster von den schnellen, aktivierenden Beta-Wellen, die mit Wachheit, alltäglichem Denken und analytischer Aktivität verbunden sind, hin zu den langsameren Theta-Wellen (4 bis 8 Hz) sowie zu hochfrequenten Gamma-Wellen (30 bis 100 Hz).

Theta-Wellen treten typischerweise in Zuständen tiefer Meditation, kreativer Inspiration, Trance oder intensiver Traumphasen auf. Sie bilden die Grundlage für eine besonders intuitive, bildhafte und von tiefer Selbsterkenntnis geprägte Bewusstseinsebene. Studien mit EEG-Messungen zeigen, dass erfahrene Meditierende, aber auch Teilnehmer intensiver Atemsessions, verstärkt Theta-Aktivität aufweisen. Diese erhöhte Theta-Präsenz korreliert deutlich mit subjektiven Berichten von mystischen Erfahrungen, gesteigerter Kreativität und tiefgreifenden Einsichten. Zudem sind Theta-Wellen eng mit dem Zugriff auf unbewusste und implizite Gedächtnisinhalte verknüpft und ermöglichen dadurch die Integration verborgener oder verdrängter Erfahrungen.

Parallel dazu spielen Gamma-Wellen eine bedeutende Rolle, insbesondere in Verbindung mit transzendenten und mystischen Bewusstseinszuständen. Gamma-Wellen spiegeln eine hochkohärente neuronale Synchronisation wider und gelten als neurophysiologische Signatur für sogenannte Einheitserfahrungen – Momente, in denen Menschen eine tief empfundene Verbundenheit mit ihrer Umgebung oder dem gesamten Universum erleben. Gleichzeitig sind Gamma-Wellen für extrem schnelle Informationsverarbeitung, erhöhte Wachheit und Klarheit des Bewusstseins zuständig. Interessanterweise treten Gamma-Wellen in auffälliger Häufigkeit während intensiver Meditation, psychedelischer Zustände sowie Atempraktiken auf, in denen transzendente Erfahrungen berichtet werden.

Ein bemerkenswerter neurophysiologischer Befund zeigt sich besonders in der gleichzeitigen Aktivierung von Theta- und Gamma-Wellen. Diese spezifische Kombination aus langsameren (Theta, Unterbewusstsein) und hochfrequenten (Gamma, Überbewusstsein) Gehirnwellen wird in der Neurowissenschaft als Indikator für außergewöhnlich tiefe Bewusstseinszustände und spirituelle Einsichten gewertet. In diesen einzigartigen Momenten begegnen sich tiefe, unbewusste Inhalte und extrem schnelle, kohärente Bewusstseinsprozesse, wodurch ein optimaler neurophysiologischer Rahmen entsteht, um verborgene Traumata, implizite Erinnerungen und intuitive Erkenntnisse bewusst zu verarbeiten, zu integrieren und transzendent zu überschreiten. Durch Atemtechniken ausgelöste intermittierende Hypoxie scheint diese duale Aktivierung gezielt zu fördern und unterstützt somit die neurophysiologische Basis für tiefe, mystische und nachhaltig bewusstseinserweiternde Erfahrungen.

Atem und Natur

Auch wenn die Wissenschaft erst allmählich – mit jedem Jahr ein wenig tiefer – in die Geheimnisse der Atemarbeit vordringt, so haben wir das Rad gewiss nicht neu erfunden.

Vielmehr entdecken wir eine tiefe Wahrheit wieder, die in allen Weisheitstraditionen seit Jahrtausenden lebendig ist: Der Atem ist seit jeher ein Tor zum Sakralen, ein Zugang zur innersten Essenz unseres Seins. Die alten Yogis in Indien nannten ihn Prana – Lebensenergie –, während er in der taoistischen Philosophie Chinas als Qi verehrt wurde, jene unsichtbare Kraft, die alles Leben durchdringt und bewegt.

In einer weiteren Erfahrung, einige Jahre nach meiner ersten tiefen Offenbarung durch den Atem, offenbarte sich mir eine Vision, deren Klarheit und Bedeutung mich zutiefst bewegten: Ich sah unseren Planeten, wie er durch die Kraft dieser bewussten Atemarbeit wieder mit uns Menschen in Verbindung tritt – oder besser gesagt wie wir Menschen uns endlich wieder bewusst mit ihm verbinden. In diesem erweiterten Zustand wurde mir deutlich, dass unser Atmen keine einseitige Handlung ist, sondern ein lebendiger Dialog mit der Welt, der uns permanent umgibt und trägt.

Tatsächlich kommunizieren wir ständig mit unserem Planeten, sei es über die Nahrung, die wir zu uns nehmen, über die Materialien, die wir nutzen, oder am unmittelbarsten und direktesten über unseren Atem. Jeder Atemzug ist ein stiller, aber unendlich bedeutsamer Austausch – ein Geben und Nehmen, ein Empfangen und Loslassen, das unser Leben auf fundamentale Weise mit allem anderen verbindet. In diesem Dialog liegt die einfache und doch so tiefgründige Wahrheit, dass wir niemals getrennt waren. Wir sind stets verwoben mit dem großen Ganzen. So formte sich aus dieser Vision der Satz in mir: »Der Atem ist die älteste Pflanzenmedizin dieses Planeten.« Diese Pflanzenmedizin heilt unsere tiefste kollektive Wunde – jene Wunde, die uns glauben lässt, wir seien getrennte Wesen, isoliert und abgeschnitten vom Leben selbst. Alle anderen positiven Effekte, alle Vorteile und Transformationen, die wir durch bewusste Atemarbeit erfahren, entstehen letztlich aus dieser fundamentalen Rückverbindung. Es ist genau diese heilende Kraft, die wieder Ganzheit schafft – Ganzheit in uns selbst und Ganzheit in unserer Beziehung zur Welt.

Wenn wir genau hinblicken, ganz ohne komplizierte spirituelle Konzepte, erkennen wir, dass der Atem ein Geschenk ist – und zwar nicht einmal unbedingt im metaphysischen Sinne, sondern ganz konkret und unmittelbar. Es ist ein Geschenk der Pflanzen, die uns umgeben.

Diese Pflanzen speisen ihre Existenz aus der Sonne, vom Wasser und von den Mineralien der Erde. Man könnte sagen, die Pflanzen wandeln diese universelle Energie um und ermöglichen uns damit das Leben.

Wenn du atmest, nimmst du nicht nur Luft in deine Lungen auf – du bist Teil eines uralten universellen Kreislaufs, der alles Leben durchdringt. Der Sauerstoff, den du einatmest, ist das Produkt eines spektakulären Prozesses, der auf der Bühne der Natur seit Milliarden von Jahren aufgeführt wird: der Fotosynthese. In den Blättern der Pflanzen, den Nadeln der Bäume wirken winzige Kraftwerke – die Chloroplasten. Sie fangen das Licht der Sonne ein und wandeln es in Energie um, indem sie Kohlendioxid aufnehmen und Sauerstoff freisetzen. Dieser Sauerstoff – unsichtbar, geruchlos, allgegenwärtig – ist das Geschenk der Pflanzenwelt an alles atmende Leben. Doch der Ursprung dieser Symbiose reicht noch weiter zurück, bis hin zu den Sternen. Vor Milliarden von Jahren, in den glühenden Kernen explodierender Sterne, wurden die chemischen Elemente erschaffen, die heute das Fundament des Lebens bilden. Sauerstoff, Kohlenstoff, Wasserstoff – all diese Bausteine wurden durch Kernfusion und die gewaltigen Kräfte von Supernovae in die Weiten des Universums geschleudert. Sie sammelten sich in interstellaren Wolken, aus denen sich irgendwann unsere Erde und ihre Atmosphären formten.

Der Sauerstoff, den du heute einatmest, wurde einst in den Herzen von Sternen geboren. Mit jedem Atemzug bist du unmittelbar verbunden mit der kosmischen Geschichte und den Sternen, aus denen du hervorgegangen bist. Jedes Molekül, das du einatmest, trägt die Spuren von Millionen Jahren. Es war Teil von tobenden Stürmen, reißenden Flüssen und aufsteigenden Wolken. Es ist durch die Lungen von Dinosauriern geströmt, die einst die Erde beherrschten, und durch die deiner Ahnen, die lange vor dir lebten und in besonderen Zeremonien ihre Gebete in den Atem woben.

Der Planet spricht mit dir, während du atmest. Hörst du zu?

Der zweite Atemzug

Doch nur jeder zweite Atemzug ist ein Geschenk von den Pflanzen.*

Um den zweiten Atemzug zu erkennen, müssen wir eine Reise antreten. Eine Reise, die vor Millionen von Jahren begann und die niemals endet – eine Geschichte, geschrieben vom Wind, getragen vom Wasser und geprägt von jenem unendlichen Rhythmus, der alles Leben verbindet.

Sie beginnt in der glühenden Hitze einer fernen Salzwüste, dort, wo heute die Sahara unter erbarmungsloser Sonne glüht. Doch einst – vor unvorstellbar langer Zeit – ruhte hier ein gewaltiger Ozean, lebendig und voller Leben. Als sich das Meer zurückzog, ließ es eine Welt aus Sand und Salz zurück, die nun vom Wind aufgewirbelt wird, bis sie federleicht, fast unsichtbar, in den Himmel aufsteigt. Millionen winziger Kristalle schweben empor, getragen von kräftigen Winden, beginnen ihre Reise hoch über den Atlantik hinweg und überqueren unendlich scheinende Weiten, bis sie endlich, wie stille, unsichtbare Boten, über das leuchtend grüne Dach des Amazonasregenwaldes gleiten.

Wir nennen den Amazonas die »Lunge der Erde« und glauben oft, er schenke uns den Sauerstoff, den wir atmen. Doch in Wirklichkeit verlässt kein einziges Sauerstoffmolekül diesen gigantischen Wald. Alles, was hier entsteht, wird unmittelbar wieder verbraucht. Die wahre Bedeutung des Amazonas liegt

---

* Inspiration für diesen Abschnitt war die eindrucksvolle Darstellung der ökologischen Zusammenhänge unseres Planeten in der Dokumentation »One Strange Rock« (National Geographic, 2018).

nicht darin, was er abgibt, sondern was er in Bewegung setzt – ein Geheimnis, das sich weit über den Baumkronen abspielt.

Die Bäume atmen und transpirieren Wasser, gewaltige Mengen Wasser, die aufsteigen und einen unsichtbaren Fluss in den Wolken erschaffen. Dieser himmlische Fluss fließt majestätisch dahin, mächtiger als alle Ströme der Erde zusammen – er fließt nicht am Boden, sondern weit oben in der Atmosphäre. Die Wolken treiben zu den hohen Gipfeln der Anden, stoßen dort an kalte, klare Bergluft und regnen herab. Die Wassertropfen gleiten an den Hängen hinunter, fließen zurück in den Regenwald, nähren Pflanzen, Tiere, Menschen – und lösen kostbare Mineralien aus dem Boden.

Diese Mineralien beginnen nun eine lange, bedächtige Wanderung. Vom Regen durch den Wald getragen, erreichen sie den mächtigen Amazonasstrom und fließen mit ihm hinunter, bis sie endlich im Ozean ankommen. Hier, in der endlosen Weite der Meere, geschieht das Wunder erneut. Die mitgebrachten Nährstoffe dienen als Lebensgrundlage für Milliarden unsichtbarer Wesen: Phytoplankton – winzige Algen, kaum sichtbar, doch essenziell für das Leben auf diesem Planeten. Diese Wesen wandeln Sonnenlicht, Wasser und die mitgebrachten Mineralien in den Sauerstoff um, den wir Menschen atmen – jeden zweiten Atemzug verdanken wir ihnen.

Doch die Geschichte endet nicht hier. Wenn diese winzigen Algen sterben, hinterlassen sie feinste Kalkhüllen, die wie sanfter Schnee auf den Meeresboden rieseln. Über Millionen von Jahren hinweg wächst dieser unsichtbare Teppich, hebt langsam, aber stetig den Meeresboden an, bis irgendwann in ferner Zukunft der Meeresspiegel steigt und neue Ufer und Ebenen verschluckt. Wo heute Land ist, entstehen neue Meere, die Jahrmillionen später wieder verschwinden und Salzwüsten zurücklassen – genau dort, wo unsere Geschichte begann.

Ein unermesslicher Kreis hat sich geschlossen, ein Kreis, der so weit und tief reicht, dass er alle Vorstellungen übersteigt. In ihm erkennen wir, dass wir selbst Teil dieses gewaltigen, ewigen Tanzes sind. Jeder Atemzug, den wir empfangen, verbindet uns unmittelbar mit diesem uralten Rhythmus, mit der Erde, dem Meer, den Wäldern, dem Wind und der Zeit selbst.

Denn dies ist die tiefe Wahrheit unseres Atems: Er ist nicht bloß Sauerstoff, er ist Verbindung. Jeder Atemzug erzählt die Geschichte dieser Welt, jedes Ein- und Ausatmen ist ein stilles Ja zu dieser grenzenlosen, heiligen Verbundenheit, von der wir alle ein lebendiger Teil sind.

Atem und Mystik

Aber auch näher am westlichen Kulturkreis im Christentum finden sich Hinweise darauf, dass der Atem ein Tor zur spirituellen Dimension direkt öffnen kann.

Jesus sprach Aramäisch. Es war die Sprache seiner Kindheit, seiner Gebete, seiner letzten Worte. Die Sprache, in der er heilte, lehrte, tröstete. Eine Sprache, die nicht zwischen Körper und Geist trennte, sondern das Leben in seiner Ganzheit umarmte. In dieser Sprache gibt es ein Wort, das eine besondere Tiefe trägt: »Ruha« – es ist das aramäische Wort für »Atem«. Zugleich bedeutet genau dieses Wort auch »Geist« oder »Heiliger Geist«. Als die Lehren Jesu jedoch aus ihrer ursprünglichen Sprache übersetzt wurden, ging diese kraftvolle Verbindung verloren. Die Übersetzungen trennten »Atem« von »Geist« und ließen uns mit einem Konzept des Heiligen Geistes zurück, das abstrakt und fern scheint.

Wenn Jesus vom Heiligen Geist sprach, sagte er »Ruha d'Qudsha« – der heilige Atem, der heilige Geist, der heilige Hauch. In seiner Muttersprache war der Geist Gottes nichts Abstraktes, nichts Entferntes, sondern etwas unmittelbar Erfahrbares. Etwas, das sich mit jedem Atemzug nähert. Etwas, das dich atmet. Doch in der Übersetzung ging diese Tiefe verloren. Aus Ruha wurde Spiritus, wurde Geist, wurde Konzept. Was einst in der Erfahrung des Atems lag, wurde zu einer Idee, die man glauben, aber kaum noch verkörpern konnte. Der Heilige Geist wurde für viele zu einem mystischen Etwas – ehrfurchtgebietend, aber unberührbar. Eine Kraft, an die man sich vielleicht wendet, aber selten spürt. Dabei war Ruha nie weit entfernt. Sie ist nicht jenseits von uns, sondern in uns. In der schlichten Bewegung des Atems offenbart sie sich – leise, unaufdringlich, gegenwärtig. Du atmest Geist. Du atmest Leben. Du atmest den gleichen Hauch, den Jesus atmete, wenn er sprach: »Der Geist Gottes ist über mir.«

So wird der Atem selbst zur frohen Botschaft – nicht nur als abstrakte Lehre, sondern als unmittelbar erlebbare Realität. Diese gute Nachricht liegt direkt vor unserer Nase, bereit, mit jedem Atemzug angenommen und verinnerlicht zu werden: Wir sind nie getrennt, nie verlassen. Der Heilige Geist ist das Leben, das sich jetzt und hier in uns regt – der Rhythmus, der uns durchdringt, die heilige Ruha, die uns hält, wenn wir fallen, und uns sanft führt, sobald wir still werden.

Heute, in einer zunehmend fragmentierten, hektischen und entfremdeten Welt, eröffnet uns bewusste Atemarbeit eine Möglichkeit, diese verlorene Verbindung neu zu beleben. Sie hilft uns, wieder im eigenen Körper anzukommen, unsere Nervensysteme zu regulieren und einen tiefen inneren Raum der Klarheit und Zentriertheit zu schaffen. Atemarbeit verbindet uns mit etwas, das größer ist als unser begrenztes Ich, und ermöglicht Erfahrungen von Einheit und Verbundenheit, die in unserer modernen Zeit dringender benötigt werden als je zuvor.

Zugleich lehrt uns der Atem, dass echte Transformation nie allein auf der Ebene des Verstandes geschieht. Wir können jahrzehntelang Bücher lesen und Wissen anhäufen – doch wahre innere Veränderung beginnt immer im direkten Erleben, im unmittelbaren Kontakt mit unserem Körper und unserem Bewusstsein. Der Atem zeigt uns, dass Heilung und persönliches Wachstum nicht kompliziert oder abstrakt sein müssen. Die tiefsten Einsichten offenbaren sich oft in den einfachen, klaren Momenten: in einem bewussten Atemzug, einer stillen Pause, einem achtsamen Augenblick der Präsenz.

Hier liegt die Schönheit und das Versprechen bewusster Atemarbeit: Sie fordert nicht, dass wir uns in spirituellen Konzepten verlieren oder dass wir auf eine ferne, transzendente Erlösung warten. Vielmehr lädt sie uns ein, genau jetzt präsent zu sein, genau hier vollständig anzukommen und in genau diesem Moment die grenzenlose Tiefe unseres Seins zu erfahren. Der Atem öffnet uns nicht nur die Tür zur Seele – er ist diese Tür. Wir brauchen sie nur zu öffnen und hindurchzugehen. In der Tiefe bewusster Atemerfahrung zeigt sich das, was viele mystische Traditionen in verschlüsselten Bildern zu beschreiben versuchen: dass es keinen Weg zur Einheit gibt, weil wir die Einheit nie verlassen haben. Der Atem offenbart uns: Es ist alles bereits da – immer schon. Nicht dort, nicht später, nicht anders. Sondern genau hier. In diesem einen Atemzug.

Ausatmen

Du wirst sterben.

Nicht vielleicht. Nicht irgendwann, wenn alles erledigt ist. Nicht nur, wenn du alt bist.

Sondern sicher. Unvermeidlich. Dein Körper wird schwächer werden. Es wird ein letztes Mal geben, an dem du aufwachst. Niemand wird dich fragen, ob du bereit bist. Der Tod nimmt keine Rücksicht auf Pläne, auf Beziehungen, auf das, was noch gesagt oder erreicht werden wollte.

Er kommt, wie er kommt. Manchmal leise, manchmal brutal. Aber immer endgültig.

Die Welt wird sich weiterdrehen. Menschen werden lachen, essen, schlafen, sich verlieben – ohne dich. Egal, ob du zu Lebzeiten nackt im Regen getanzt oder dein Leben lang versucht hast, alles richtig zu machen. Ob du Millionen verdient oder verloren hast. Ob du Kinder hast oder alleine lebtest.

Am Ende spielt es keine Rolle. Der Tod wird dich entkleiden von allem, was du dachtest, zu sein.

Er interessiert sich nicht für deine Biografie.

Er fragt nicht nach deinen Erfolgen, deiner Herkunft, deiner Meinung.

Er nimmt dich mit, wie du bist – nicht wie du sein wolltest.

Ohne Maske. Ohne Titel. Ohne Geschichte. Ganz natürlich. Du wirst vergessen werden. Vielleicht nicht sofort. Aber irgendwann. Auch dein Name. Auch deine Stimme.

Das meiste, wofür du dich angestrengt hast – es wird keine Rolle mehr spielen. All deine Sorgen, deine Kämpfe, dein Ansehen, dein Bankkonto, deine Meinung. Alles, woran du dich geklammert hast, wirst du zurücklassen. Du kannst nichts mitnehmen. Gar nichts. Nicht mal ein letztes Wort.

Dennoch leben wir, als sei das Leben ein unerschöpfliches Konto, aus dem wir nach Belieben schöpfen können. Wir schieben Wesentliches auf, als hätten wir unbegrenzt Zeit. Wir klammern uns an Banalitäten, als wären sie von Bedeutung, und übersehen dabei das Offensichtliche: dass jeder Tag ein Geschenk ist, das auch hätte ausbleiben können.

Wir halten unsere Atemzüge für selbstverständlich – so selbstverständlich, dass wir oft erst dann ihre Tiefe begreifen, wenn sie flach werden.

Wir machen Kompromisse – im Beruf, in der Liebe, mit uns selbst. Wir sagen: noch kurz durchhalten. Noch einmal anpassen. Noch einmal kleinmachen. Und irgendwann, glauben wir, dürfen wir dann frei sein. Irgendwann dürfen wir atmen, wie wir wollen. Leben, wie wir fühlen. Sagen, was wirklich gesagt werden muss.

Aber der Tod kennt diese Kompromisse nicht. Er kommt, auch wenn du gerade mitten in einem Kompromiss lebst. Der Atem ist die stille, unaufdringliche Erinnerung daran, dass du eines Tages loslassen wirst – nicht vielleicht, sondern mit Gewissheit. Er begleitet dich von deinem ersten Moment auf dieser Welt bis zu deinem letzten. Er fordert keine Aufmerksamkeit. Und doch ist er immer da – als beständiger Spiegel deiner Gegenwärtigkeit, deiner Offenheit, deiner Fähigkeit, dich dem Leben anzuvertrauen.

Der Atem lehrt uns nicht nur das Leben. Er lehrt uns das Sterben. Und zwar nicht als abstraktes Konzept oder dramatischen Schlusspunkt, sondern als kontinuierliche Einladung, dich dem Fluss des Lebens hinzugeben. Jedes Ausatmen trägt das Potenzial, dich ein Stück weiter in die Wahrheit zu führen, dass alles vergeht.

Nutze dieses Leben. Nicht später, wenn es ruhiger ist. Nicht, wenn du bereit bist. Nicht, wenn du glaubst, alles im Griff zu haben.

Sondern jetzt, während der Atem da ist.

Danksagung

Dieses Buch ist durch viele Hände, Herzen und Begegnungen entstanden. Es wäre nicht möglich gewesen ohne all jene, die mich auf meinem Weg begleitet, gehalten, gespiegelt und herausgefordert haben.

Ich danke meinen Lehrerinnen und Lehrern – Om Shri Gurubhyo Namah – Hari Om.

Danke für eure Tiefe, eure innere wie äußere Arbeit. Danke, dass ein Teil von euch zu mir werden durfte.

Besonderer Dank gilt meinem 2022 verstorbenen Mentor Daniel P. Brown, der viele Grundlagen gelegt hat, auf denen mein heutiges Verständnis aufbaut.

Ich danke den unzähligen Menschen, die in meinen Gruppen, Trainings, Sitzungen und Begegnungen ihr Herz geöffnet haben. Eure Offenheit, eure Verletzlichkeit, eure Sehnsucht nach Wahrheit haben dieses Werk geprägt. Ich habe von euch mindestens ebenso viel gelernt wie ihr vielleicht von mir.

Ein besonderer Dank gilt meiner Familie – für euer stilles Mittragen, euer Verständnis für all die Zeiten, in denen ich innerlich woanders war. Danke für euer Da-Sein – gerade in Momenten, wo Worte fehlten.

Besonderer Dank gilt meiner Mutter, die mir im letzten Schritt dieses Werkes noch einige wertvolle Impulse gegeben hat (… und es mir überhaupt möglich gemacht hat, hier und heute zu atmen).

Ein klares Danke auch allen spirituellen Traditionen, die den Atem als Weg ehren.

Auch ein Dank an den NOW Verlag und besonders an Ulrich Ehrlenspiel, der dieses Buch in mir gesehen hat.

Danke dir – fürs Lesen, fürs Fühlen, fürs Erinnern.
Danke euch – für euer Mitgehen auf diesem Weg.
Danke dem Atem – der alles verbindet.

Mögen alle Wesen glücklich sein.

Der Atem verbindet das Persönliche und Unpersönliche, das Bewusstsein und Unterbewusstsein, Geist und Körper. Der Atem ist der Unterschied zwischen toter Materie und pulsierendem Leben.

Es ist die tiefste Zuwendung zu uns selbst und zum Leben. In jedem bewussten Atemzug erfahren wir das Wunder, lebendig zu sein. Wir brauchen nicht zu warten, bis alle Bedingungen perfekt sind. Wir brauchen nicht irgendwo anders hinzugehen. Das Paradies, nach dem wir uns sehnen, befindet sich in jedem Atemzug.

Er ist eine Erinnerung daran, dass du nicht isoliert bist. Dass da ein Universum ist, das dir zuflüstert: »Du bist ein Teil von mir.« – Eine leise, aber kraftvolle Erinnerung daran, dass du mit allem verwoben bist, was war, was ist und was sein wird.

Literatur

Barrett, Lisa Feldman. (2017). *How Emotions Are Made: The Secret Life of the Brain.* Boston: Houghton Mifflin Harcourt. ISBN 978-0544133310.

Bowlby, John. (1988). *A Secure Base: Parent-Child Attachment and Healthy Human Development.* New York: Basic Books. ISBN 978-0465086502.

Brown, Daniel P, & Elliott, David S. (2016). *Attachment Disturbances in Adults: Treatment for Comprehensive Repair.* New York: W. W. Norton & Company. ISBN 978-0393709494.

Dana, Deb. (2018). *The Polyvagal Theory in Therapy: Engaging the Rhythm of Regulation.* New York: W. W. Norton & Company. ISBN 978-0393712371.

Douglas-Klotz, Neil. (1999). *The Hidden Gospel: Decoding the Spiritual Message of the Aramaic Jesus.* Wheaton, IL: Quest Books. ISBN 978-0835607684.

Feldman, Jack L. (1995). Neurobiology of Breathing Control. In: Semple, S. J. G.; Adams, L.; Whipp, B. J. (Hrsg.), *Modeling and Control of Ventilation (Advances in Experimental Medicine and Biology,* Bd. 393), S. 3–5. New York: Springer. ISBN 978-0306451805.

Fogg, B. J. (2019). *Tiny Habits: The Small Changes That Change Everything.* Boston: Houghton Mifflin Harcourt. ISBN 978-0-358-13245-9.

Goleman, Daniel & Davidson, Richard J. (2017). *Altered Traits: Science Reveals How Meditation Changes Your Mind, Brain, and Body.* New York: Avery/Penguin Random House. ISBN 978-0399184383.

Levine, Peter A. (2010). *In an Unspoken Voice: How the Body Releases Trauma and Restores Goodness.* Berkeley, CA: North Atlantic Books. ISBN 978-1556439438.

Lieberman, D. E. (2013). *The Story of the Human Body: Evolution, Health, and Disease.* New York: Pantheon Books. ISBN 978-0307379412.

Maté, Gabor & Maté, Daniel. (2023). *The Myth of Normal: Trauma, Illness & Healing in a Toxic Culture.* Bremen: Kösel. ISBN 978-3466347988.

Porges, Stephen W. (2011). *The Polyvagal Theory: Neurophysiological Foundations of Emotions, Attachment, Communication, and Self-Regulation.* New York: W. W. Norton & Company. ISBN 978-0393707007.

Schore, Allan N. (2012). *The Science of the Art of Psychotherapy.* New York: W. W. Norton & Company. ISBN 978-0393705649.

Schwartz, Richard C. & Sweezy, Martha. (2019). *Internal Family Systems Therapy* (2nd ed.). New York: Guilford Press. ISBN 978-1462541461.

van der Kolk, Bessel. (2014). *The Body Keeps the Score: Mind, Brain and Body in the Transformation of Trauma.* New York: Viking. ISBN 978-0143127741.

Wallace, B. Alan. (2006). *The Attention Revolution: Unlocking the Power of the Focused Mind.* Boston: Wisdom Publications. ISBN 978-0861712762.

Anmerkungen:

1. Feldman, R. (2003). Infant–Mother and Infant–Father Synchrony: The Coregulation of Positive Arousal. *Child Development,* 74 (3), S., 693–707. https://doi.org/10.1111/1467-8624.00561
2. Weaver, I. C. G. Cervoni, N., Champagne, F. A. D'Alessio, A. C. Sharma, S., Seckl, J. R. Dymov, S., Szyf, M. & Meaney, M. J. (2004). Epigenetic programming by maternal behavior. *Nature Neuroscience,* 7 (8), S. 847–854. https://doi.org/10.1038/nn1276
3. Shin, L. M. & Liberzon, I. (2010). The neurocircuitry of fear, stress, and anxiety disorders. *Neuropsychopharmacology,* 35 (1), S. 169–191. https://doi.org/10.1038/npp.2009.83
4. Koenigs, M. & Grafman, J. (2009). Posttraumatic stress disorder: The role of medial prefrontal cortex and amygdala. *The Neuroscientist, 15 (5), S.* 540–548. https://doi.org/10.1177/1073858409333072
5. Yehuda, R. (2009). Stress hormones and PTSD. In *Post-Traumatic Stress Disorder: Basic Science and Clinical Practice* (pp. 257–275). Humana Press. https://doi.org/10.1007/978-1-60327-329-9_12
6. Ashhad, S., Kam, K., Del Negro, C. A. & Feldman, J. L. (2022). Breathing rhythm and pattern and their influence on emotion. *Annual Review of Neuroscience,* 45, S. 223–247.. https://doi.org/10.1146/annurev-neuro-100521-090758
7. Yackle, K., Schwarz, L. A., Kam, K., Sorokin, J. M., Huguenard, J. R., Feldman, J. L., Luo, L. & Krasnow, M. A. (2017). Breathing control center neurons that promote arousal in mice. *Science, 355* (6332), S. 1411–1415. https://doi.org/10.1126/science.aai7984
8. Wang, X., Wu, S., Lin, J., Qiu, S. & Li, W. (2021). Slow-paced breathing training improves baroreflex sensitivity and reduces inflammatory markers in patients with essential hypertension: A randomized controlled trial. *Journal of Hypertension,* 39 (7), S. 1391–1398. https://doi.org/10.1097/HJH.0000000000002793
9. Kowalewski, M., Urban, M., Wiercińska-Drapało, A. & Kowalewski, J. (2023). Influence of slow-paced breathing at 4-4-8 rhythm on autonomic nervous system activity and blood pressure in healthy young men: A randomized controlled study. *Cardiology Journal,* 30 (1), *S.* 59–67. https://doi.org/10.5603/CJ.a2022.0089
10. Li, P., Janczewski, W. A., Yackle, K., Kam, K., Pagliardini, S., Krasnow, M. A. & Feldman, J. L. (2016). The peptidergic control circuit for sighing. *Nature,* 530 (7590), S. 293–297. https://doi.org/10.1038/nature16964
11. Melnychuk, M. C., Dockree, P. M., O'Connell, R. G., Murphy, P. R., Balsters, J. H. & Robertson, I. H. (2018). Coupling of respiration and attention via the locus coeruleus: Effects of meditation and pranayama. *Psychophysiology,* 55 (12), e13201. https://doi.org/10.1111/psyp.13201
12. Eyerman, J. (2013). A Clinical Report of Holotropic Breathwork in 11,000 Psychiatric Inpatients in a Community Hospital Setting. *Journal of Transpersonal Psychology,* 45 (2), S. 151–165.
13. Lewis-Healey, E., Tagliazucchi, E., Canales-Johnson, A. & Bekinschtein, T. A. (2024). Breathwork-induced psychedelic experiences modulate neural dynamics. *Cerebral Cortex,* 34 (8), S. 4153–4167. https://doi.org/10.1093/cercor/bhae347
14. Hassan, A. et al. (2018). Acute intermittent hypoxia and rehabilitative training following cervical spinal injury alters neuronal hypoxia- and plasticity-associated protein expression. *PLOS ONE,* 13 (5), e0197486. https://doi.org/10.1371/journal.pone.0197486
15. Szabo, A., Kovacs, A., Frecska, E. & Rajnavolgyi, E. (2016). Psychedelic N,N-Dimethyltryptamine and 5-Methoxy-N,N-Dimethyltryptamine Modulate Innate and Adaptive Inflammatory Responses through the Sigma-1 Receptor of Human Monocyte-Derived Dendritic Cells. *PLOS ONE,* 11 (5), e0155123. https://doi.org/10.1371/journal.pone.0155123
16. Sharma, M., Kumari, S. & Jha, A. (2022). Effect of Resonance Breathing on Heart Rate Variability and Cognitive Functions in Young Adults. *International Journal of Yoga,* 15 (1), S. 54–59. https://doi.org/10.4103/ijoy.ijoy_70_21
17. Ganis, G., Thompson, W. L. & Kosslyn, S. M. (2004). Brain areas underlying visual mental imagery and visual perception: an fMRI study. *Cognitive Brain Research,* 20 (2), S. 226–241. https://doi.org/10.1016/j.cogbrainres.2004.02.012
18. Hamilton, J. P., Farmer, M., Fogelman, P. & Gotlib, I. H. (2015). Depressive Rumination, the Default-Mode Network, and the Dark Matter of Clinical Neuroscience. *Biological Psychiatry,* 78 (4), S. 224–230. https://doi.org/10.1016/j.biopsych.2015.02.020

19. Brewer, J. A., Worhunsky, P. D., Gray, J. R., Tang, Y.-Y., Weber, J. & Kober, H. (2011). Meditation experience is associated with differences in default mode network activity and connectivity. *Proceedings of the National Academy of Sciences,* 108 (50), S. 20254–20259. https://doi.org/10.1073/pnas.1112029108

20. Zaccaro, A., Piarulli, A., Laurino, M., Garbella, E., Menicucci, D., Neri, B. & Gemignani, A. (2018). How Breath-Control Can Change Your Life: A Systematic Review on Psycho-Physiological Correlates of Slow Breathing. *Frontiers in Human Neuroscience, 12*, 353. https://doi.org/10.3389/fnhum.2018.00353

21. Streeter, C. C., Jensen, J. E., Perlmutter, R. M., Cabral, H. J., Tian, H., Terhune, D. B., Ciraulo, D. A. & Renshaw, P. F. (2007). Yoga Asana sessions increase brain GABA levels: a pilot study. *The Journal of Alternative and Complementary Medicine,* 13 (4), S. 419–426. https://doi.org/10.1089/acm.2007.6338

22. Dunbar, R. I. M. (2024). The Social Brain Hypothesis – Thirty Years On. *Annals of Human Biology.* https://doi.org/10.1080/03014460.2024.2359920

23. Bartels, A. & Zeki, S. (2004). *The neural correlates of maternal and romantic love.* NeuroImage, 21 (3), S. 1155–1166. https://doi.org/10.1016/j.neuroimage.2003.11.003

24. Jhang, J., Park, S., Liu, S., O'Keefe, D. D. & Han, S. (2024). A top-down slow breathing circuit that alleviates negative affect in mice. *Nature Neuroscience.* https://doi.org/10.1038/s41593-024-01799-w

25. McEwen, B. S. & Gianaros, P. J. (2011). Stress- and Allostasis-Induced Brain Plasticity. *Annual Review of Medicine*, 62, S. 431–445. https://doi.org/10.1146/annurev-med-052209-100430

26. Lupien, S. J., McEwen, B. S., Gunnar, M. R. & Heim, C. (2009).Effects of stress throughout the lifespan on the brain, behaviour and cognition.Nature Reviews Neuroscience, 10 (6), S. 434–445. https://doi.org/10.1038/nrn2639

27. Scheer, F. A. J. L., Hilton, M. F., Mantzoros, C. S. & Shea, S. A. (2010). Adverse metabolic and cardiovascular consequences of circadian misalignment. *Proceedings of the National Academy of Sciences*, 106 (11), S. 4453–4458. https://doi.org/10.1073/pnas.0808180106

28. Epel, E. S., Blackburn, E. H. et al. (2004).Accelerated telomere shortening in response to life stress. *PNAS,* 101 (49), S. 17312–17315. https://doi.org/10.1073/pnas.0407162101

29. Laffey, J. G. & Kavanagh, B. P. (2002). Carbon dioxide and the critically ill—too little of a good thing? *The Lancet*, 360 (9326), S. 1283–1289. https://doi.org/10.1016/S0140-6736(02)11349-2

30. Yilmaz Balban, M., Neri, E., Kogon, M. M., Weed, L. & Nouriani, B. (2023). Brief structured respiration practices enhance mood and reduce physiological arousal. *Cell Reports Medicine*, 4 (1), S. 100983. https://doi.org/10.1016/j.xcrm.2022.100983

31. Lally, P., van Jaarsveld, C. H. M., Potts, H. W. W. & Wardle, J. (2010). How are habits formed: Modelling habit formation in the real world. European Journal of Social Psychology, 40 (6), S. 998–1009. https://doi.org/10.1002/ejsp.674

32. Seppälä, E. M., Bradley, C. M., Moeller, J., Harouni, L., Brackett, M. A. & Huberman, A. D. (2023). *Brief structured respiration practices enhance mood and reduce physiological arousal. Cell Reports Medicine*, 4 (1), S. 100812. https://doi.org/10.1016/j.xcrm.2022.100812

33. Sahib, A. K., Loucks, R. A., Sosnowski, D. W. et al. (2019). Modulation of amygdala reactivity following deep breathing practice. *Psychophysiology*, 56 (9), e13389. https://doi.org/10.1111/psyp.13389

34. Feldman, R. (2003). Infant–Mother and Infant–Father Synchrony: The Coregulation of Positive Arousal. Child Development, 74 (3), S. 693–707. https://doi.org/10.1111/1467-8624.00561

35. Duschinsky, R., Fearon, P., van IJzendoorn, M. H., Solomon, J. & Bakermans-Kranenburg, M. J. (2023). Disorganized attachment in infancy: A meta-analytic update. *Journal of Child Psychology and Psychiatry,* 64 (2), S. 210–226. https://doi.org/10.1111/jcpp.13865

36. Zhao, Y., Wang, X. & Li, R. (2024). Neural correlates of long-term breathing practice: A functional near-infrared spectroscopy (fNIRS) study. *Frontiers in Neuroscience,* 18, 1322071. https://doi.org/10.3389/fnins.2024.1322071

37. Freeman, E. E. & Robinson, E. L. (2022). The relationship between father–child rough-and-tumble play and children's working memory. *Children,* 9 (7), S. 962. https://doi.org/10.3390/children9070962

Bibliografische Information der Deutschen Nationalbibliothek
Die Deutsche Nationalbibliothek verzeichnet diese Publikation in der Deutschen Nationalbibliografie; detaillierte bibliografische Daten sind im Internet über dnb.dnb.de abrufbar.

Wir freuen uns auf eure Anregungen und Fragen
info@nextlevelverlag.de

Wichtiger Hinweis
Die im Buch veröffentlichten Empfehlungen wurden von Verfasser und Verlag erarbeitet und geprüft. Der Inhalt dieses Buches beruht ausschließlich auf den persönlichen Erfahrungen des Autors und erhebt keinen wissenschaftlichen Anspruch. Die benutzten Begrifflichkeiten sind wertfrei. Eine Garantie kann dennoch nicht übernommen werden. Ebenso ist die Haftung des Verfassers bzw. des Verlages und seiner Beauftragten für Personen-, Sach- und Vermögensschäden ausgeschlossen.

Originalausgabe
2. Auflage

NXT LVL GmbH, An der Dornwiese 2, 82166 Gräfelfing
www.next-level-verlag.de

Projektleitung: Celine Koch
Lektorat: Stephanie von Wolff
Schlusskorrektur: Susanne Schneider
Autorenfoto: Victoria Fatina
Cover- und Umschlagdesign: Leonor Alegria; www.b3k-design.de,
© 2025 Andrea Schneider & diceindustries
Satz: inpunkt[w]o, Wilnsdorf (www.inpunktwo.de)
Druck: DZS Grafik, Slowenien
Printed in the EU

ISBN Print: 978-3-68969-054-0
ISBN E-Book (PDF): 978-3-68969-056-4
ISBN E-Book (EPUB, Mobi): 978-3-68969-055-7